Acht Schlüssel zur
Gehirn-Körper-Balance

Eine ausführliche Präsentation sämtlicher lieferbaren und geplanten Titel unseres Verlages finden Sie im Internet unter *www.gp-probst.de*

TITELAUSWAHL

Band 1 – van Vreeswijk, Broersen & Schurink: *Achtsamkeit und Schematherapie*
Band 2 – Emerson & Hopper: *Trauma-Yoga* (3. Aufl.)
Band 3 – Williams & Poijula: *Das PTBS-Arbeitsbuch*
Band 6 – Davies: *Triggerpunkt-Massage der Schultern*
Band 10 – Hyman & Pedrick: *Arbeitsbuch Zwangsstörungen*
Band 12 – Putnam: *Handbuch Dissoziative Identitätsstörung*
Band 13 – Scaer: *Das Trauma-Spektrum*
Band 14 – Kluft: *Pacing in der Traumatherapie*
Band 17 – Paulsen: *Trauma und Dissoziation mit neuen Augen sehen*
Band 18 – NurrieStearns: *Trauma-Heilung durch Yoga und Meditation*
Band 19 – Foa, Hembree & Rothbaum: *Handbuch der Prolongierten Exposition*
Band 20 – Rothbaum, Foa & Hembree: *Arbeitsbuch Prolongierte Exposition*
Band 21 – Powell, Cooper, Hoffman & Marvin: *Der Kreis der Sicherheit*
Band 22 – Wallin: *Bindung und Veränderung in der psychotherapeutischen Beziehung*
Band 23 – van der Kolk: *Verkörperter Schrecken* (4. Aufl.)
Band 24 – Emerson: *Trauma-Yoga in der Therapie*
Band 26 – McBride: *Werde ich jemals gut genug sein* (2. Aufl.)
Band 27 – Bentzen & Hart: *Neuroaffektive Therapie mit Kindern & Jugendlichen*
Band 28 – Shapiro: *Ego-State-Interventionen – leicht gemacht*
Band 29 – Porges: *Die Polyvagal-Theorie und die Suche nach Sicherheit*
Band 30 – Burns: *Feeling Good in 10 Schritten*

Robert Scaer

Acht Schlüssel zur Gehirn-Körper-Balance

Neurophysiologische Grundlagen einer somatisch orientierten Traumatherapie

Mit einem Vorwort von Babette Rothschild

Aus dem amerikanischen Englisch von
Theo Kierdorf & Hildegard Höhr

G. P. PROBST VERLAG
Lichtenau/Westfalen

Dieses Buch dient der akkuraten und zuverlässigen Information über das beschriebene Thema. Es wird mit dem ausdrücklichen Hinweis zum Verkauf angeboten, daß der Verlag keine psychologischen, finanziellen, juristischen und anderweitigen Dienstleistungen anbietet. Falls Sie konkreten Rat oder eine allgemeine Beratung benötigen, wenden Sie sich bitte an entsprechende Experten.

Für die Inhalte der im Buch angegebenen externen Webseiten übernehmen wir trotz sorgfältiger inhaltlicher Prüfung keinerlei Haftung. Für die Inhalte dieser Seiten sind ausschließlich deren Betreiber verantwortlich.

Die Originalausgabe (»8 KEYS TO BRAIN-BODY BALANCE«) ist bei W. W. Norton & Company, Inc., New York/London erschienen.

Übersetzung aus dem amerikanischen Englisch: Theo Kierdorf & Hildegard Höhr, Köln
Umschlaggestaltung: Mareile Gropengießer (Paderborn)
Coverfoto: © janoka82 – Fotolia.com
Satz: SpaceType, Köln
Druck & Bindung: MediaPrint, Paderborn
Printed in Germany

ISBN 978-3-944476-21-6

Bibliographische Information der Deutschen Nationalbibliothek
Die Deutsche Nationalbibliothek verzeichnet diese Publikation in der Deutschen Nationalbibliografie; detaillierte bibliografische Daten sind im Internet über *http://dnb.d-nb.de* abrufbar.

Inhalt

Zum Geleit

von Babette Rothschild

Traditionell sehen die Wissenschaft und die Psychologie im Besonderen Gehirn und Körper als zwei separate Phänomene an, im gleichen Sinne, wie Descartes seinen berühmten Satz »Ich denke, also bin ich« formuliert hat. Heute gelangen jedoch immer mehr im Bereich der Neurowissenschaften und der Psychologie Tätige zu der Überzeugung, daß Körper, Gehirn und Geist untrennbar miteinander verbunden sind, daß sie ständig und auf allen Ebenen interagieren, unter Einschluß von Emotionen, Entscheidungsfindung und aller Arten psychischer und physiologischer Prozesse.

Das Gehirn befindet sich im Zentrum des Universums, das unser Körper ist, und es ist ein Teil unseres Körpers. Physiologisch und funktional ist es das Zentrum des Zentralen Nervensystems. Alle in unserem Körper stattfindenden Prozesse und unser Gewahrsein derselben – Sinnesempfindungen, Bewegungen, Appetit, Instinkte, Fertigkeiten, Gedanken, Gefühle usw. – existierten ohne Gehirn nicht. Es ist wahrlich ein erstaunliches und geheimnisvolles Organ, und seine Beziehung zum Körper ist sehr komplex. Wie es mit dem Körper interagiert, interessiert Menschen seit Tausenden von Jahren und wird seit langer Zeit wissenschaftlich untersucht. In neuester Zeit hat die neurowissenschaftliche Forschung stark an Bedeutung gewonnen, und die neuen Erkenntnisse in diesem Bereich nehmen explosionsartig zu: Unser Wissen über das Gehirn hat sich in den letzten Jahrzehnten mehr als verdoppelt.

Leider ist die neurowissenschaftliche Fachliteratur für die meisten von uns schwer zu verstehen. Deshalb bin auch ich seit langem auf der Suche nach einem Buch über Gehirn und Körper, das meine Klienten verstehen und meine Studenten nutzen können. So stieß ich auf den Autor Robert C. Scaer. Eines seiner vielen Talente besteht in seiner Fähigkeit, komplizierte wissenschaftliche Sachverhalte auf eine auch für Nichtfachleute verständliche Weise darzustellen. Seine beiden vorherigen Bücher, *The Body Bears the Burden* und *Das Trauma-Spektrum*, wurden wegen ihrer Verständlichkeit auch für Nichtfachleute gelobt und weil darin wichtige Informationen beschrieben wurden, die bislang oft nur Spezialisten bekannt waren. Schon zu Beginn seiner Tätigkeit als Mediziner hatte sich Scaer sowohl als Praktiker wie auch als klinischer Dozent auf die Neurologie spezialisiert, und er fungierte für das American Board of Psychiatry and Neurology als Diplomat. Sein theoretischer Background und seine praktische Erfahrung als Spezialist für die Behandlung von Hirnverletzungen, chronischen Schmerzen und traumatischem Streß prädestinieren ihn in jeder Hinsicht, der Zielsetzung des vorliegenden Buches gerecht zu werden.

Leser, die Gehirn und Körper, ihre Beziehung zueinander und ihr Zusammenwirken besser verstehen wollen, erwartet ein besonderer Leckerbissen. Scaers Buch *Acht Schlüssel zur Gehirn-Körper-Balance* ist gespickt mit wichtigen Informationen, die trotzdem leicht verständlich erläutert werden. Darüber hinaus enthält das Buch zahlreiche Übungen, die einerseits die theoretischen Erklärungen lebendig werden lassen und sich andererseits positiv auf die Gehirn-Körper-Balance des Lesers auswirken. Scaer nutzt für seine Darstellung die Erfahrungen, die er bei der Arbeit mit Patienten gesammelt hat, deren Gehirne und Körper stark beeinträchtigt waren, darunter auch solche, die unter Streß, traumatischen Belastungsstörungen und chronischen Schmerzen litten. Immer wieder weist er auf die Hoffnung vermittelnde Tatsache hin, daß die neuronalen Verbindungen im Gehirn veränderbar sind, und er erläutet nützliche Möglichkeiten, die Gehirnfunktion zu verbessern.

Das Buch *Acht Schlüssel zur Gehirn-Körper-Balance* quillt zwar geradezu über von neuesten theoretischen Erkenntissen, es ist aber trotzdem kein »verkopfter« wissenschaftlicher Text, sondern das Buch eines Menschen mit einem Gehirn und einem Körper, geschrieben für andere Menschen mit Gehirn und Körper. Die Entfremdung, die viele von uns empfinden, wenn sie entweder dem Gehirn oder dem Körper zuhören, kann geheilt werden, wenn wir lernen, beiden zugleich zuzuhören. Scaer verliert trotz aller »Benutzerfreundlichkeit« seiner Schreibweise keineswegs die Komplexität seines Themas aus dem Blick, sondern regt unsere Neugier an und versucht gleichzeitig, uns sanft, aber bestimmt dazu zu bringen, konkrete Schritte zu initiieren. Das vorliegende Buch ist für alle Leser, die hauptsächlich ihr Wissen über das Gehirn erweitern wollen, ein nützliches Nachschlagewerk. Noch größeren Wert hat es für alle, die unter den Folgen einer Disharmonie der Gehirn-Körper-Beziehung leiden. Das Buch stellt ihnen Hilfe, Linderung und Heilung in Aussicht. Ich bin so erfreut über diesen neuen Band der Acht-Schlüssel-Serie*, daß ich Scaers Buch in die Liste der Pflichtlektüre für meine Kurse und Ausbildungen in *Somatic Trauma Therapy* setzen werde. Es wird meinen Studenten helfen, Konzepte und Prozesse zu verstehen, deren Bedeutung ihnen bisher nicht klar war.

Die Acht-Schlüssel-Bücher sollen ihre Leser unter anderem in die Lage versetzen, sich für ihr eigenes Wohl und (nötigenfalls) für ihre Heilung zu engagieren, ganz gleich, ob sie Selbsthilfemaßnahmen vorziehen oder sich lieber von Fachleuten betreuen lassen. Eine solide Wissensbasis hilft, die Zügel selbst in die Hand zu nehmen. Das Sammeln von Informationen über ein Thema, mit dem Sie sich auseinandersetzen, erweitert Ihr Verständnis und verschafft Ihnen eine bessere Grundlage für die Einschätzung der Ratschläge anderer, und aufgrund dessen können Sie fundiertere Entscheidungen fällen. Die neurowissenschaftliche Theorie ist für die psychotherapeutische Arbeit eine besonders gute Ressource. Je besser wir verstehen, wie Gehirn und Körper zusammenwirken und wie wir ihre Interaktion verbessern können, um so besser können wir uns selbst helfen und uns für uns selbst einsetzen.

Wie die übrigen Bände der Acht-Schlüssel-Serie ermöglicht auch das Buch *Acht Schlüssel zur Gehirn-Körper-Balance* Einblicke in den neuesten Erkenntnisstand von Wissenschaft und Forschung.

Babette Rothschild,
Herausgeberin der 8-Keys-Serie
Autorin von *Der Körper erinnert sich*

---

* Eine von Babette Rothschild herausgegebene Buchreihe im Verlag W. W. Norton – Anm. d. Verlages.

Vorwort

Als ich gebeten wurde, ein kurzes, »benutzerfreundliches« Buch für die 8-Keys-Serie des Verlags W. W. Norton zu schreiben, antwortete ich den Herausgeberinnen Babette Rothschild und Deborah Malmud, ich sei zwar klinischer Neurologe, aber kein Psychotherapeut und nicht in der Anwendung von Techniken zur Behandlung von Traumapatienten ausgebildet. Mein relativ spät erwachtes Interesse an traumabedingten Belastungszuständen und ihren Folgen geht auf meine lange Arbeit im Bereich der neurologischen Rehabilitation zurück. In diesem Rahmen habe ich Patienten mit den verschiedensten körperlichen und neurologischen Beeinträchtigungen behandelt und dabei die voraussehbaren emotionalen Belastungen beobachtet, die mit körperlichen und kognitiven Beeinträchtigungen verbunden sind, insbesondere chronischen Schmerz. Mein persönlicher Kontakt zu meinem Nachbarn in Colorado, Peter Levine, einem bekannten Spezialisten auf dem Gebiet der Traumapsychologie, erschloß mir eine völlig neuartige Sicht der Reaktion des Gehirns auf Traumata sowie der Gründe für die Entstehung einer Vielzahl körperlicher Syndrome, die andernfalls als unerklärlich oder sogar als jedem intuitiven Verständnis entgegengesetzt gelten müßten. Mittels Anwendung der von den Pionieren der Posttraumatischen Belastungsstörungen (PTBS) entwickelten Prinzipien der Neurophysiologie des Traumas auf die Arbeit mit meinen eigenen Patienten beschrieb ich in meinem 2001 erschienenen Buch *The Body Bears the Burden* erstmals einige damals noch recht unbekannte Konzepte der Funktionsweise des Gehirns bei Vorliegen von Traumata. Nach seiner Veröffentlichung habe ich Hunderte von Patienten kennengelernt, die unter einer PTBS oder anderen traumabasierten Problemen litten, und zwar nicht als Therapeut, sondern als jemand, der ihre Symptome zu deuten und ihnen wichtige Informationen zu vermitteln versuchte und sie dann an in der Behandlung von Traumata erfahrene Therapeuten verwies.

Weil sich meine formale Ausbildung auf die Funktionsweise des Gehirns bei Gesundheit, Krankheit und Verletzungen konzentriert hatte, überzeugten mich meine Kollegen beim Verlag Norton davon, ein Buch aus meiner Perspektive als klinischer Neurologe und Neurophysiologe zu schreiben, in dem ich die Funktionsweise von Gehirn und Körper und ihr Zusammenwirken im Zustand der Gesundheit und der Krankheit erläutern würde. Insbesondere die geradezu explosive Vermehrung des Wissens im Bereich der Neurowissenschaften, die jahrzehntelang für gültig gehaltene Annahmen blitzartig hinwegfegten, hat das Interesse an dieser Thematik auch unter Nichtfachleuten stark angefacht. Die zahlreichen neuen Erkenntnisse hatten einen gewaltigen Anstieg der Nutzung von Medikamenten zur Behandlung psychischer Störungen zur Folge. Außerdem hat sich infolge dieser Entwicklung die Erkenntnis durchgesetzt, daß die körperlichen Symptome emotionaler Störungen nicht »eingebildet« sind, sondern daß es sich um reale körperliche Störungen handelt, welche die traumabedingten physiologischen Veränderungen im Gehirn spiegeln.

Diese neue Sicht der Rolle des Körpers bei der Entstehung und Aufrechterhaltung von Traumasymptomen hat dazu geführt, daß heute körperliche Prozesse in die Traumatherapie einbezogen werden. Auf diese Weise ist ein Bereich entstanden, den ich *somatische Psychotherapie* zu nennen beschlossen habe. Viele Therapien dieser Art basieren auf den Beobachtungen von Therapeuten, die Zusammenhänge zwischen bestimmten physischen Handlungen, die sie ausgeführt hatten, und plötzlichen Besserungen hinsichtlich der Symptome ihrer Patienten bemerkten. Andere Ansätze sind durch eine logische Erweiterung des Protokolls für eine bestimmte Therapie entstanden oder durch die Entdeckung einer deutlichen Wirkungsverbesserung durch geringfügige Veränderung einer bestimmten Technik.

Somatische Psychotherapie beinhaltet manchmal ritualistisch anmutende Verhaltensweisen wie das Hin-und-Herbewegen der Augen, abwechselnde links- und rechtsseitige Beschallung oder entsprechende Vibrationsempfindungen, das Beklopfen von Meridianpunkten am Kopf und am Körper bei gleichzeitigem Aussprechen affirmativer Sätze oder das Verfolgen der langsamen Bewegung eines Stabs im eigenen peripheren Blickfeld. Diese körperbasierten Behandlungsansätze bilden einen starken Kontrast zur traditionellen kognitiven Psychotherapie, weshalb traditionell orientierte Psychotherapeuten ihnen zunächst mit Skepsis begegnet sind und kritisiert haben, sie seien nicht »evidenzbasiert«. Doch weil sie sich bei vielen traumatisierten Patienten als wirksam erwiesen haben und weil sie inzwischen von zahlreichen Therapeuten genutzt werden, hat ihre Popularität stark zugenommen. Ich werde in diesem Buch die Grundelemente der neuen somatischen Psychotherapien untersuchen und mich um eine plausible physiologische Erklärung für ihre Wirksamkeit bemühen.

Über den Aufbau des Buches

Das vorliegende Buch besteht aus vier Hauptteilen, die insgesamt acht Kapitel, hier »Schlüssel« genannt, umfassen.

Teil I beschäftigt sich mit den Mechanismen, die es dem Gehirn ermöglichen, die innere und äußere Welt wahrzunehmen und auf sie zu reagieren.

Schlüssel 1 erläutert die grundlegenden Mechanismen, die es dem Gehirn ermöglichen, mit Hilfe der sensorischen Rezeptoren des Kopfes und des Körpers die Umgebung zu erkunden. Außerdem werden darin sensorische Botschaften aus dem Körper und insbesondere aus den inneren Organen des Bauchs und des Brustkorbs erläutert. Und schließlich geht es darin um die verschiedenen Funktionen der »denkenden, verbalen, deduktiven« linken Gehirnhälfte und der »intuitiven, fühlenden und räumlichen« rechten Gehirnhälfte.

Schlüssel 2 analysiert, wie Reaktionen auf äußere und innere sensorische Systeme mit Hilfe des motorischen Gedächtnisses organisiert werden. Außerdem beschäftigt er sich mit dem Erwerb von Fertigkeiten, die sowohl motorische Leistungen als auch das Überleben betreffen.

In Teil II geht es um die Funktionen des Unbewußten.

Schlüssel 3 beschreibt die Rolle des Autonomen Nervensystems, des wichtigsten Regulators des endokrinen Systems und der Funktionen der inneren Organe, das die Homöostase aufrechterhält. Insbesondere werden die Kampf-/Fluchtreaktion des Sympathischen Nervensystems und die beruhigende vegetative Reaktion des Parasympathischen Nervensystems erläutert.

Schlüssel 4 beschäftigt sich mit dem limbischen System, das auch »emotionales Gehirn« und »Säugetierhirn« genannt wird. Diese komplexe Struktur ist unter anderem für die Regulation der Erregung, für das Gedächtnis, für Affiliation und Bonding sowie für Belohnung und Wohlbefinden zuständig.

Teil III des Buches beschäftigt sich mit abnormen Reaktionen aller bereits genannten Systeme auf negative Ereignisse und Erlebnisse.

Schlüssel 5 erläutert die neuesten Erkenntnisse über die Plastizität und Formbarkeit des Gehirns, ein Thema, das immer stärker ins Zentrum des allgemeinen Interesses und der Forschungsarbeit rückt. Wir werden darin erfahren, daß Plastizität positive und negative Folgen haben kann.

Schlüssel 6 analysiert die Auswirkungen belastender Erlebnisse und Traumata auf das Autonome Nervensystem und erläutert die Gründe für viele Symptome, die in Zusammenhang mit Traumata, PTBS und Dissoziation auftreten.

Schlüssel 7 beschäftigt sich erneut mit Streß und Traumata, diesmal im Hinblick auf ihren Einfluß auf den Körper. Wir werden nicht nur darüber informiert, wie sich Streß und Traumata von körperlichen Krankheiten und den durch sie verursachten Syndromen unterscheiden, sondern werden auch wichtige Gemeinsamkeiten zwischen den beiden Bereichen kennenlernen.

Teil IV beschäftigt sich mit Möglichkeiten, Gehirn und Körper von Streß und Traumanachwirkungen zu heilen.

Schlüssel 8 erläutert ein theoretisches Modell der Dissoziation, das wichtige Traumasymptome verständlich macht. Außerdem erfahren wir darin, wie dieses Modell helfen kann, eine umfassende Theorie der Grundbestandteile einer Traumatherapie zu entwickeln. Weiterhin wird darin erklärt, welche Beziehungen zwischen den beschriebenen Elementen und den Protokollen vieler somatisch basierten Traumatherapien bestehen.

Einleitung

Die erstaunlichen Fähigkeiten von Gehirn und Körper

Als ich in den 1960er Jahren Medizin studierte, lernte ich, daß das Gehirn ein zwar komplexes, aber relativ stabiles und statisches Organ sei. Man verstand es damals als unterteilt in Regionen, die jeweils eine ganz bestimmte, genetisch vorgegebene Funktion erfüllten, beispielsweise die Seh- oder Sprechfähigkeit zu steuern. Viele Gehirnbereiche waren nach Wissenschaftlern des späten 19. und frühen 20. Jahrhunderts benannt, die entdeckt hatten, welche Funktion der jeweilige Bereich erfüllte. Solche Entdeckungen gelangen in der Regel, indem man im Rahmen einer Autopsie oder während eines neurochirurgischen Eingriffs eine Verbindung zwischen dem Verlust einer bestimmten Funktion, beispielsweise der Sprechfähigkeit, und einer schweren Gehirnverletzung herstellte. So wurde beispielsweise das Broca-Areal – das den Teil des linken Frontallappens bezeichnet, der den motorischen Aspekt der Sprechfähigkeit steuert – nach dem Wissenschaftler benannt, der als erster bei Patienten, die unter Aphasie (Verlust der Sprechfähigkeit) litten, eine Schädigung dieses Bereichs feststellte.

In jener Zeit fehlten noch Möglichkeiten, Vorgänge im Gehirn bildlich zu erfassen. Die damaligen Neurologen versuchten, dieses Manko zu kompensieren, indem sie eine detaillierte und sehr komplizierte körperliche Untersuchung entwickelten, die sorgfältig die Empfindungsfähigkeit, das Koordinationsvermögen, die Kraft und die Reflexe überprüfte. Beispielsweise zeigt die Unfähigkeit, die Vibrationen einer Stimmgabel am großen Zeh zu spüren, daß die Übermittlung neuronaler Signale durch das Rückenmark gestört ist oder daß der Bereich in der gegenüberliegenden Gehirnhälfte, in dem der betreffende Fuß repräsentiert wird, geschädigt sein muß. Diese Untersuchung durchzuführen dauerte oft eine Stunde, sie vermittelte den Ärzten aber einen Eindruck davon, wo im Zentralen Nervensystem möglicherweise eine Schädigung vorlag, ohne daß sie das Gehirn selbst hätten untersuchen müssen.

Mitte des 20. Jahrhunderts begannen die Neurologen, Techniken zu entwickeln, die es ihnen ermöglichten, das Gehirn mit Hilfe von Röntgenaufnahmen zu untersuchen. Für diese Tests wurden Farbstoffe in die Arterien des Gehirns injiziert, um dessen Durchblutung darzustellen, ebenso in den Spinalkanal, um das Rückenmark abzubilden, oder man pumpte Luft in den Spinalkanal, um die Flüssigkeit enthaltenden Kammern im Gehirn (»Ventrikel« genannt) zu füllen. Diese dramatischen, schmerzhaften und auch riskanten Tests bildeten nicht das Gehirn selbst ab, sondern zeigten nur Veränderungen der Position von Gehirnarterien oder Ventrikeln durch Raum ausfüllende Massen oder die Blockierung von Gehirnarterien an.

Diese Einschränkungen der Möglichkeit, das Gehirn selbst abzubilden, wurden in den letzten Jahrzehnten des 20. Jahrhunderts durch die Entwicklung völlig neuer Techniken beseitigt, welche die rasche Entwicklung der Computertechnik nutzten. Computertomographien analysieren Röntgenaufnahmen mit Hilfe von Computerprogrammen, und Kernspintomographen (MRTs) nutzen riesige Magneten, um Protonen in den Neuronen und Axonen des Gehirns in Schwingungen zu versetzen – Verfahren, mit deren Hilfe wir spezifische Läsionen im Gehirn, beispielsweise verursacht durch Tumore oder Schlaganfälle, erkennen können. Und diese Verfahren waren nicht nur in der Lage, Läsionen genau zu lokalisieren, sondern auch deren Ausmaß festzustellen und was sie beinhalteten, etwa Blut oder Tumorgewebe. Aufgrund dieser neuen Analysemöglichkeiten kam es auf dem Gebiet der Neurowissenschaft in den 1990er Jahren, die später »Jahrzehnt des Gehirns« genannt wurden, zu einer geradezu explosionsartigen Verstärkung der Forschungsaktivitäten und einem entsprechenden Zuwachs an neuen Erkenntnissen.

Wir können heute Größe und Dimensionen bestimmter Gehirnzentren messen und unterscheiden, welche Bereiche im Gehirn bei einem bestimmten Gehirnprozeß aktiv sind. Die genannten Tests nutzen letztlich alle die Tatsache, daß während der Ausführung einer Aufgabe der Energieverbrauch und die Durchblutung in den aktivierten Gehirnregionen steigt. Beispielsweise können wir mit einer bestimmten Art von MRT (fMRT) beobachten, daß die für die Sprech- und Sehfähigkeit zuständigen Gehirnbereiche aufgrund der dortigen erhöhten Durchblutung oder des erhöhten Glukosestoffwechsels »aufleuchten«, wenn die untersuchte Person einen Text laut vorliest. Auf die gleiche Weise können wir das Wachsen von Gehirnregionen beobachten, wenn in einem bestimmten Bereich verstärkt Lernen stattfindet und Fertigkeiten entwickelt werden, aber auch das Schrumpfen von Bereichen, wenn die Untersuchten unter psychischen Krankheiten oder physischen Gehirnerkrankungen wie Alzheimer leiden. Weiterhin können wir feststellen, daß bestimmte Gehirnbereiche die Funktion anderer, geschädigter Bereiche übernehmen. Mit Hilfe der neuen Tests haben wir also feststellen können, daß das Gehirn plastisch ist, daß es sich zu helfen weiß, daß es sich ständig verändert und daß es angesichts physischer Schädigungen und psychischer Erkrankungen resilient reagiert. Und wir haben herausgefunden, daß es durch überwältigende negative Erlebnisse, Streß und emotionale Traumata buchstäblich verletzt und in seiner Funktionsfähigkeit *physisch* beeinträchtigt werden kann.

Das Gehirn verstehen

Jahrhundertelang hat die medizinische Wissenschaft angenommen, Gehirn, Geist und Körper seien völlig voneinander getrennt. Der Philosoph René Descartes vertrat im 18. Jahrhundert die Auffassung, »rationales Denken« und »Geist« seien »von den Angelegenheiten des Körpers getrennt«. Diese Sicht hat die medizinische Wissenschaft zumindest teilweise zur Grundlage der westlichen allopathischen Medizin gemacht. Zwar wissen wir seit Jahrhunderten, daß das Gehirn sensorische Botschaften aus dem Körper nutzt, um komplexe Verhaltensweisen zu organisieren und motorische Fertigkeiten zu entwickeln, doch war uns lange nicht klar, daß diese Botschaften das Gehirn gleichzeitig auch verändern. Und ganz sicher haben wir nie darüber nachgedacht, daß die mit sensorischen Botschaften aus einer bestimmten Körperregion verbundenen emotionalen Erlebnisse – beispielsweise Schmerzen in einer verletzten Extremität – den betreffenden Körperteil tatsächlich physiologisch verändern und der bereits bestehenden Verletzung eine physische Krankheit hinzufügen können, so wie es bei der sympathischen Reflexdystrophie der Fall ist.

Mittlerweile hat die Medizin eine eigenständige Kategorie für körperliche Beschwerden und Krankheiten entwickelt, von denen angenommen wird, daß sie durch emotionales Leid verursacht werden. Gemeint sind hier die sogenannten *psychosomatischen Störungen*, die oft mit untergründigen emotionalen Belastungszuständen zusammenhängen, anhand von Auffälligkeiten bei Bluttests oder Gehirn-Scans jedoch nicht identifizierbar sind und von vielen Ärzten für »rein psychisch«, um nicht zu sagen eingebildet, gehalten werden. Das eigentliche Problem jedoch ist, daß sich die allopathische Medizin auf die Messung »fixierter Zustände« verläßt – auf die Entdeckung von Abnormitäten, die sich nur mit Hilfe von Röntgenaufnahmen oder Bluttests feststellen lassen –, denn die sogenannten psychosomatischen Störungen treten in der Regel zyklisch auf und spiegeln Extremzustände sowohl des sympathischen, Kampf-/Fluchtverhalten vermittelnden, als auch des parasympathischen, Ruhe/Erholung fördernden Zustandes. Deshalb sind sie mit Hilfe eines Tests, der die Situation zu einem ganz bestimmten Zeitpunkt erfaßt, natürlich schwer zu erkennen.

Ein gutes Beispiel für eine durch ein emotionales Erlebnis verursachte physische Beschwerde ist eine Störung der Funktion des Magen-Darm-Trakts. Wir wissen schon lange, daß dieser empfindlich auf emotionale Konflikte oder auf das, was wir »Streß« nennen, reagiert. Im Fernsehen wird oft für Medikamente gegen Magensäureprobleme und Reizdarm geworben, die beide als durch Streß verursacht angesehen werden. Mittlerweile wissen wir, daß diese »emotionalen« Magen-Darm-Störungen mit abnormen Kontraktionen des Bauchbereichs und mit Beeinträchtigungen von Ringmuskeln (die verschiedene Bereiche im Bauch, beispielsweise den Magen und die Speiseröhre, voneinander trennen) zusammenhängen. Tatsächlich liegt also in solchen Fällen eine Anomalie in der Bauchhöhle vor: Das Gehirn hat in seinem Bemühen, einen Konflikt zu lösen, den Körper nachteilig verändert.

Inzwischen haben wir den Ausdruck »Bauchgefühle« als Metapher akzeptiert, die zum Ausdruck bringt, daß die Organe in der Bauchhöhle über einen primitiven Instinkt oder irgendeine Form von Wissen verfügen. Und wir haben entdeckt, daß die Därme eine ganze Armee von Neuronen beherbergen, die aktiv Botschaften zum Gehirn übermitteln, welche Bewußtsein und Gedächtnis beeinflussen könnten. Demnach kann der Körper unseren Bewußtseinszustand und somit das Gehirn beeinflussen. Die hier aufgeführten Beispiele vermitteln nur einen ersten flüchtigen Eindruck von der Komplexität der Verbindung zwischen Gehirn und Körper.

Der Tanz von Gehirn und Körper

Das Gehirn ist ein Organ von unvorstellbarer Komplexität und atemberaubenden Ausmaßen. Die Zahl der *Neuronen* – der Zellen, die Informationen aller Art verarbeiten – bewegt sich in der Größenordnung von *100 Milliarden*. Neuronen sind mit benachbarten Neuronen durch Dendriten, einer großen Zahl winziger Leitungen, verbunden. Mit weit entfernten Gehirnregionen verbinden sie *Axone*, lange, fadenartige Gebilde, die mit einer *Myelin* genannten fettigen Substanz umhüllt sind. Die Zahl der durch Dendriten und Axone ermöglichten Verbindungen bewegt sich in der Größenordnung von *100 Billiarden*. Und die Organisation des Gehirns ist so komplex, daß sich Medizinstudenten vor Prüfungen in Neurophysiologie grundsätzlich fürchten.

Der resiliente Körper informiert das Gehirn mit Hilfe seiner komplexen Möglichkeiten, Botschaften aus der Umgebung auszuwerten, permanent über alle aktuellen Vorgänge. Dies geschieht mit Hilfe von Signalen der primären Sinnesorgane des Kopfs und Nackens sowie der Haut, der Muskeln und der Sehnen und Bänder des somatischen Körpers. Diese vom Körper ausgehenden Botschaften verändern das Gehirn, weil durch das komplizierte Wechselspiel zwischen Gehirn und Körper Bewegungen und Fertigkeiten entstehen, die der Körper nutzt. Gehirn und Körper befinden sich in einem eleganten Tanz, in dessen Verlauf sie sich ständig verändern und ständig wachsen, wodurch weitere körperliche Fertigkeiten und immer komplexere neuronale Verbindungen entstehen.

Andererseits können auch Streß und traumatische emotionale Erlebnisse das Gehirn verändern, es verletzen und seine Funktionsfähigkeit beeinträchtigen. Streß und Traumata schädigen das Gehirn – und solche Schäden sind auf einem fMRT-Scan zu erkennen. Schwerwiegende negative Erlebnisse führen zum Verlust von Neuronen insbesondere in den Gedächtniszentren des Gehirns. Erlebt ein Säugling die Nähe der Mutter-Kind-Bindung nicht, schrumpft bei ihm ein wichtiger Teil des rechten frontalen Bereichs, der das emotionale Gehirn und das Autonome Nervensystem steuert. Glücklicherweise vermag eine wirksame Therapie bei solchen Menschen nicht nur die Symptome zu lindern oder sogar völlig zu beseitigen, sondern auch die physische Heilung früherer Schädigungen von Gehirnregionen zu fördern.

Bei meiner Arbeit im Bereich der neurologischen Rehabilitation hatte ich hauptsächlich Patienten, die aufgrund von physischen und oft auch zerebralen Verletzungen physisch, neurologisch und emotional unter Funktionsverlusten litten. Bei vielen bestanden sowohl starke körperliche Verletzungen als auch emotionale Folgen einer solchen Beeinträchtigung. Ich machte es mir zur Gewohnheit, meine Patienten genau über die Einzelheiten ihrer Beeinträchtigungen zu informieren. Ich war nämlich der Auffassung, daß sie durchaus mehr über die Funktionen ihres Gehirns und ihres Körpers verstehen könnten, als Ärzte ihren Patienten normalerweise zutrauen. Meine sehr detaillierten Erläuterungen der Funktionen ihres Gehirns und ihres Körpers, die oft sehr schmerzhafte und beängstigende Symptome hervorriefen, wirkten auf meine Patienten erstaunlich stärkend. Und das Verständnis dieser Prozesse verhalf ihnen vielfach zu einer erstaunlichen Linderung ihrer Symptome. Wissen ist also tatsächlich Macht.

In diesem Buch habe ich es mir zur Aufgabe gemacht, ein kohärentes Modell des Gehirns vorzustellen – mit all seiner Plastizität, seiner Adaptationsfähigkeit und auf eine auch für die Laien unter den Lesern leicht verständliche Weise. Ich werde Anatomie und Physiologie von Gehirn und Körper so präsentieren, daß fast jeder es verstehen kann, und ich werde mich damit befassen, wie Streß und Traumata Gehirn und Körper negativ beeinflussen können. Die lateinischen Namen für die verschiedenen Gehirnzentren mögen Ihnen unverständlich erscheinen; ich hoffe aber, daß sie Ihnen allmählich vertrauter werden und Ihnen einen grundlegenden Eindruck von der Arbeitsweise des Gehirns vermitteln.

Ich hoffe, dieses Wissen wird Sie stärken und in die Lage versetzen, sich in diesem Prozeß wiederzuerkennen und zu verstehen, wie Ihr Gehirn und Ihr Körper »ticken«. Ich werde mich bemühen, die komplexen Beziehungen zwischen *somatischem* (muskulären, strukturellen) und *viszeralem Körper* (Herz, Bauchorgane) und den komplexen Funktionen des Gehirns so darzustellen, daß Sie einige »Aha!«-Erlebnisse haben werden – was zeigen würde, daß Ihnen die Zusammenhänge klar geworden sind. Und ich hoffe, daß dieses Buch Ihnen vermitteln wird, wie Sie einen Zustand der Resilienz erreichen und die Möglichkeiten der Heilung von Gehirn und Körper bei Streß und Traumata nutzen können.

TEIL I

Grundlagen der Beziehung zwischen Gehirn und Körper: Wie wir fühlen und wie wir uns bewegen

SCHLÜSSEL 1

Die Übermittlung von Informationen zwischen Gehirn und Körper

Es ähnelt der Frage, ob das Huhn oder das Ei zuerst da war: Bringt das Gehirn dem Körper bei, sich zu bewegen, oder bringen Botschaften aus dem Körper dem Gehirn bei, Bewegungen auszuführen? Die Antwort lautet: Beides trifft zu! Ich verstehe Gehirn und Körper als Bestandteile eines Ganzen, dem sie beide angehören – beide sind daran beteiligt zu lernen, wie man etwas tun kann. Das »denkende« Gehirn kann beschließen, etwas zu tun, beispielsweise einen Tennisball in die Luft zu werfen, um ihn in Richtung eines Gegners zu schlagen. Beim Akt des Werfens und Schlagens werden Botschaften vom Körper zum Gehirn übermittelt, das daraus lernt und seine Botschaft verändert, damit der nächste Schlag noch besser das gewünschte Ziel erreicht. Auf diese Weise entsteht eine Feedbackschleife: Das Gehirn initiiert etwas, der Körper reagiert darauf, das Gehirn registriert das Resultat und nimmt aufgrund dessen eine Feinabstimmung seines Signals vor, der Körper reagiert abermals, mit noch größerer Genauigkeit, die neuronalen Verbindungen im Gehirn wachsen, und letztlich entsteht eine Fertigkeit.

Nehmen wir an, Sie wollten anfangen, Golf zu spielen. Eine Möglichkeit, damit zu beginnen, besteht darin, auf dem Übungsplatz zu versuchen, mit einem 80 cm langen Stab mit abgeflachtem Bulbus einen kleinen Ball zu treffen, der auf einem kleinen Holzstück liegt. Wenn Sie den Schläger zurückschwingen, um auszuholen, schlagen Sie bei den ersten Versuchen wahrscheinlich am Ball vorbei oder treffen die vor dem Ball liegende Matte. Irgendwann treffen Sie dann zwar den Ball, aber nur an seine Kuppe, was dazu führt, daß er von seinem Platz auf dem Holzstück langsam hinabrollt. Unterdessen nimmt Ihr Gehirn auf, was Sie sehen, vergleicht diese visuellen

Hinweise mit den Empfindungen, die durch die Muskelkontraktionsmuster in Ihren Armen verursacht werden, und bewegt aufgrund dessen bei jedem neuen Schlag den Kopf des Schlägers ein wenig näher an den Ball heran. Ihr Gehirn nimmt bei jedem dieser Versuche Anpassungen vor und signalisiert Ihren Muskeln, wie sie ihr Zusammenwirken verbessern können, um den Kopf des Schlägers mit dem Ball in Kontakt zu bringen. Das Gehirn verändert die Aktivität der Muskeln, und die muskuläre Aktivität informiert das Gehirn darüber, was es tun muß. Gehirn und Körper verändern sich im Laufe dieses Prozesses unaufhaltsam und permanent. Durch gut abgestimmte Versuche und Fehler entwickeln Sie allmählich eine motorische Fertigkeit.

Diese Prozesse nehmen den größten Teil unserer Zeit im Wachzustand in Anspruch, aber auch die Zeit, in der wir träumen, also die Phase des REM-Schlafs. Natürlich können Verletzungen, Krankheiten, starke emotionale Belastungen und Traumata diese Vorgänge unterbrechen. Doch der Austausch zwischen Gehirn und Körper ist ein fortlaufender, die Gesundheit fördernder Prozeß.

Die Beziehung zwischen Gehirn und Körper kann auch auf separate Systeme bezogen werden, indem man sie nach Ursprung und Art der sensorischen Information und der Gehirnregionen, die sie interpretieren, unterscheidet. Sport zu treiben oder ein Musikinstrument zu spielen erfordert Lernprozesse in völlig unterschiedlichen Bereichen. Außerdem kann man den Erwerb dieser Fertigkeiten anhand der Gehirnregionen, die für grobe Bewegungen zuständig sind, und derjenigen, die eine bestimmte Bewegung in komplexe erlernte Muster integrieren, unterscheiden.

Das Nervensystem

Das menschliche Nervensystem umfaßt das *Periphere Nervensystem* und das *Zentrale Nervensystem,* zwei separate Teile. Das Periphere Nervensystem besteht aus einer komplizierten Struktur von Zellen, die sich in die Gewebe im gesamten Körper verzweigen. Jede dieser Zellen verfügt über sehr spezifische Fähigkeiten, die es ermöglichen, bestimmte Arten von Informationen aus ihrer Umgebung zu identifizieren. Die vom Peripheren Nervensystem übermittelten Informationen können von den primären Sinnen des Kopfbereichs (Sehsinn, Geruchssinn usw.) oder aus der Peripherie des Körpers stammen (Berührung, Schmerz, Temperatur usw.). Botschaften vom Kopf werden an die primären Empfindungszentren im Hirnstamm weitergeleitet, Botschaften aus dem Körper zum Rückenmark übermittelt. Die vom Peripheren Nervensystem empfangenen Botschaften werden vom Hirnstamm oder vom Rückenmark über Nervenpfade, die für bestimmte Arten von sensorischen Informationen zuständig sind, zum Zentralen Nervensystem übermittelt – für jede Art von Sinnesempfindungen ist also eine spezielle Nervenverbindung und ein bestimmtes Gehirnzentrum zuständig. Die Botschaften werden schließlich in die Bereiche im sensorischen Kortex weitergeleitet, die für das Verarbeiten der vorliegenden Art von sensorischer Botschaft und die Initiierung einer ihr entsprechenden Reaktion zuständig sind.

Das Zentrale Nervensystem besteht aus dem *Rückenmark*, dem *Hirnstamm*, dem *Kleinhirn* (Zerebellum), dem *Mittelhirn* und den beiden Hemisphären des Großhirns. Das Rückenmark ist ein Strang von Nervenpfaden, die durch die Wirbelsäule verlaufen. Es empfängt sensorische Botschaften von den somatischen Körperorganen (Muskeln, Gelenken, Bändern, Haut usw.) und übermittelt sie über eine Kette neuronaler Verbindungen (*Synapsen*) in höhere Gehirnzentren.

Der *Hirnstamm* (Medulla und Pons) wird auch Reptilienhirn genannt, weil sich dieser Bereich während der Weiterentwicklung von den Reptilien zu den Säugetieren kaum verändert hat. Er enthält die Nervenzentren (Nuklei oder Kerne), die sensorische Informationen von den primären Sinnen des Kopfes und Halses (über Hautempfindungen, den Hörsinn, den Gleichgewichtssinn, den Geschmackssinn usw.) und von den motorischen Zentren, welche die entsprechenden Muskeln steuern (Gesicht, Zunge, Kehle, Augenmuskeln usw.), erhalten. Außerdem befinden sich dort die primären motorischen und sensorischen Zentren, die die inneren Organe steuern – die Organe im Brustkorb und in der Bauchhöhle (Herz, Lunge, Speiseröhre, Magen, Dünndarm, Dickdarm usw.).

Das Mittelhirn birgt Gehirnzentren, die sensorische und motorische Botschaften aus anderen Gehirnbereichen empfangen und diesen übermitteln und außerdem die Koordination von Bewegungsmustern und die Modulation von Schmerz unterstützen. Wie wir bald sehen werden, ist das Kleinhirn zusammen mit dem Motorkortex und bestimmten Zentren im Mittelhirn für die Feinabstimmung der motorischen Aktivität der Muskeln zuständig. Die beiden Hemisphären des Großhirns enthalten den *Kortex*, zwei große

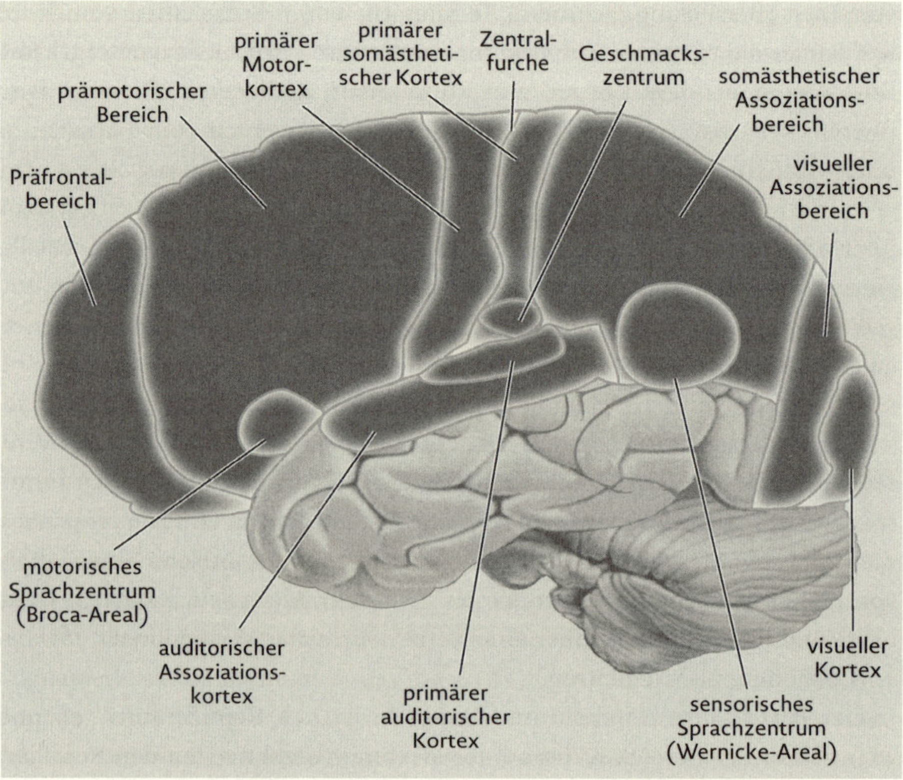

Abbildung 1.1 Der zerebrale Kortex

Lappen, die das *limbische System* umgeben, das auch »emotionales Gehirn« genannt wird. Wenn Sie einen Daumen auf Ihre Handfläche legen und ihn mit den gekrümmten Fingern bedecken, haben Sie ein Modell des menschlichen Gehirns vor sich, wobei die Finger den Kortex, der Daumen das limbische System und die Faust den Hirnstamm repräsentieren.

Der extrem komplexe zerebrale Kortex steuert die gesamte Rezeption sensorischer Botschaften und alle motorischen Reaktionen auf sie (siehe Abb. 1.1). In den frontalen Bereichen des Kortex befinden sich Zentren für die Fähigkeiten, über die nur der Mensch verfügt und die wir manchmal *Geist* nennen – die Fähigkeiten der Einsicht, des Urteilsvermögens, der Empathie, des abstrakten Denkens, des Planens und der Kreativität. Das *limbische System* ist für die Modulation der Erregungsstärke (des Arousals), emotionaler Empfindungen und deren Ausdruck zuständig und fungiert auch als Zentrum für die Verbindung zu anderen Menschen und für die Einstimmung auf sie. Außerdem spielt es eine wichtige Rolle bei der Speicherung bewußter und unbewußter Erinnerungen. In Schlüssel 4 werden wir uns eingehend mit den komplexen und faszinierenden Funktionen des nur bei Säugetieren vorhandenen (mammalischen) *limbischen Gehirns* beschäftigen.

Sensorische Botschaften und motorische Funktionen des Kopfes und Halses, die uns helfen, uns zu orientieren, Gefahren zu erkennen und zu kommunizieren

Von den Sinnesorganen des Kopfes und Halses – Geruchssinn, Sehsinn, Hörsinn, Gleichgewichtssinn und Geschmackssinn – ausgehende Botschaften stehen in einer besonders intensiven Beziehung zu Überlebensinstinkten und überlebenssicherndem Verhalten. Diese Sinnesorgane sind dem Gehirn sehr nahe und sind Bestandteile des Frühwarnsystems, das Kampf- oder Fluchtverhalten einleitet, um das Überleben zu sichern. Sie arbeiten eng mit unserem emotionalen, *limbischen* und *paläo-mammalischen* Gehirn zusammen und haben zahlreiche Verbindungen zur *Amygdala*, einem kleinen, mandelförmigen Gebilde, das bei Gefahr als Alarmzentrale fungiert und in diesem Buch eine wichtige Rolle spielen wird.

Kopf und Hals sind so beschaffen, daß die genannten Sinnesorgane leicht zugänglich sind. Informationen, die vom Sehsinn, Geruchssinn oder Hörsinn stammen, initiieren die muskuläre *Orientierungsreaktion*, eine rhythmische suchende Bewegung des Kopfes von Seite zu Seite, die hilft, den Ursprung einer Gefahr zu lokalisieren oder die Position von Beutetieren zu erkennen. Die Orientierungsreaktion versetzt alle Sinnesorgane des Kopfes in die Lage, Anzeichen für Gefahren aus der Umgebung zu erkennen, wobei die Bewegung des Kopfes von Seite zu Seite die Möglichkeiten, solche Botschaften aufzunehmen, optimiert.

Die Muskeln des Kopfes und des Halses – Muskeln des Gesichts, des Kiefers, des Kehlkopfs, des Mittelohrs und der »große Kopfwender« *(M. sternocleidomastoideus)* – sind insofern einzigartig, als sie sich nicht aus den Muskeln der Wirbelsäule selbst entwickelt haben, sondern aus Muskeln der *Kiemenbögen* des frühen Embryos hervorgegangen sind. (Fische und menschliche Embryos im Frühstadium ihrer Entwicklung haben unter anderem Kiemen gemeinsam.) Ihre primären sensorischen und motorischen Zentren befinden sich im Hirnstamm, die entsprechenden Zentren für Muskeln, Gelenke und die Haut befinden sich im Rückenmark. Die aus den Kiemenbögen des Embryos hervorgegangenen Muskeln des Kopfes und Halses stehen deshalb in einer engen und einzigartigen Beziehung zu den primären Sinnesorganen und sind sehr wichtig für das Überleben. Anders als die Hals- und Rückenmuskeln werden sie direkt durch bestimmte Bereiche des Motorkortex gesteuert, und sie überqueren nicht die Wirbelsäule.

Gerüche (Olfaktion), visuelle Bilder und Geräusche aus der Umgebung sind die wichtigsten sensorischen Botschaften, die wir uns durch die instinktive Orientierungsreaktion erschließen. Der Geruchssinn ist unser primitivster und möglicherweise unser wichtigster Sinn. Raubtiere wie Beutetiere verlassen sich stärker auf ihren Geruchssinn als auf jede andere sensorische Fähigkeit. Für uns Menschen hat der Geruchssinn an Bedeutung für das Überleben verloren, seit sich unsere Spezies von ihrer ursprünglichen Lebensweise als Jäger und Sammler immer weiter entfernt hat und sich zu einer Art entwickelt hat, die in Städten lebt. Trotzdem ist die Bedeutung des Geruchssinns in vielerlei Hinsicht immer noch erkennbar. Die Nervenpfade, die den Geruchssinn vermitteln, verlaufen von den Sinneszellen in den Nasenhöhlen direkt zur Amygdala, dem Frühwarnzentrum für die Verarbeitung von Informationen, die auf Gefahren hindeuten. Insofern ist es naheliegend, daß Menschen, deren Gehirn durch ein Kindheitstrauma sensibilisiert worden ist, sogar auf geringfügige Gerüche stärker reagieren. Beispiele hierfür sind die Entwicklung einer besonderen Sensibilität für Gerüche wie die von Parfum, für abgestandenen Tabakrauch oder für die Ausdünstungen kürzlich neu geklebter Tapeten.

Sehsinn, Hörsinn und Gleichgewichtssinn scheinen für das überlebenssichernde Verhalten ebenfalls wichtige Rollen zu spielen. Visuelle Reize erreichen das Gehirn von den beiden Augen, wobei das Bild durch die Linse des Auges fokussiert und anschließend vom visuellen Rezeptor im Hintergrund des Auges, auf der Netzhaut, verarbeitet wird.

Die Gesichtsmuskeln zählen zu den wichtigsten evolutionären Errungenschaften des Menschen. Unter allen Arten verfügen wir bei weitem über die leistungsfähigsten Gesichtsmuskeln, die uns viele komplexe Arten des Ausdrucks ermöglichen und uns so einen Vorteil verschaffen. Der Gesichtsausdruck ist eng mit dem emotionalen Gehirn (dem limbischen System) verbunden und spiegelt unsere Stimmungslage und unsere emotionale Verfassung. Wir nutzen die Mimik unbewußt als komplexe Möglichkeit der Kommunikation mit anderen Menschen. Die Verbindung zwischen Mutter und Kind sowie die sozial-emotionale Verbindung zwischen den Mitgliedern einer Familie und eines Stammes hängen stark von den Erscheinungs- und Ausdrucksformen unseres Gesichts ab. Als Menschen sind wir tatsächlich darauf programmiert, mit dem Gesicht zu reden. In Zusammenhang mit Erläuterungen zum emotionalen Gehirn werde ich ausführlicher auf die Einzelheiten der Kommunikation mit Hilfe des Gesichts eingehen.

Natürlich sind die Muskeln des Gesichts, des Rachens, des Kehlkopfs und der Zunge die wichtigsten Werkzeuge stimmlicher Kommunikation. Nun scheint die Sprache zwar einzig dem Menschen vorbehalten zu sein, doch kommunizieren auch die meisten anderen Säugetierarten mit Hilfe dieser Organe. Entspricht das gesprochene Wort nicht dem Gesichtsausdruck eines anderen Menschen, fühlen wir uns augenblicklich unwohl und werden argwöhnisch. Wir werden sehen, daß die Sprechfähigkeit, die Sprache und die mimische Kommunikation sehr sensibel auf die Nachwirkungen frühkindlicher Traumata reagieren – wie es übrigens der Film *The King's Speech* wunderbar veranschaulicht. Die Aussprache von Wörtern, ihre Formung mit Hilfe von Zunge, Gaumen und Kehle, und die von den Stimmbändern erzeugte Tonhöhe – in Kombination mit dem komplexen Zusammenwirken der Gesichtsmuskeln – all dies trägt zu unserem Verständnis der Botschaft und des emotionalen Zustandes des Sprechers bei. Wird eine dieser Komponenten durch eine Krankheit, einen Schlaganfall oder eine extreme emotionale Verfassung stark verändert, kann dies die Botschaft, die übermittelt werden soll, teilweise entstellen.

Unser Hörsinn basiert auf einigen bemerkenswerten physiologischen und elektrischen Eigenschaften. Das Trommelfell liegt ungefähr 2,5 cm tief im Außenohr und resoniert ähnlich wie eine Trommel, wobei die hörbaren Frequenzen von denjenigen des Klangs, der auf die Membran einwirkt, abhängen. Im Mittelohr, unter dem Trommelfell, befinden sich drei winzige Gehörknöchelchen, welche die Schwingungen zur Ohrschnecke *(cochlea)* weiterleiten, von wo sie von sensorischen Rezeptoren zum Hörnerv übermittelt werden.

Die Gehörknöchelchen und das Trommelfell werden durch zwei winzige Muskeln gedämpft, den *Steigbügelmuskel (M. stapedius)* und den *Trommelfellspanner (M. tensor timpani)*, die das gesamte System vor den schädigenden Schwingungen überlauter Geräusche schützen. Vielleicht erinnern sich einige Leser noch, einmal während eines Rock-Konzerts unmittelbar neben riesigen Lautsprechern gestanden zu haben, deren Output ihre Ohren überforderte. Die Lautstärke machte es ihren Ohrmuskeln unmöglich, die Schwingungen zu dämpfen, mit der Folge, daß die Funktionsfähigkeit der Ohrschnecke zeitweilig gestört wurde. Die gleichen Muskeln kontrahieren auch, um Frequenzen der natürlichen Modulation der menschlichen Stimme, auch *Prosodie* genannt, herauszufiltern. Die Prosodie moduliert die Stimme und unterstützt so die vokale Interaktion zwischen Menschen, ihre Kommunikation und die Entstehung sozialer Bindungen. Somit bereichern der Steigbügelmuskel und der Trommelfellspanner die emotionale Qualität und die Bedeutung des Gesprochenen. Ton und Qualität der Sprachklänge spiegeln Emotionen wie Wut, Trauer, Freude und Liebe.

Das Vestibularsystem hilft uns, das Gleichgewicht zu halten. Es ist eng mit dem Hörsinn verbunden, und zwar sowohl aufgrund seiner Lage im Innenohr als auch weil die für ihn zuständigen Nervenzentren im Hirnstamm liegen. Das Vestibularsystem liegt unmittelbar neben der Ohrschnecke und teilt sich mit ihr sogar Flüssigkeit enthaltende Röhren. Es besteht aus dem *Labyrinth*, drei halbkreisförmigen Kanälen als Repräsentanten der drei Dimensionen des Raums. Diese enthalten Sinnesrezeptorenzellen und winzige Kalziumkörnchen, die in den Kanälen treiben und bei Kopfbewegungen ihre Lage verändern. Treffen diese Körnchen auf die Sinnesrezeptorenzellen des Labyrinths auf, übermitteln die Zellen dem Vestibularzentrum im Hirnstamm eine Botschaft, und dieses signalisiert dann dem Gehirn, wo im Raum sich der Kopf befindet. Das Vestibularsystem partizipiert somit am gesamten für die Erhaltung von Gleichgewicht und Koordination zuständigen motorischen System und agiert in Verbindung mit anderen spezialisierten Gehirnzentren, die komplexe Bewegungsmuster organisieren. Ist das Vestibularsystem entweder aufgrund einer Schädigung des Hirnstamms durch einen Schlaganfall oder durch eine Schädigung des Labyrinths selbst beeinträchtigt, entsteht das Symptom, das *Schwindel (vertigo)* genannt wird, ein starkes Gefühl der Benommenheit, das mit einer deutlichen Gleichgewichtsstörung verbunden ist. Deshalb ist ein intaktes Vestibularsystem entscheidend für die Fähigkeit, die eigene Haltung unter Kontrolle zu behalten und Körperbewegungen zu koordinieren.

Sensorische Botschaften aus dem Körper sagen uns, was wir tun und wie wir uns bewegen sollen

Haut, Muskeln, Gelenkkapseln, Sehnen und Bänder sind mit Sinnesrezeptoren ausgestattet, die das Gehirn über den Zustand des somatischen Körpers informieren. Einige dieser Sensoren registrieren Schmerz und Temperatur, andere Druck, Dehnung und Anspannung. Jeder Rezeptortyp hat seine spezielle Form, Struktur und Funktion, und jeder übermittelt auf speziellen Pfaden Botschaften zum Gehirn. Alle diese Botschaften werden zum für sie zuständigen Teil des sensorischen Kortex auf der jeweils entgegengesetzten Gehirnseite übermittelt.

Dehnungsrezeptoren in den Sehnen von Muskeln verursachen die unwillkürlichen Sehnenreflexe (beispielsweise den Kniesehnenreflex), an deren Entstehung nur das Rückenmark beteiligt ist. Wird im Beispielfall mit einem kleinen Hammer auf die Sehne der Kniescheibe (Patellarsehne) geschlagen, kontrahiert augenblicklich der *vierköpfige Oberschenkelmuskel (M. quadriceps femoris)* und streckt das Bein. Ist die motorische oder sensorische Nervenverbindung zum Quadrizeps durch eine Verletzung oder durch Degeneration gestört, kann es sein, daß der Kniereflex nur eingeschränkt funktioniert oder völlig ausfällt. Ähnliche Streckrezeptoren in den Bändern und Kapseln der Gelenke übermitteln dem Gehirn Botschaften der *Propriozeption* und informieren es so über Bewegungen und die Position des Gelenks, was für die Erhaltung des Gleichgewichts und die Bewegungskoordination wichtig ist. Spannungsrezeptoren in den Muskeln informieren das Gehirn über die Intensität der Muskelkontraktion und ermöglichen ihm so, die Kontraktion zu beeinflussen, um eine optimale Funktionsfähigkeit zu ermöglichen. Sind die sensorischen Nerven der unteren Gliedmaßen durch eine Neuropathie (Erkrankung der peripheren Nerven) geschädigt worden, wirkt sich dies zuerst in Form einer Störung des Gleichgewichtssinns und der Koordinationsfähigkeit aus. Spürt man nicht richtig, wo sich die eigenen Beine befinden, muß man sich an visuellen Hinweisen orientieren; dies erklärt, weshalb es Menschen mit einer Neuropathie schwer fällt, mit geschlossenen Augen oder im Dunkeln zu stehen und zu gehen.

Übung

Tatsächlich ist es grundsätzlich schwierig, mit dicht nebeneinander stehenden Füßen und geschlossenen Augen in einer bestimmten Position zu verharren. Probieren Sie einmal folgendes Experiment aus:

Ziehen Sie die Schuhe aus, stellen Sie sich auf einen Teppich, und stellen Sie die Füße Seite an Seite dicht nebeneinander. Gehen Sie dann ein paar Schritte, wobei Sie beide Füße von den Fersen bis zu den Zehen abrollen. Ist Ihnen dies problemlos gelungen, versuchen Sie, die Übung mit geschlossenen Augen zu wiederholen. Bleiben Sie anschließend mit weiterhin geschlossenen Augen stehen, wobei Sie einen Fuß vor den anderen setzen. Falls Sie älter als 60 Jahre sind oder ein neurologisches Problem haben, sollten Sie diese Übung sehr vorsichtig ausführen und darauf achten, daß sich immer ein Möbelstück in Reichweite befindet, an dem Sie sich notfalls festhalten können. Wahrscheinlich werden Sie feststellen, daß es ein wenig schwieriger ist, mit nebeneinanderstehenden Füßen dazustehen, besonders wenn ein Fuß vor dem anderen steht, so daß Sie nur ein sehr kleines »Fundament« haben und über keinerlei visuelle Anhaltspunkte verfügen.

Schmerz- und Temperaturrezeptoren befinden sich in allen Organen, aber im Bereich des somatischen Körpers werden ihre Signale an das Rückenmark übermittelt. Sie senden also eine Botschaft an das Rückenmark, von wo aus ein Muskelreflex ausgelöst wird, der nicht zunächst im Gehirn verarbeitet werden muß. Ein Schmerzreiz oder ein starker Hitzereiz, der auf die Haut eines Fingers einwirkt, löst zunächst einen unbewußten Reflex, den Arm zurückzuziehen, aus. Schmerzbotschaften werden vom verletzten Körperteil direkt in das Rückenmark und von dort zurück in die Muskeln des betreffenden Körperteils übermittelt. Dieses Signal löst eine augenblickliche unbewußte Rückzugsbewegung aus, noch bevor der Betroffene den Schmerz bewußt registriert hat. Dieser *Spinalreflex* fördert Reflexverhalten, das dem Selbstschutz dient. Erreicht die Botschaft schließlich den sensorischen Kortex, spürt man den Schmerz, woraufhin wahrscheinlich ein Schutzverhalten einsetzt, das darin besteht, den verbrannten Finger in den Mund zu stecken, und ein bewußtes Verhalten ist.

Alle sensorischen Botschaften – über Schmerz, Berührung, Temperatur, Druck, Spannung, Dehnung, Propriozeption – werden auf jeweils anderen Pfaden über das Rückenmark und den Hirnstamm zum *Thalamus* im Mittelhirn geleitet, dem Verteilerzentrum für alle sensorischen und motorischen Botschaften, die den Kortex erreichen sollen und die von ihm ausgehen. Auf ihrem Weg wechseln diese Signale zur anderen Seite des Rückenmarks oder des Hirnstamms über und werden vom Thalamus zum sensorischen Kortex der gegenüberliegenden Gehirnhälfte geleitet. Der sensorische Kortex liegt in der *Parietalregion*, welche die übrigen Gehirnbereiche bedeckt, hinter dem Motorkortex und vor dem visuellen Kortex (siehe Abb. 1.1, S. 26). Die sensorischen Botschaften werden dann in einem Bereich des sensorischen Kortex aufgezeichnet, der dem Körperbereich zugeordnet ist, in dem die Empfindung registriert wurde.

Die im Kortex organisierten sensorischen und motorischen Gehirnregionen ergeben ein erstaunlich konsistentes Muster, eine Art Abbildung der verschiedenen Körperbereiche, die *Homunculus* genannt wird (siehe Abb. 1.2, S. 35). Der Homunculus ist den sensorischen und motorischen »Streifen« überlagert, die sich vom Schläfenlappen nach oben bis zum Großhirn *(cerebrum)* und von dort abwärts an dessen Innenseite entlang erstrecken. Dieses Muster, das den menschlichen Körper zu repräsentieren scheint, lokalisiert Gesicht, Kopf und Zunge am Schläfenlappen entlang abwärts, Rumpf und Beine oben und Hand und Daumen darüber, wobei die Repräsentation des Beins genau genommen an der Furche zwischen den beiden Hemisphären entlang verläuft. Unsere hochdifferenzierte Zunge und der den Fingern gegenüberstehende Daumen zählen zu den besonderen Errungenschaften der menschlichen Spezies, und beide erhalten auf dieser Landkarte des Gehirns eine große Repräsentation, der viele Neuronen zuzurechnen sind.

Der sensorische Kortex registriert alle diese Arten von Empfindungen und übermittelt diese Informationen an die frontale motorische Region auf der gleichen Seite des Gehirns. Der Motorkortex organisiert die sensorischen Informationen und bezieht dann mehrere andere Gehirnzentren ein, um sie zu einer adäquaten Sequenz von Muskelaktivitäten zu veranlassen, die *auf sensorischen Input besonders gut ansprechen.* Auf sich gestellt würde der Motorkortex in den Muskeln auf der gegenüberliegenden Körperseite ein sehr grobes und stark vereinfachtes Bewegungsmuster erzeugen. Er benötigt die Hilfe einiger anderer, sehr komplexer Gehirnzentren, um gut koordinierte, fließende und funktionale Bewegungen kreieren zu können. Auch nur den eigenen verbrannten Finger in den Mund zu stecken erfordert eine gewisse Kunstfertigkeit und Koordinationsfähigkeit.

Die Organisation der Bewegungen: Balance, Koordination und Anmut

Noch einmal sei darauf hingewiesen, daß vom Motorkortex ausgehende Bewegungsmuster im Grunde sehr simpel und grob sind. Glücklicherweise ist das Gehirn sehr großzügig konstruiert. Jede Gehirnfunktion wird durch ganze Armeen neuronaler Verbindungen unterstützt, durch zahlreiche zusätzliche neuronale Zentren und eine erstaunliche Komplexität von Verbindungen, welche die Möglichkeit geben, immer komplexere Wahrnehmungs- und Bewegungsmuster zu entwickeln. Man braucht sich nur eine Ballettvorstellung, eine Profisportveranstaltung oder ein Symphoniekonzert anzuschauen, um die Verfeinerung von Bewegungen bestaunen zu können, die man durch ein entsprechendes Training des Gehirns erreichen kann. Diese Feinabstimmung – die Fähigkeit, immer komplexere motorische Fertigkeiten zu entwikkeln – ist nicht nur der eigenen Freude und Unterhaltung zuträglich, obwohl sie natürlich auch diesen zugute kommt. Sinn und Zweck aller Gehirnfunktionen ist jedoch letztlich die Sicherung des Überlebens der Spezies. Diesem Ziel sind Aufbau und Struktur des Gehirns verpflichtet.

Diese Kunstfertigkeit, die sich im Interesse des Überlebens entwickelt hat, basiert auf einem hochkomplexen System spinal vermittelter sensorischer Botschaften, die mit den motorischen Systemen des Gehirns interagieren, ein Prozeß, den wir »Organisation der Bewegung« genannt haben. Die neuronalen Zentren sind so komplex, daß wir immer noch nicht wissen, wie genau sie arbeiten, was im voll entwickelten Zustand ihre Funktion ist und wie sie interagieren. Wie schon die frühen Gehirnforscher haben auch wir einen großen Teil unseres Wissens Krankheiten und Syndromen zu verdanken, welche diese Gehirnregionen beeinträchtigen. Wir versuchen, ihre Funktion zu ergründen, indem wir uns anschauen, welche Defizite ihre Schädigung verursachen, was man allerdings kaum als eine besonders zuverlässige Grundlage für Schlußfolgerungen bezeichnen kann. Deshalb werden wir uns diese Zentren der »Bewegungskoordination« nun einmal genauer anschau-

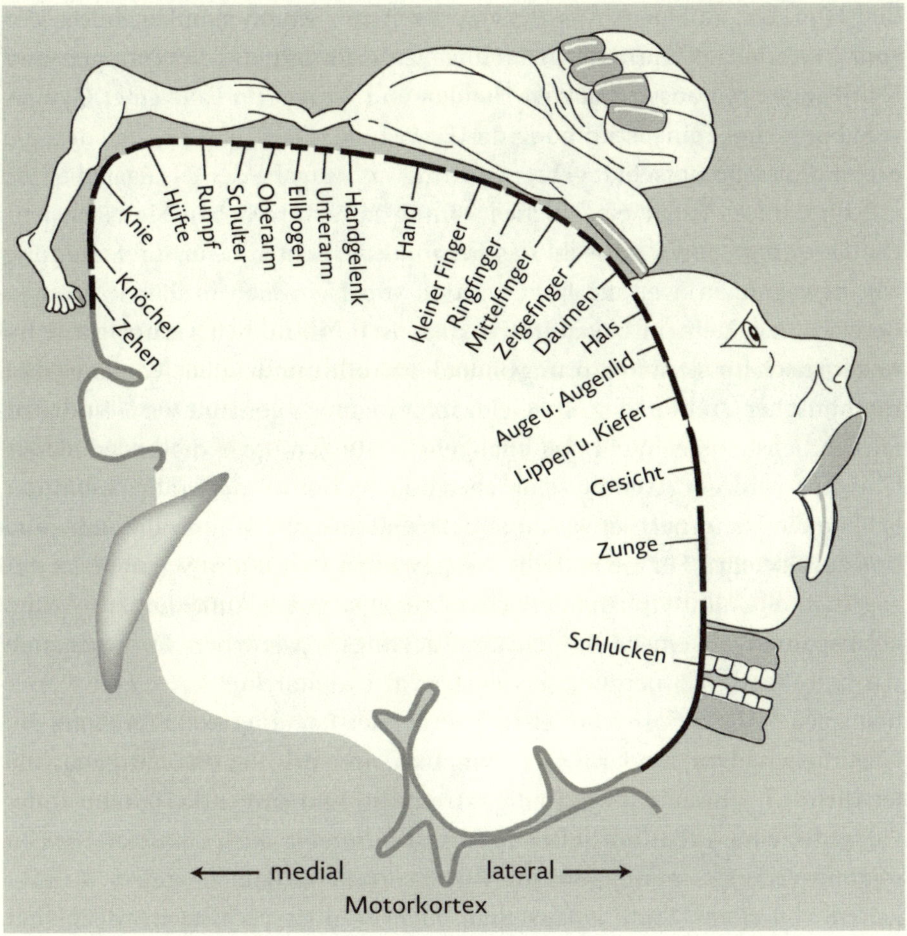

Abbildung 1.2 Der Homunculus

en – in dem Bewußtsein, daß sich die auf diese Weise gewonnenen Informationen schon morgen völlig anders darstellen können.

Nachdem der Motorkortex die sensorischen Informationen aus dem Körper empfangen hat, übermittelt er über den Thalamus (das Verteilungszentrum) Botschaften an verschiedene Gehirnzentren, deren Funktion noch nicht völlig geklärt ist. Das erste von diesen sind die *Basalganglien* (siehe Abb. 1.3, S. 37), eine Anzahl kleiner Neuronencluster, die tief in der weißen Substanz unter dem Kortex liegen. Sie haben primär eine *inhibitorische* Funktion – was bedeutet, daß sie die vom Motorkortex ausgehenden grobmotorischen Botschaften bremsen. Beispielsweise kommt es beim Stolpern und Hinfallen zu einem Ausstrecken des Arms, einem simplen Reflex, der vom Motorkortex initiiert wird. Hingegen erfordert das Vorspringen und Sich-Fangen mit ausgestreckten Händen und Armen im Falle einer Gymnastikübung eine Feinabstimmung der Bewegung. Dies setzt voraus, daß die grobmotorische Botschaft gebremst wird, was Aufgabe der Basalganglien ist.

Nun wird es leider ein bißchen kompliziert. Bitte haben Sie Nachsicht. Die *Substantia nigra* ist wohl das bekannteste Zentrum für die Steuerung von Bewegungen, weil die Degeneration von Neuronen in diesem kleinen Bereich die allgemein bekannte Parkinsonsche Krankheit verursacht. Charakteristisch für sie sind Störungen der Kontrolle motorischer Vorgänge. Ein rhythmischer Tremor, der oft »Geldzählbewegung« genannt wird, ist das offensichtlichste, aber nicht das unangenehmste Symptom dieser Krankheit. Übrigens wird der Tremor schwächer oder verschwindet völlig, wenn der Kranke die Hand nach etwas ausstreckt und anschließend in die Ruheposition zurückkehrt. Für ein anderes Symptom von Parkinson, Starrheit, ist das sogenannte Zahnradphänomen charakteristisch (die Auflösung von Muskelanspannung in einer Folge leichter Zuckungen), wenn der Untersuchende das betreffende Körperglied passiv streckt. Die Starrheit bei dieser Krankheit spiegelt die diffuse Muskelsteifheit bei der Beugung und Streckung der Gliedmaßen. Das hinderlichste Symptom und die Beeinträchtigung, die letztlich zur Lähmung führt, ist die extreme und zunehmende Hemmung der Fähigkeit, eine intentionale Bewegung zu *initiieren*, auch *Bradykinesie* (Bewegungsverlangsamung) genannt. Parkinsonkranke haben große Schwierigkeiten, von einem Stuhl aufzustehen, nicht weil sie zu schwach dazu sind, sondern weil es ihnen so schwerfällt, intentionale Bewegungen zu *initiieren*. Testet man die Kraft der betreffenden Muskeln, stellt man fest, daß diese ziemlich normal ist. Die letzte Phase der Entwicklung von Parkinson ist völliges Erstarren.

Im gesunden Zustand ist die *Substantia nigra* eng mit den übrigen Basalganglien verbunden und kontrolliert die Bewegungen des Kopfes, der Augen und des Körpers mit Hilfe von *Dopamin*, einem chemischen Botenstoff oder Neurotransmitter. Weil die Dopaminreserven bei Parkinsonpatienten durch das Absterben von Neuronen in der *Substantia nigra* verringert sind, können Medikamente, die dem Dopamin ähnelnde Stoffe enthalten, die motorische Funktionsfähigkeit teilweise, leider aber auch nur zeitweilig verbessern. Eine Funktion der *Substantia nigra* scheint die Förderung der Fähigkeit zu

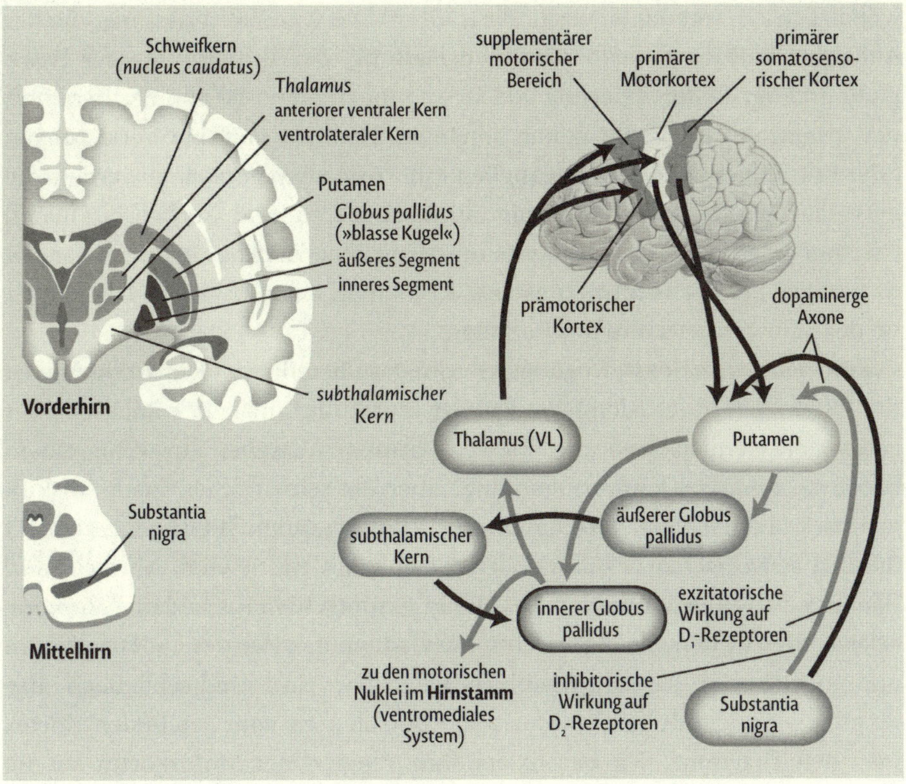

Abbildung 1.3 Die Basalganglien: Bremsen der Aktivität des Kortex

sein, aufgrund von sensorischem Input Bewegungsmuster zu initiieren. (Wir werden uns noch damit beschäftigen, daß Dopamin auch einige andere paradoxe Funktionen erfüllt, die mit den Lust- und Belohnungssystemen des Gehirns zusammenhängen.)

Die übrigen Basalganglien, *Putamen*, *Schweifkern* und *Globus pallidus*, erfüllen sehr komplexe Funktionen, die ganz generell, wie bereits erwähnt, inhibitorischer Art sind. Sie senden über den Thalamus Botschaften an den Motorkortex und »bremsen« die dort initiierten grobmotorischen Muster. Wollen Sie sich beispielsweise hinsetzen, muß Ihr Gehirn viele irrelevante Bewegungen bremsen, insbesondere diejenigen, die bewirken sollen, daß Sie in aufrechter Haltung verharren. Um eine Bewegung zu initiieren, während Sie stehen, muß Ihr Gehirn die Aktivität einiger für die aufrechte Haltung wichtiger Muskeln unterbinden und andererseits die Bremse, die willkürliche Bewegungen verhindert, lösen. Diese Feinabstimmung, die der Aufrechterhaltung einer bestimmten Haltung, der Initiierung einer Bewegung und der Differenzierung von Bewegungen dient, ist von der hemmenden Funktion der Basalganglien abhängig. Deshalb muß bei Verletzungen oder Erkrankungen der Basalganglien mit Problemen gerechnet werden, die entweder auf *zu starkes* Bremsen zurückzuführen sind (so bei Parkinson) oder auf *zu geringes* Bremsen, was unwillkürliche Zuckbewegungen zur Folge hat, wie bei der Huntingtonschen Krankheit, einer erblichen Degeneration des Schweifkerns und des Putamen.

Ein weiteres an der Bewegungskoordination beteiligtes Gehirnzentrum ist das *Zerebellum* oder Kleinhirn. Es liegt hinter und unter der Rückseite der zerebralen Hemisphären und ähnelt in seinem Aussehen ein wenig einem Blumenkohl. Das Kleinhirn empfängt über die sensorischen Pfade im Rükkenmark aufsteigende Botschaften der Propriozeption (Bewegungssignale), die den sensorischen Input aus den Gelenkkapseln, Sehnen, Muskeln und Bändern betreffen. Außerdem empfängt es Botschaften aus den *Vestibularkernen*, den für den Gleichgewichtssinn zuständigen Zentren im Hirnstamm und im Innenohr, die dem Kleinhirn benachbart sind. Und schließlich empfängt es absteigende (grobmotorische) Botschaften vom zerebralen Kortex über den Thalamus. Wie bereits erwähnt, reagiert der Motorkortex auf die vom Rückenmark aufsteigenden sensorischen Pfade. Botschaften, die vom Motorkortex ausgehend abwärts gerichtet sind, bemühen sich um Regulation und Feinabstimmung der Bewegungen durch das Kleinhirn (siehe Abb. 1.4).

Die verschiedenen Neuronenzentren im Kleinhirn sind auf die diversen dorthin gesendeten Botschaften spezialisiert: *erstens* auf die vom Motorkortex stammenden absteigenden motorischen Botschaften; *zweitens* auf die von sensorischen Pfaden im Rückenmark stammenden aufsteigenden sensorischen Botschaften; und *drittens* auf die den Gleichgewichtssinn betreffenden sensorische Botschaften, die von den an den Hirnstamm angrenzenden Vestibularzentren ausgehen (siehe Abb. 1.4). Das Kleinhirn faßt alle diese Botschaften zusammen und nimmt dann im Einklang mit der »bremsenden« Wirkung der Basalganglien eine Feinabstimmung der vom Motorkortex entwickelten grobmotorischen Muster vor. Durch die Integration dieses Gemischs von neuronalem Input koordiniert das Kleinhirn das gesamte Paket sensorischer und motorischer Botschaften, was die Entstehung eleganter und integrierter Muster anmutiger Bewegungen ermöglicht.

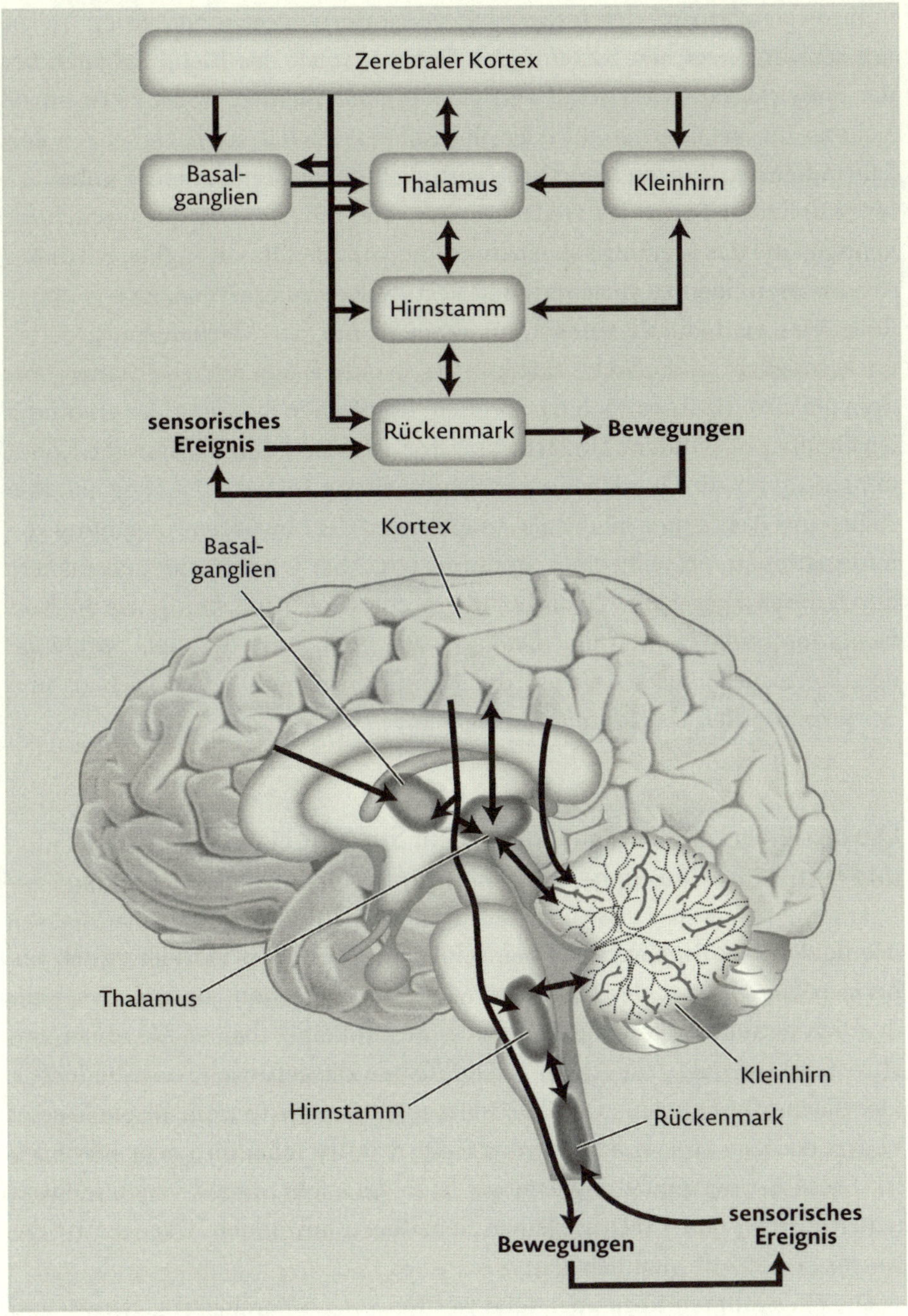

Abbildung 1.4 Botschaften aus dem Rückenmark erreichen zuerst den Kortex und dann das Kleinhirn

In diesem Prozeß der Integration von Informationen aus vielen Teilen der sensumotorischen Systeme des Gehirns spielt das Kleinhirn auch bei der Entwicklung motorischer Fertigkeiten eine wichtige Rolle. Es ist unverzichtbar für das Erlernen präziser physischer Aktivitäten wie Gehen, Laufen, Fahrradfahren, Tanzen usw. Diese Fertigkeiten basieren auf einer unbewußten, impliziten Form des Gedächtnisses, die wir *prozedurales Gedächtnis* nennen, und das Kleinhirn spielt zusammen mit den Basalganglien bei dieser Art, Erinnerungen zu speichern und Fertigkeiten zu erkernen, eine wichtige Rolle. Das prozedurale Gedächtnis ist nicht nur der Mechanismus, der es uns ermöglicht, motorische Fertigkeiten zu entwickeln und zu erhalten, sondern gleichzeitig ist es auch das mit dem limbischen System (oder emotionalen Gehirn) verbundene Gedächtnissystem, das sich durch klassische Konditionierung für die Überlebenssicherung wichtige Fertigkeiten aneignet. Wir stellen uns das Lernen häufig als einen Prozeß der bewußten Aneignung von Informationen mit Hilfe eines Studiums vor. Aber Lernen findet permanent durch die sachgerechte Wiederholung motorischer Aufgaben sowie die Konfrontation mit Gefahren und Risiken statt. In späteren Kapiteln werde ich detaillierter auf dieses Konzept der Konditionierung, des Überlebens und des prozeduralen Gedächtnisses eingehen.

Die beiden zerebralen Hemisphären: Sprache/Logik/Einsicht und Intuition/räumliche Wahrnehmung/Orientierung/Arousal

Die beiden Hemisphären des menschlichen Großhirns markieren den bisherigen Gipfelpunkt der Gehirnentwicklung. Sie sehen aus wie zwei sehr deutlich getrennte, knorrige und runzlige Brotlaibe, die auf Kleinhirn und Hirnstamm sitzen (siehe Abb. 1.5). Der *Kortex*, die gerunzelte unregelmäßige Oberfläche dieser beiden Gebilde, weist zahlreiche Falten auf, die ein Muster bilden, das sich zwar von Gehirn zu Gehirn ähnelt, aber nie genau identisch ist. Diese Art der Einfaltung ermöglicht es dem sehr ausgedehnten menschlichen Kortex, einen relativ kleinen Schädel zu bewohnen. Dagegen ist der Kortex einer Ratte ziemlich glatt.

Die eingefalteten Kortexbereiche werden *Sulci* (»Furchen«) genannt, und die knorrigen Kämme zwischen den Furchen, *Gyri* genannt, sind ziemlich tief. Einige der eingefalteten Bereiche werden *Fissuren* (Spalten) genannt,

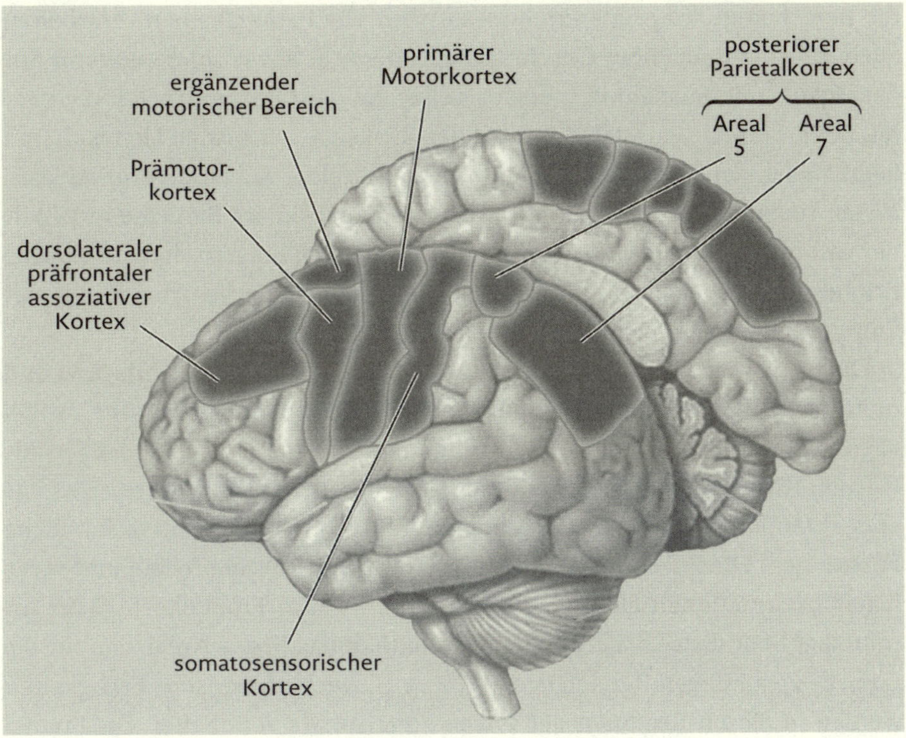

Abbildung 1.5 Der sensumotorische Kortex

und sie trennen verschiedene Funktionsbereiche des Großhirns voneinander. Die wichtigsten unter diesen Fissuren untergliedern die beiden Hemisphären in je vier Lappen – den Frontallappen (Stirnlappen), den Temporallappen (Schläfenlappen), den Parietallappen (seitlichen Lappen) und den Occipitallappen (Hinterhauptlappen). In den beim Menschen sehr ausgedehnten Frontallappen befinden sich die Sprachzentren sowie die Zentren für motorische Fähigkeiten und höhere intellektuelle Fähigkeiten von Menschen. Die Schläfenlappen, die unter den Frontallappen liegen, enthalten Zentren für das Sprachverständnis, das Hören und das Gedächtnis. Sie sind auch eng mit den unter den beiden Hemisphären liegenden limbischen Emotionszentren verbunden. (Vielleicht erinnern Sie sich noch an den Vergleich mit der menschlichen Faust.) Die Parietallappen liegen hinter den Frontallappen und sind von ihnen durch einen großen zentralen Graben getrennt. Sensorische Informationen werden in den Parietallappen verarbeitet. Dazu zählen Informationen über Schmerz, Berührung, Temperatur und Propriozeption – also die Botschaften der primären Sinnesorgane. Die Parietallappen verarbeiten auch Informationen über Geschmäcke, Geräusche sowie solche anderer Sinnesorgane, mit Ausnahme visueller Reize, die der Okzipitalkortex verarbeitet, der hinter der Parietalregion auf der Rückseite der beiden Hemisphären liegt. Unsere wichtigsten befinden sich unmittelbar neben den für *Assoziationen* zuständigen Bereichen, die verschiedene primäre Bereiche miteinander verbinden und außerdem implizite motorische, sensorische und visuelle Erinnerungen speichern, um für die eventuelle spätere Verarbeitung neuer Empfindungen Vergleichswerte zur Verfügung zu haben.

Die beiden Hemisphären steuern im Grunde sämtliche sensorischen und motorischen Funktionen der ihnen gegenüberliegenden Körperseite, wobei allerdings ein kleiner Teil der eintreffenden Informationen auf der jeweils eigenen Körperseite verarbeitet wird. Obwohl die beiden Hemisphären einander ziemlich ähnlich zu sein scheinen, erfüllen sie völlig unterschiedliche Funktionen. Die linke Hemisphäre ist etwas größer als die rechte und verarbeitet Informationen ein wenig schneller. Der linke Frontalkortex, der unmittelbar über der Schläfenfurche liegt, enthält das Broca-Areal, den für die Sprache zuständigen Bereich (siehe Abb. 1.1). Auch numerische Fertigkeiten werden in diesen Regionen der linken Hemisphäre verarbeitet. Bei Frauen ist die linke Hemisphäre deutlich größer als bei Männern, und es sollte uns nicht überraschen, daß letztere viel häufiger unter sprachbasierten Störungen wie Stottern, Dyslexie und sprachlichen Verzögerungen leiden. Im unteren Bereich des linken Parietallappens befindet sich das Wernicke-Areal, das Sprachinformationen aufnimmt und zu verstehen versucht. Der Rest des linken Parietallappens verarbeitet allgemeine somatosensorische Informationen von der gegenüberliegenden Körperseite. Der am weitesten vorn liegende (präfrontale) Teil der linken Hemisphäre, der Präfrontalkortex (PFK), ist der Sitz des abstrakten Denkens, der Einsicht, des Planens, der Intention, des Schlußfolgerns und des Urteilens – jener Funktionen, die bei Menschen am weitesten entwickelt sind und die häufig als für den menschlichen Geist charakteristisch bezeichnet werden. Die linke Gehirnhälfte ist also im Grunde *verbal, mathematisch, explizit, kognitiv, linear, intellektuell* und *logisch* orientiert.

Patienten, deren linke Hemisphäre geschädigt ist, leiden unter Beeinträchtigungen der Sprechfähigkeit, des Sprachverständnisses oder beider Funktionen. Bei ihnen können weiterhin einige oder alle Arten der Sinneswahrnehmung auf der entgegengesetzten Körperseite beeinträchtigt sein. Manchmal leiden sie auch unter einer partiellen oder vollständigen Lähmung, verbunden mit Angespanntheit oder Spastizität des Arms oder Beins der anderen Körperseite (Widerstand gegen Versuche, sie zu bewegen), je nachdem, welcher Teil des großen Motorkortex verletzt ist. Auch ihre Sehfähigkeit kann in der rechten Hälfte beider Augen beeinträchtigt sein, was eine rechtsseitige *Hemianopsie* oder Halbblindheit zur Folge hat. Außerdem können Probleme hinsichtlich mathematischen, logischen Denkens sowie hinsichtlich der Einsichtsfähigkeit und des Urteilsvermögens auftreten.

Die rechte Hemisphäre verarbeitet Informationen langsamer als die linke. Kreativität, der Umgang mit neuartigen Situationen, die Entzifferung von Mustern sensorischer Informationen und räumlicher Beziehungen und die Verarbeitung von Musik, anderen Formen von Kunst und Symbolen sind primär rechtshemisphärische Funktionen. In den frontalsten Teilen des rechten Großhirns befinden sich Zentren, die das »vegetative Gehirn« steuern – den Hypothalamus und das Autonome Nervensystem. Außerdem fördern sie die Entwicklung sozialer Bindungen und sind an der Steuerung des emotionalen Gehirns oder limbischen Systems beteiligt. Deshalb wird die rechte Hemisphäre als *intuitiv, implizit, komplex, affiliativ, auditorisch, räumlich* und *kreativ* charakterisiert.

Patienten mit einer Schädigung der rechten Heimisphäre können unter einer linksseitigen Lähmung und entsprechender Spastizität, unter dem Verlust sensorischer Fähigkeiten und dem Verlust des linksseitigen Sehsinns leiden. Außerdem können bei ihnen auch andere ungewöhnliche Probleme hinsichtlich der Wahrnehmungsfähigkeit auftreten, und zwar nicht nur linksseitig, sondern bezogen auf den ganzen Körper. Sie können »leugnen« oder ihnen kann jede Einsicht fehlen, daß mit ihrer gelähmten linken Körperseite etwas nicht in Ordnung ist. Ihre Selbstwahrnehmung scheint völlig gestört zu sein. Oft sind ihre Emotionen oder ihr Affekt »flach«, und ihre Beeinträchtigung scheint ihnen nicht das Geringste auszumachen, eine typische Erscheinung bei Schädigungen des für Arousal und Empathie zuständigen rechtsseitigen limbischen Systems. Leider ist bei diesen Menschen oft auch die Fähigkeit, positive Erlebnisse zu genießen, beeinträchtigt.

Obwohl klar ist, daß die beiden Hemisphären viele spezifische Funktionen erfüllen, wäre es falsch anzunehmen, irgendein Mensch sei stärker »rechtshemisphärisch« oder »linkshemisphärisch« orientiert. Tatsächlich sind beide

Hemisphären ständig »online« und übermitteln einander Informationen. Dies ermöglicht eine breite Faserformation, die beide Hemisphären miteinander verbindet. Sie wird *Corpus callosum* (»Balken«) genannt, liegt über dem limbischen System und übermittelt ständig riesige Mengen von Informationen zwischen den beiden Hemisphären. Das *Corpus callosum* scheint bei Frauen etwas größer zu sein als bei Männern – was der Grund für die etwas langsamere intellektuelle Entwicklung von Jungen sein könnte. Außerdem bleibt es in der frühen Kindheit relativ unentwickelt und wächst und reift während der gesamten frühen und späteren Kindheit. Dies kommt im Heranreifen der komplexen kognitiven Funktionsfähigkeit in der zweiten Hälfte der Elementarschulzeit zum Ausdruck.

Zum Abschluß

Wir haben die unglaubliche Komplexität der Pfade, Zentren, Verbindungen und Funktionen des Gehirns erst sehr oberflächlich behandelt. Trotzdem hoffe ich, daß dieses Kapitel Ihnen zu erkennen geholfen hat, wie ungeheuer wichtig der Körper und seine sensorischen und motorischen Funktionen für die Vorgänge im Gehirn sind. Ohne den Körper kann das Gehirn sein vollständiges funktionales Potential nicht entfalten, und ohne das Gehirn ist der Körper nutzlos. Jeder Aspekt dieser Partnerschaft ist unmittelbar und eng mit allen anderen verknüpft. Und was noch wichtiger ist: Das Gehirn kann sich anpassen, sich verändern und sich abermals verändern, in Reaktion auf die ständig neu entstehenden und zwischen den beiden Teilen des Gehirn-Körper-Ganzen ausgetauschten neuronalen Botschaften. Dieser erste Schlüssel ist die Grundlage des Konzepts der unendlichen interaktiven Plastizität beider Zweige des Systems, das Gehirn und Körper einschließt – und auf sie werden wir in den folgenden Kapiteln immer wieder zurückkommen.

SCHLÜSSEL 2

Die Organisation von Empfindungen und Bewegungen

Wir halten die Möglichkeiten unseres Körpers oft für Selbstverständlichkeiten. Haben Sie schon jemals darüber nachgedacht, wie unsere Finger die komplexen Bewegungsmuster erlernen können, die erforderlich sind, um ein Musikinstrument zu spielen? Oder darüber, wie das Gehirn die Hände und Finger dazu bringen kann, die erstaunliche Komplexität eines Klavierkonzerts von Rachmaninow zu bewältigen? Und wie Beine und Rumpf den unglaublichen Gleichgewichtssinn und die Beweglichkeit entwickeln können, die sie brauchen, um beim Eiskunstlauf einen Dreifach-Achsel zu schaffen? Und wie es unserem Körper und unseren Armen gelingen kann, beim Baseball einen Ball mit einem Tempo von 145 km/h durch das winzige Fenster der *Strike Zone* zu werfen? Wenn ein Mensch geboren wird, ist er zum willensgesteuerten funktionalen Gebrauch seines Körpers noch nicht in der Lage. Das neugeborene Baby ist im Grunde ein Bündel sehr primitiver, instinktiver und automatischer Reflexe. Es ist gut dokumentiert, daß ein Säugling, wenn er nach der Geburt auf dem Bauch seiner Mutter liegt, sich mit sehr primitiven Bewegungen zur Brust bewegen, dort mit dem Mund die Brustwarze finden und daran saugen kann. Dieser ziemlich komplexe Reflex ist auch bei den Neugeborenen vieler anderen Säugetierarten zu finden. Die meisten in freier Natur geborenen Säugetierjungen verfügen schon über instinktgesteuerte motorische Fähigkeiten, auf denen alle gezielten Bewegungen basieren und mit deren Hilfe sie erlernt werden. Dieses Lernen findet im Einklang mit der Reifung der beiden Hemisphären statt, der oberen Teile des Gehirns, die zum Zeitpunkt der Geburt noch klein und nicht voll entwickelt sind. Während ihrer Entwicklung wachsen die gewellten Kämme und Täler des

Kortex und gewinnen an Komplexität. Die sich anhäufenden Schichten von Nervenverbindungen stellen allmählich die komplexe Struktur bereit, durch die motorisches Lernen möglich wird. Im Laufe des Wachstums- und Reifungsprozesses unterdrücken differenziertere Bewegungsmuster allmählich die primitiven Reflexe, die nach und nach weichen. Erleiden die voll entwickelten Hemisphären eines Erwachsenen jedoch eine Verletzung oder Schädigung, tauchen die primitiven Reflexe der Neugeborenen wieder auf.

Haltungsreflexe: Grundlagen der Bewegung

Während sich im Uterus der Fötus entwickelt, reifen die primitiven Gehirnzentren und entwickeln neuronale Pfade, welche die motorischen Reflexzentren miteinander verbinden. Diese frühen Verbindungen entstehen in den primitiveren Teilen des Gehirns, im Rückenmark sowie im Hirnstamm, Mittelhirn und Kleinhirn. Sie sind bei allen Menschen identisch, entwickeln sich aber wie vieles andere auch bei manchen Föten schneller als bei anderen. Doch grundsätzlich verfügen alle reifgeborenen Kinder über die gleichen Reflexe. Einige von ihnen betreffen Mund und Gesicht und dienen dazu, dem Säugling zu helfen, die Brust seiner Mutter zu finden und daran zu saugen. Andere werden durch plötzliche Bewegungen oder laute Geräusche aktiviert und sind Vorläufer der Schreckreaktion des Erwachsenen. Diese Reflexe bilden die Grundlage überlebenssichernden Verhaltens. Die meisten haben die Aufgabe, die aufrechte Haltung zu unterstützen, mit deren Hilfe Menschen der Schwerkraft entgegenwirken. Abgesehen von einigen besonders primitiven Reflexen verfügt das Gehirn zum Zeitpunkt der Geburt also über Reflexe, die dem Säugling ermöglichen, Nahrung aufzunehmen, die sein Überleben sichern und die ihm helfen, sich in eine aufrechte Haltung zu versetzen. Diese Reflexe bleiben einige Monate lang aktiv und verlieren sich dann, wenn sich im Laufe der Entwicklung des zerebralen Kortex differenziertere willensgesteuerte Bewegungen herausbilden.

Den *Rooting-Reflex* (auch Suchreflex) kann man hervorrufen, indem man die Wange oder den Mund eines Säuglings berührt oder streichelt. Darauf reagiert das Kind mit einer Suchbewegung seines Mundes, als suchte es die Mutterbrust. Den *Saugreflex* kann man beim Säugling durch Berühren des Gaumens auslösen, wodurch sowohl eine saugende als auch eine melkende Bewegung der Zunge hervorgerufen wird. Dieser Reflex ermöglicht dem Kind gleich nach der Geburt das Aufnehmen von Nahrung. Mit der Nahrungsaufnahme des Säuglings hängt auch der *Schnauzreflex* zusammen, der durch Berühren der Lippen ausgelöst wird und im Schürzen der Lippen und Kräuseln der Nase zum Ausdruck kommt. Die genannten Reflexe bleiben nach der Geburt bis zu einem Monat lang aktiv, also bis der Prozeß des Stillens gut entwickelt ist. Der Saugreflex kann auch länger bestehen bleiben, selbst dann noch, wenn an die Stelle des Stillens oder der Flaschenfütterung die Verwendung eines Schnullers getreten ist.

Einige andere Reflexe von Säuglingen beinhalten im Grunde unbewußte Muster, Grundlagen differenzierter Bewegungen, die dem Erwachsenen ermöglichen, der Schwerkraft standzuhalten. Der *palmare Greifreflex* wird ausgelöst, wenn man mit einem Finger die Innenfläche der Hand des Säuglings berührt, und er ist so kräftig, daß man das Kind daran emporheben kann; allerdings hält er nur sehr kurze Zeit an. Der *Schreitreflex* wird ausgelöst, wenn man den Fuß des Säuglings auf eine glatte Oberfläche setzt. Das Kind streckt dann das Bein und bewegt das andere Bein vorwärts, als würde es gehen. Ähnlich ist es beim sogenannten *Steigreflex*, wenn man einen Säugling in aufrechter Position hält und die Oberseite seines Fußes die Unterseite einer Tischplatte berühren läßt, was zu einer Beugung des Fußes führt und eine Bewegung auslöst, als wollte das Kind auf die Tischoberfläche »steigen«.

Der *Schwimmreflex* tritt auf, wenn man einen Säugling mit dem Gesicht nach unten in Wasser legt. Er führt dann mit Armen und Beinen rudimentäre Schwimmbewegungen aus. Bei Geburten im Wasser wurde sogar beobachtet, daß Säuglinge nach dem Verlassen des Geburtskanals an die Wasseroberfläche schwammen und dann wie andere Säugetierjunge auf dem Bauch ihrer Mutter zu deren Brust krochen. Der *asymmetrische tonische Nackenreflex* tritt auf, wenn ein Säugling auf dem Rücken liegt. Ist sein Hals zu einer Seite hin gedreht, beugt sich der Arm der entgegengesetzten Körperseite, während sich der Arm der Körperseite, auf der er liegt, in Blickrichtung streckt. Dieser Reflex ist die primitive Grundlage für die Entwicklung eines adaptiven (dynamischen) Gleichgewichts. Der *Galantreflex* oder *Rückgratreflex* tritt auf, wenn man einen Säugling mit dem Bauch nach unten hält und mit einem Fingernagel seitlich über seinen Rücken streicht; sein Rücken beugt sich dann zu der berührten Seite hin. Der *Plantar-* oder *Babinskireflex* kann durch leichtes Streichen über eine Fußsohle hervorgerufen werden.

Der Säugling reagiert auf ihn mit dem Anheben (Strecken) der großen Zehe und mit Spreizen der kleineren Zehen.

Der *Moro-Reflex* wird ausgelöst, wenn ein lautes Geräusch ertönt oder wenn jemand einen Säugling plötzlich ruckhaft bewegt. Man kann dies testen, indem man das Kind auf den Rücken legt, es dann an seinen Armen leicht emporhebt und es anschließend wieder losläßt. Es streckt seine Arme dann zuerst kräftig, zieht sie anschließend wieder an und fängt an zu weinen. Der Moro-Reflex ist ein primitiver Vorläufer der Schreckreaktion Erwachsener. Der Unterschied besteht wahrscheinlich zwischen der frühen primitiven Selbstverteidigungshaltung und der funktionaleren Haltung des Erwachsenen, und man könnte darin auch den primitiven Versuch, nach der Mutter zu greifen, sehen. Typische Merkmale des Schreckreflexes beim Erwachsenen sind das Vorstrecken des Kopfes, das Öffnen des Kiefers, die Krümmung der Schultern und das Anziehen der Oberschenkel in Richtung Bauch. Die Haltung des Erwachsenen im Falle des Schreckreflexes dient dazu, die bei einem Angriff besonders gefährdeten Organe zu schützen: die Kehle und den Bauch.

Alle diese ungewöhnlichen Reflexmuster existieren schon zum Zeitpunkt der Geburt, und viele erfüllen eine Funktion, die mit der besonderen Hilflosigkeit des menschlichen Säuglings in der Zeit nach seiner Geburt zusammenhängt. Wie bereits erwähnt, verschwinden diese Reflexe bei normalem Entwicklungsverlauf innerhalb der ersten drei bis vier Lebensmonate, während der zerebrale Kortex allmählich reift. Liegt jedoch bei einem Säugling eine Hirnschädigung oder Entwicklungsstörung vor – eine Zerebralparese, Sauerstoffmangel bei der Geburt, erbliche Anomalie des Nervensystems –, können die primitiven Reflexe permanent bestehen bleiben. In solchen Fällen leidet das heranwachsende Kind mit Sicherheit unter schwerwiegenden neurologischen Problemen, was in Form von Spastizität oder Lähmungen der Gliedmaßen zum Ausdruck kommen kann.

Die primitiven Reflexe verschwinden bei gesunden Kindern im Laufe der vollständigen Ausreifung des Gehirns, weil sie aufgrund der Entwicklung der motorischen Zentren im Gehirn und insbesondere des motorischen Areals im frontalen Kortex nicht mehr benötigt werden. Allerdings können sie im Erwachsenenalter erneut auftreten, wenn eine der oberen motorischen Nervenverbindungen geschädigt wird. Dieses Wiederauftauchen ist ein Beleg dafür, daß die Reflexe die Grundbausteine für die Entwicklung komplexerer kortikaler motorischer Fertigkeiten sind. Übung und unser prozedurales Gedächtnis ermöglichen uns, motorische Fertigkeiten zu entwickeln; werden jedoch höhere Gehirnzentren, die Bewegungen steuern, geschädigt, werden die alten angeborenen Reflexe wieder aktiv. Das Wiederauftauchen der primitiven Reflexe kann viele Ursachen haben, darunter Schlaganfälle, Tumoren, Schädel-Hirn-Traumata, Multiple Sklerose, Infektionen oder Hirnhautentzündungen und degenerative Erkrankungen wie Alzheimer, um nur einige zu nennen. Findet ein Neurologe im Rahmen einer neurologischen Untersuchung bei einem Patienten einige der genannten primitiven Reflexe vor, so deutet dies auf eine Schädigung der höher entwickelten motorischen Nervenpfade des ausgereiften Erwachsenengehirns hin. Wahrscheinlich würde der Neurologe dann diagnostische Tests wie eine Computertomographie oder einen fMRT-Scan durchführen lassen. Sogar die primitivsten Reflexe, die mit der Nahrungsaufnahme zusammenhängen, beispielsweise der Suchreflex und der Schnauzreflex, können bei Erwachsenen mit einer Erkrankung oder Verletzung des Gehirns wieder auftreten, und auch in der Spätphase von Alzheimer werden sie regelmäßig beobachtet. Damit ist klar, daß die primitiven Reflexe nie völlig verschwinden, sondern im Zuge der Weiterentwicklung der motorischen Zentren, von deren Funktionsfähigkeit wir als Erwachsene abhängig sind, nur gehemmt werden.

Auch andere primitive motorische Haltungen können aufgrund von Schädigungen des Zentralen Nervensystems (im Bereich des Gehirns oder des Rückenmarks) später wieder auftreten. Das menschliche Gehirn hat sich auf das Ziel des unabhängigen Gebrauchs der Arme und Beine hin entwickelt, wohingegen bei den meisten anderen Säugetierarten am Gehen oder Laufen alle vier Beine beteiligt sind. Unsere Beine benutzen wir beim Laufen und Stehen häufiger in gestreckter Haltung, und unsere Arme leisten uns die besten Dienste, wenn wir sie abwechselnd beugen und strecken, wobei die Beugung die wichtigste Haltung ist. Deshalb sind für uns als aufrecht gehende Lebewesen die Streckmuskeln der Beine beim Gehen und Laufen am wichtigsten, während wir, was unsere Arme betrifft, insbesondere die Beugemuskeln brauchen, um Objekte zu ergreifen, zu halten und zu bewegen.

Die grundlegende Reflexhaltung kann sich manifestieren, wenn der Teil des Motorkortex, der den Arm und das Bein der anderen Körperseite steuert, geschädigt ist, so wie ein Schlaganfall es bewirken kann. Dabei werden häufig Arm und Bein der nicht geschädigten Körperseite gelähmt, wobei die

Streckermuskeln des Beins und die Beugermuskeln des Arms stärker als ihre Gegenspieler angespannt sind. Die Folge kann sein, daß Schlaganfallpatienten zwar gehen können, ihr geschädigtes Bein jedoch steif in gestreckter Haltung und der entsprechende Arm in der Beugung verharrt. Diese Haltung, *Dekortikationsstarre* genannt, deutet auf Deformationen der Botschaften des Motorkortex, die normale Bewegungen ermöglichen, hin. Weil keine Feinabstimmung der Bewegungen durch den Motorkortex stattfindet, können die primitiven Haltungen aus der Säuglingszeit wieder auftauchen.

Die Entwicklung motorischer Fertigkeiten: Lernen durch Wiederholung

Ich habe sehr ausführlich die primitiven und instinktiven reflexhaften »Fertigkeiten« beschrieben, über die alle Kinder vom Zeitpunkt ihrer Geburt an verfügen. Ihre Ersetzung durch funktionalere Fertigkeiten, wie voll entwickelte Menschen sie brauchen, erfordert nicht nur Zeit, Gelegenheit und Übung, sondern auch die vollständige Reifung der Teile des motorischen Kortex, die für die Entwicklung und Nutzung komplexerer Bewegungsmuster erforderlich sind. Das Tempo der Entwicklung motorischer Fertigkeiten hängt also vom Entwicklungs- und Reifungszustand der Gehirnareale ab, deren Funktionsfähigkeit dafür unverzichtbar ist. Die Reifung der erforderlichen Areale allein ist aber keine Garantie dafür, daß sich diese Fertigkeiten tatsächlich entwickeln. Auch intensive und kontinuierliche Interaktion mit der Umgebung ist dafür unerläßlich. Weil erwachsene Bezugspersonen eine solche Umgebung bieten können, ist ihre ständige Interaktion mit dem Säugling für die Entwicklung motorischer Fertigkeiten entscheidend.

Das Gehirn des Säuglings ist dazu angelegt, die Bewegungsmuster seiner erwachsenen Bezugspersonen automatisch nachzuahmen. Er führt unbewußt seine Fäuste zum Mund und saugt daran. Wenn ein Kinder gelernt hat, ein Objekt zu ergreifen, bewegt es dieses Objekt sofort zum Mund. Wenn es eine Rassel ergreift und das von ihr erzeugte Geräusch hört, lernt es schnell, die Rassel so zu bewegen, daß das Geräusch abermals ertönt – und so geht es auch mit vielen anderen Dingen. Wir können ein durch Versuch und Irrtum immer komplexer werdendes Muster des Erreichens von befriedigenden Resultaten durch Einwirken auf die Umgebung beobachten. Dies führt zur Weiterentwicklung der Behagen fördernden Fähigkeiten. Säuglinge lernen aufgrund von Neugier, Intention, Wiederholung und Belohnung. Das Tempo dieses Prozesses hängt von der Geschwindigkeit der Gehirnreifung ab. Doch entscheidend für den Verlauf dieser Entwicklung ist die Vielfalt der Umgebung, mit der das Kind konfrontiert wird. Der gesamte Prozeß hängt stark von Ausmaß und Komplexität des Kontakts zwischen dem Säugling und seiner primären Bezugsperson ab. Daß neugeborene Tiere so »niedlich« sind, hat einen Grund. Kätzchen und Welpen wirken auf uns alle unwiderstehlich. Das gleiche gilt für neugeborene Babys. Wenn ein Baby über den Sitz eines Flugzeugs schaut und uns anlächelt, ist es uns fast unmöglich, dieses Lächeln nicht zu erwidern. Das Säugetierhirn ist darauf programmiert, sich von neugeborenen Artgenossen in den Bann schlagen zu lassen, und das Äußere eines Säuglings zielt darauf ab, diese Attraktion hervorzurufen. Das Lächeln der Mutter, wenn das Kind Laute hervorbringt, wenn es ein Mobilé über seinem Bettchen anschaut oder wenn es nach einem Objekt greift, ist eine machtvolle konditionierende Belohnung, und Belohnungen sind beim Erlernen von Fertigkeiten sehr wichtig, nicht nur im Säuglingsalter, sondern im ganzen Leben.

Reift das Gehirn des Kindes, nimmt seine Fähigkeit zur Entwicklung komplexerer Fertigkeiten zu. Alle Fertigkeiten werden mit Hilfe der gleichen Faktoren erworben, die schon im Säuglingsalter aktiv waren: Neugier, Intention, Wiederholung und Belohnung. Belohnungssysteme werden im Laufe der Zeit komplexer und basieren dann auf den umfassender werdenden Interessen des heranwachsenden Kindes, auf seinem Bedürfnis nach dem Lob seiner Eltern, auf Anerkennung durch Gleichaltrige usw. Wir können einen zweigliedrigen Prozeß beobachten – zunächst das zu einer allmählichen Verbesserung führende Üben, und dann eine lange Phase weiterer langsamer Verbesserung, nachdem das Üben beendet wurde. Das Gehirn entwickelt auch dann noch weiter Nervenpfade in den motorischen Zentren – wahrscheinlich insbesondere in den Basalganglien und im Kleinhirn –, welche die Fertigkeiten auch ohne Übung verbessern. Das Gehirn konsolidiert die Fertigkeit mit Hilfe der neu entstehenden Pfade durch unbewußte, implizite oder prozedurale Erinnerung.

Der erste Teil dieses Prozesses, die anfängliche Phase der Übung, die zu Verbesserungen führt, findet im Motorkortex statt. Mit Hilfe der Magnetoenzephalographie – die Vorgänge im Gehirn mit Hilfe magnetischer Impulse aufzeichnet – können wir feststellen, daß der Motorkortex wächst und daß seine Neuronen in der anfänglichen intensiven Übungsphase stärker feuern. Schreitet die Konsolidierung der Fertigkeiten fort, übernehmen die Basalganglien die Führung, speichern die prozedurale Erinnerung für diese Fertigkeit, und die Zentren des Motorkortex werden in ihren Ausgangszustand zurückversetzt. Der Lernprozeß erfordert mehr neuronale Aktivität im Motorkortex als die Erhaltung von Fertigkeiten.

Der Prozeß und die Gehirnbereiche, die beim Gehenlernen, bei sportlichen Aktivitäten oder beim Tangotanzen eine Rolle spielen, sind im Grunde die gleichen. Von der frühen Kindheit bis ins Erwachsenenalter sind damit viele psychologische Belohnungen verbunden; doch besonders interessant ist, daß die Stimulation des Vestibularsystems, zu der es zwangsläufig bei allen Bewegungsmustern kommt, eine sehr angenehme und beruhigende Wirkung auf das Gehirn des Säuglings wie auch des Erwachsenen hat. Angenehme Bewegungen fördern die Produktion von Endorphin, eines Neurotransmitters, der Belohnungen produziert. Es gibt Gründe für die Benutzung einer Wiege und anderer Methoden, ein Kind durch Bewegung zu beruhigen. Mit einem stark erregten Kind im Auto zu fahren wirkt sehr zuverlässig beruhigend. Das gleiche Belohnungsphänomen ist bei anderen kunstvollen Arten, sich zu bewegen, die bei Erwachsenen beliebt sind, wirksam. Wir sind dazu geschaffen, uns zu bewegen, und das Gehirn ist dazu angelegt, dies zu belohnen.

Die bedauerliche Kehrseite dieses Phänomens ist bei Erwachsenen, daß die mangelnde Ausführung jener sich wiederholenden komplexen Bewegungen, die wir im Laufe unseres Lebens entwickelt haben, zum Verlust der Synapsen und Nervenverbindungen in den Motorzentren führt, welche die erworbenen Fähigkeiten steuern. Nach wie vor sind wir mit dem alten Problem des *»use it or lose it«* konfrontiert. Als gut belegt kann gelten, daß fortgesetztes Üben, *wobei unsere Füße mit dem Boden in Kontakt bleiben*, im Laufe des Alterungsprozesses nicht nur der Muskelstärke zugute kommt, sondern auch den Gleichgewichtssinn und die Mobilität fördert, die bei differenzierten Bewegungen eine Rolle spielen. Tatsächlich verringert diese Art anhaltender motorischer Aktivität die Gefahr einer Alzheimererkrankung und könnte das Fortschreiten dieser Krankheit verlangsamen.

Die Rolle des motorischen Gedächtnisses: Unbewußte, implizite, prozedurale Erinnerung

Die bewußte Erinnerung, die auch *explizit* oder *deklarativ* genannt wird, bezieht sich auf Worte, Tatsachen und Ereignisse. Zwar nutzen wir die Intention zur Ausführung motorischer Aufgaben, doch deren Qualität hängt in erster Linie von den Fertigkeiten ab, die wir im Laufe der Jahre entwickelt haben. Manche Sporttrainer nutzen bewußtes Visualisieren, um bestimmte Fertigkeiten zu perfektionieren, beispielsweise indem sie ihren Trainees beibringen, »vorauszusehen, wie der heranfliegende Ball auf den Schläger trifft«, eine Methode, die Tenniscoaches bei der Anfängerschulung benutzen. Allerdings sind greifbare Resultate der Anwendung bewußter Techniken zum Erlangen motorischer Fertigkeiten recht beschränkt. Das Geheimnis der Entwicklung subtiler motorischer Fertigkeiten besteht in der Wiederholung und im parallelen Messen des Erfolgs der eigenen Bemühungen. Somit basiert die Qualität einer solchen Fertigkeit letztlich auf dem unbewußten oder impliziten Gedächtnis. Die meisten feinmotorischen Fertigkeiten würden nicht existieren, wenn man die dazu erforderlichen Bewegungsmuster ständig »neu denken« müßte.

Die wichtigste Form impliziter Erinnerung ist die prozedurale Erinnerung, von der bereits in Zusammenhang mit Möglichkeiten, das Erlernen motorischer Prozesse und Fertigkeiten zu fördern, die Rede war. Das prozedurale Gedächtnis entsteht durch Wiederholung eines motorischen Prozesses. Dies ist die wichtigste Art, auf die Säuglinge und kleine Kinder zu stehen, zu gehen, zu laufen und Dinge in ihren Händen zu bewegen, lernen. Vielleicht erinnern Sie sich noch an die Bedeutung des Kleinhirns für die Speicherung prozeduraler Erinnerungen an entwickelte Fertigkeiten. Diese zu erlernen erfordert keine bewußte Absicht, die über die anfängliche physische Anstrengung hinausgeht. Elementare Fertigkeiten wie die des Zähneputzens, des Bindens der Schnürsenkel oder des Rasierens basieren auf dieser Art von Erinnerungsvermögen. Hat man solche Fertigkeiten einmal erlernt, vergißt man sie nie mehr, es sei dann, das Gehirn wird geschädigt. Die kunstvollsten motorischen Aktivitäten hängen stark vom prozeduralen Gedächtnis ab, sie können sich aber in der Anfangszeit ihres Erwerbs auch auf eine bewußte Absicht stützen. Sogar nach langer Nichtnutzung können wir uns an die Grundlagen gründlich erlernter Fertigkeiten wie derjenigen des Fahrradfahrens, des Tanzens oder des Skifahrens ziemlich gut erinnern. Allerdings büßt das Gehirn mit zunehmendem Alter einen Teil seiner Plastizität ein. Je früher wir eine motorische Aufgabe erlernen, um so vollständiger bleibt sie im prozeduralen Gedächtnis gespeichert. Ich selbst habe mit dem Skilaufen erst mit Mitte Zwanzig begonnen, und mir ist sehr bewußt, wie geschickt meine Kinder darin sind, die alle damit im Alter von ca. sechs Jahren anfingen. Selbst wenn sie einige Jahre lang nicht auf den Brettern gestanden haben, überholen sie mich ziemlich schnell, auch wenn ich selbst in der Zwischenzeit ziemlich viel gelaufen bin. Sportler entwickeln entscheidende Fertigkeiten in der Kindheit, und genauso verhält es sich bei Musikern und anderen, deren Können auf hochentwickelten motorischen Fertigkeiten basiert.

Wie das prozedurale Gedächtnis uns zu überleben hilft: Lernen durch klassische Konditionierung

Falls Sie Kinder haben, genießen Sie es wahrscheinlich, die Freude mitzuerleben, die sie so offensichtlich empfinden, während sie heranreifen und motorische Fertigkeiten entwickeln. Menschen werden mit dem Wesensmerkmal der Neugier geboren. Tatsächlich ist dieser Wesenszug mehr oder minder stark bei den meisten Säugetieren zu finden. Sieht man Eichhörnchen oder Hunde spielen, kann man nicht umhin anzunehmen, daß ihnen dieser Akt spielerischer Exploration Freude macht. Die witzige Gestaltung der Spielsachen für Säuglinge und Kleinkinder versucht die Fähigkeit der Kinder zu Neugier, Exploration und Spiel anzusprechen. Das früheste Lächeln und Lachen des Säuglings wird in der Regel durch das Lächeln ihrer Mutter und durch Bilder von farbigen und sich bewegenden Objekten hervorgerufen. Ich bin mir sicher, daß viele Spielzeugfabrikanten mit Verhaltenswissenschaftlern zusammenarbeiten, die sich des Wertes bestimmter dem Design von Spielzeug inhärenter intrinsischer Belohnungen sehr bewußt sind. Alle primären Sinne, mit denen wir uns in Schlüssel 1 beschäftigt haben, sind am Prozeß des Lernens durch Belohnung – und durch Bestrafung – beteiligt. Wir könnten zwar sagen: »Neugier ist der Katze Tod« *(curiosity killed the cat)*, aber mit gleicher Berechtigung können wir auch sagen: »Neugier *rettete* die Katze«. Und dies gilt auch für negative oder strafende sensorische Erlebnisse.

Der Prozeß verläuft also wie folgt: Neugier führt zu exploratorischem Verhalten, exploratorisches Verhalten zu einem sensorischen Erlebnis, und ein positives sensorisches Erlebnis, also eine Belohnung, zu Lern- und Suchverhalten, wohingegen ein negatives sensorisches Erlebnis, also eine Bestrafung, zu Lern- und Vermeidungsverhalten führt. Dies ist eine sehr grobe, verallgemeinernde Beschreibung des Prozesses der *klassischen Konditionierung.* Und die klassische Konditionierung basiert auf dem Erwerb unbewußter prozeduraler Erinnerungen und entsprechendem Lernen.

Der russische Wissenschaftler Iwan Pawlow (1849–1936) erforschte während seines langen Forscherlebens diesen Prozeß unbewußten Lernens bei Tieren, hauptsächlich bei Hunden. Er maß die Reaktionen der Körpersysteme dieser Tiere, insbesondere des Speichelflusses und der Produktion von Magensekreten, auf verschiedene äußere Reize, darunter Geräusche, Elektroschocks und visuelle Bilder. Die hervorgerufenen Reaktionen waren unbewußt und nicht beabsichtigt. Pawlow fand heraus, daß er sowohl durch Belohnung als auch durch Bestrafung unbewußte physische Reaktionen hervorrufen konnte und daß die Verbindung solcher Reaktionen mit einer Belohnung oder Bestrafung schon nach wenigen Expositionen lange Zeit erhalten blieb. Beim bekanntesten unter diesen Experimenten ertönte bei jeder Fütterung des Hundes eine Glocke. Schon nach wenigen Wiederholungen dieser Verknüpfung produzierte der Hund den Speichel schon beim bloßen Ertönen der Glocke. Er hatte »gelernt«, daß zwischen dem Klang der Glocke und der Belohnung in Form von Futter eine Beziehung bestand. Wie zu erwarten, stellte Pawlow fest, daß dieser Lernprozeß viele Nuancen und Schichten umfaßte. So entdeckte er die grundlegende Methode überlebenssichernden Lernens vieler Arten.

Fast jede sensorische Wahrnehmung – Geruch, Anblick, Geschmack, Geräusch/Klang, Berührung, Schmerzempfindung, Temperaturempfindung sowie visuelle Größe, Form und Textur – kann mit einem Ereignis im Leben verbunden oder auf dieses hin konditioniert werden und wird dann zu einem so genannten *konditionierten Reiz* (CS). Ich habe schon erwähnt, daß ein konditionierter Reiz positiv sein und belohnend wirken oder negativ sein und strafend wirken kann. In jedem Fall lernen wir durch diesen Prozeß unbewußt, im Alltagsleben bestimmte Dinge zu suchen und andere zu meiden – was für die tägliche Überlebenssicherung sehr wichtig ist. Konditionierte Reize sind immer mit derartigen überlebenswichtigen Implikationen verbunden. Oft hängt das konditionierende Ereignis mit einem negativen sensorischen Erlebnis zusammen, das implizit auf eine Gefahr hinweist. Hat sich beispielsweise jemand durch das Essen von Fisch eine Lebensmittelvergiftung zugezogen, wird es dem Betreffenden danach wahrscheinlich beim Anblick eines Fischgerichts jedesmal übel, und er vermeidet den Verzehr von Fisch sein ganzes weiteres Leben lang. Und bei jemandem, der einmal in einem Aufzug war, der plötzlich stehenblieb, kann eine dauerhafte konditionierte Angst in geschlossenen Räumen oder Klaustrophobie entstehen. Doch auch positive überlebenssichernde Fertigkeiten werden mittels Belohungen konditioniert. Pawlows Hunde lernten, den Klang der Glocke zu schätzen, weil dieser für sie mit Futter assoziiert war. Und wenn Eltern »gutes« Verhalten ihrer Kinder durch Lob belohnen, ist auch das im Grunde eine Konditionierung durch Belohnung.

Konditionierungen dieser Art hängen auch von der Konsolidierung von Verhalten durch Wiederholung oder *Verstärkung* ab. Ohne ein gewisses Maß an Wiederholung kann die erlernte Reaktion schnell wieder verblassen oder sogar völlig verschwinden. Pawlows Hunde hörten auf, beim Ertönen der Glocke Speichel zu produzieren, wenn diese einige Male ertönt war, ohne daß sie daraufhin Futter bekommen hatten. Dieser Vorgang wird *Extinktion* oder *Löschung* genannt. Allerdings stellte Pawlow viele Jahre später fest, daß der Speichelfluß auch dann, wenn nach der Löschung eine längere Zeitspanne vergangen war, beim erneuten Ertönen einer Glocke durch nur wenige Versuche reaktiviert werden konnte. Man »vergißt« eine irgendwann einmal konditionierte Reaktion also nie völlig.

Eine Löschung gelingt mit wesentlich geringerer Wahrscheinlichkeit, wenn der konditionierte Reiz negativ ist oder eine Lebensgefahr beinhaltet. Beutetiere müssen Anzeichen für eine Gefahr – für die Gegenwart eines Raubtiers – aufgrund eines einzigen Erlebnisses erlernen, um ihr Überleben zu sichern. Pawlow beobachtete die Entstehung einer *experimentellen Neurose* bei seinen Hunden, wenn er sie wiederholt negativen Reizen aussetzte, beispielsweise Schocks oder Schmerzen, um sie darauf zu trainieren, den betreffenden Reiz zu meiden. Weil seine Hunde die meiste Zeit in Käfigen verbrachten, waren sie naturgemäß hilflose Teilnehmer der Experimente. Durch die Kombination von Schmerz oder Lebensgefahr angesichts eigener Hilflosigkeit werden die Bedingungen reproduziert, die das hervorrufen, was wir Trauma nennen, und Pawlows Hunde zeigten tatsächlich einen Großteil des Verhaltens, das wir mit einer Posttraumatischen Belastungsstörung (PTBS) in Verbindung bringen. Mit dem Zusammenwirken von Gehirn und Körper bei Traumata werden wir uns in den Schlüsseln 6 und 7 ausführlicher beschäftigen.

Allein die Tatsache, daß wir als in wohlorganisierten, stabilen Gemeinschaftsstrukturen lebende Menschen ein relativ behütetes Leben führen, bedeutet keineswegs, daß klassische Konditionierung nicht auch in unserem Leben täglich eine Rolle spielt. Die Bewohner vieler Länder der Dritten Welt sind ständig mit sehr konkreten Gefahren konfrontiert, die oft von ihren Mitbürgern ausgehen. Extreme Armut, endemische Krankheiten, kulturspezifische Gewalt, zivile Konflikte und kriegerische Auseinandersetzungen machen zur Sicherung des eigenen Überlebens die rasche Entwicklung von Defensivverhalten durch konditioniertes Lernen erforderlich. Zwar sind gut organisierte westliche Kulturen und Gesellschaften mit solchen Gefahren nicht täglich konfrontiert, doch erleben auch ihre Mitglieder oft Situationen, in denen Prozesse klassischer Konditionierung eine wichtige Rolle spielen.

Wenn wir dies bedenken, wird uns allmählich klar werden, daß viele unserer alltäglichen Erlebnisse und Verhaltensweisen auf dieser Art von unbewußtem Lernen basieren. In der gesamten Werbung wird mit Hilfe von hinterhältigen Methoden versucht, unseren Geist darauf zu konditionieren, bestimmte Dinge unbedingt haben zu wollen, ganz gleich, ob es sich um bestimmte Nahrungsmittel und Getränke, Kleidungsstücke, elektronische Geräte, Autos, Kosmetika oder was auch immer handelt. Belohnungssysteme, die ansprechende visuelle Bilder, verführerische Klänge, Worte und andere Arten des Ausdrucks sowie anregende Musik instrumentalisieren, sollen die Lustzentren im Gehirn aktivieren und das beworbene Produkt in unserem Geist mit einem positiven Erlebnis assoziieren. Häufig spielt dabei Humor, eine weitere starke Belohnung, eine wichtige Rolle. In Werbespots wird auch mit Bildsequenzen gearbeitet, die so schnell wechseln, daß unser verbales Gehirn sie nicht verarbeiten kann, unser visuelles Gedächtnis sie aber trotzdem speichert, wobei die sogenannte subliminale (unterschwellige) Wahrnehmung eine wichtige Rolle spielt. Wenn wir etwas bewußt lernen wollen, nutzen wir unser verbales Arbeitsgedächtnis. Doch oft stellen wir fest, daß wir uns nach etwas sehnen, ohne daß wir diesem Hunger einen verbalen Sinn zuordnen könnten – was auf eine Konditionierung durch subliminale visuelle Belohnungen hindeutet.

Ich habe in der Vergangenheit die These vertreten, daß Traumata innerhalb von Top-down-Organisationen in komplexen urbanisierten Zivilisationen unvermeidbar seien. Aufgrund der pyramidenförmigen Struktur der Hackordnung in solchen Organisationen ist es für diejenigen am unteren Ende der Hierarchie unmöglich, ihr Leben nach ihren eigenen Vorstellungen zu gestalten, weshalb sie das Gefühl der Hilflosigkeit entwickeln. Wir leben in einer Art von kulturellem Käfig, in einer Situation, die der von Pawlows Hunden verblüffend ähnelt, und wenn wir mit einer Gefahr konfrontiert sind, neigen wir zum Erstarren und werden leicht traumatisiert. Solche Traumata nenne ich »kleine Traumata«. Die meisten von uns haben in ihrem Leben einige Traumata erlebt, und wahrscheinlich trifft das auch bei den meisten Lesern dieses Buches zu. Die visuellen Unterhaltungsmedien haben entdeckt, daß sich ihr Publikum von bildlichen Darstellungen von Gewalt stark angezogen fühlt. Menschen, die in ihrem Leben ein Trauma erlebt haben, neigen dazu, *Endorphine*, einen betäubenden, schmerzlindernden Stoff, zu produzieren, wenn sie mit visuellen Darstellungen von Gewalt oder beängstigenden Vorgängen konfrontiert werden. Gelingt es uns, den durch eine Verletzung verursachten Schmerz zu unterdrücken, haben wir größere Chancen, eine erfolgreiche Kampf-/Fluchtreaktion ungehindert zu verfolgen. So ekelhaft solche visuellen Bilder auch sein mögen, wir erleben die betäubende Wirkung der Endorphine und manchmal sogar ein Hochgefühl, das als Belohnung fungiert und zuweilen lange anhält. Wir werden buchstäblich darauf konditioniert, uns nach beängstigenden Bildern zu sehnen, um eine paradoxe Beruhigung zu erleben. Es ist kaum überraschend, daß es in den beliebtesten Fernsehshows, Filmen und Computerspielen um Verbrechen, Kriege oder medizinische Notfälle geht, wobei die Darstellungen entsetzlicher Geschehnisse immer grauenhafter werden. Dieses soziale Phänomen könnte als Beispiel für den schädigenden Gebrauch klassischer Konditionierung herangezogen werden.

Zum Abschluß

Beim Menschen hat die Gehirnentwicklung ihren höchsten und komplexesten Ausdruck erreicht. Wie bei einigen anderen Arten (Primaten, Katzen, Hunden, Beuteltieren, Nagetieren und in Bäumen nistenden Vögeln) sind auch beim Menschen neugeborene Säuglinge ziemlich hilflos und verfügen nur über reflexhafte, nicht besonders funktionale Bewegungsmuster. Diese Muster basieren auf instinktgesteuerten Reflexen, die im Hirnstamm und in anderen älteren Teilen des Säugetierhirns beheimatet sind, ähnlich wie bei allen anderen Säugetieren. Zwar sind diese Muster rudimentär und nicht besonders funktional, doch handelt es sich um die Grundbausteine für die Entwicklung und Feinabstimmung koordinierter Bewegungsmuster durch den Motorkortex. Diese komplexen Muster, die für unsere einzigartigen menschlichen Fertigkeiten charakteristisch sind, entwickeln wir teilweise mit Hilfe von Systemen bewußten Erinnerns und Intendierens, aber letztlich durch Wiederholung und mit Hilfe des unbewußten prozeduralen Gedächtnisses. Zwar werden wir nie so schnell wie ein Gepard, so agil wie ein in Bäumen lebender Affe oder so stark wie ein Löwe, aber in Bereichen wie Sport und Musik können wir Leistungen erzielen, die über entsprechende Fähigkeiten aller anderen Spezies weit hinausreichen.

Auch hinsichtlich der Emotionen, der Affiliation und des Überlebens hat der Mensch eine sehr ähnliche Gehirnstruktur wie andere Säugetiere. Wie sie nutzen wir das limbische System, um Gefahren einzuschätzen und angemessen darauf zu reagieren. Wir nutzen die gleichen Systeme des prozeduralen Gedächtnisses, um uns Wissen und Fertigkeiten anzueignen, die für die Überlebenssicherung wichtig sind. Doch irgendwann im Laufe der Evolution haben wir ein System sozialer Organisation entwickelt, das die Effektivität permanenten gesunden Lernens durch alltägliches Erleben und Konditionierung geschwächt hat. In den folgenden Schlüsseln werden wir sehen, wie sich dies auf das gesunde Autonome Nervensystem, das emotionale Gehirn und den Körper selbst auswirkt.

TEIL II

Wie unser »unbewußtes« Gehirn den Laden schmeißt

SCHLÜSSEL 3

Das Autonome Nervensystem

Das Autonome Nervensystem (ANS) steuert viele unbewußte Prozesse, die den Körper funktionsfähig machen. Man kann sich dieses System wie eine Art physiologischer Wippe vorstellen. Wird diese auf der einen Seite beschwert, gelangt der Körper in einen mobilen, *sympathischen* Zustand, in dem er auf eine Bedrohung reagieren oder ein Beutetier verfolgen kann. Wird die andere Seite der Wippe stärker belastet, wechselt der Körper in einen *parasympathischen* Zustand, für den Immobilität charakteristisch ist und in dem er Energie speichert. Der Wechsel zwischen sympathischer und parasympathischer Dominanz begleitet den gesamten Tag-Nacht-Zyklus, wobei die Wechsel den alternierenden Bedürfnissen von Körper und Gehirn folgen.

Das Sympathische Nervensystem bereitet den Körper auf physische Aktivität und großen Energiebedarf vor. Es weitet die Bronchiolen in der Lunge, damit sie mehr Sauerstoff aufnehmen können, und die Blutgefäße in den Skelettmuskeln und im Herzen, um den Blutfluß zu diesen Organen zu verstärken. Außerdem wird die Kontraktion im Herzen und in den Skelettmuskeln verstärkt. Um die Sehfähigkeit zu optimieren, werden die Pupillen erweitert, Herzfrequenz und Blutdruck werden erhöht, um eine möglichst gute Durchblutung zu gewährleisten, und Frequenz und Tiefe der Atmung werden gesteigert, um mehr Sauerstoff verfügbar zu machen. Gleichzeitig wird die Muskelkontraktion im Bauchraum und die Zufuhr von Blut in diesen Bereich verringert. All dies soll den Energievorrat für die Verteidigung, wenn es sich um ein Beutetier handelt, oder, im Falle eines Raubtiers, für den Angriff optimieren. Diesem Zweck entsprechend wird das Blut vom

Bauchraum und von der Haut zum Herzen und zu den Skelettmuskeln umgelenkt, wo es benötigt wird.

Das Parasympathische Nervensystem bereitet den Körper auf den Ruhezustand, die vermehrte Ansammlung und die Speicherung von Energie vor. Der Blutfluß und die Kontraktion der Herz- und Skelettmuskeln wird eingeschränkt, und diese Muskeln entspannen sich. Das Blut fließt verstärkt in den Magen-Darm-Trakt, die Sektretion der Drüsen nimmt zu, und der Bauchraum kontrahiert, um Nahrung und Nährstoffe der Absorption zuzutreiben. Das Parasympathische Nervensystem unterstützt die Verdauung, die Speicherung von Nährstoffen zur Deckung des Energiebedarfs und den sexuellen Appetit.

Die Kampf-/Fluchtreaktion: Energieverbrauch und Überleben

Die Kampf-/Fluchtreaktion dient ausschließlich der Sicherung des unmittelbaren Überlebens, manchmal auf Kosten der langfristigen Gesundheit. Sie wird durch Botschaften aktiviert, die von der Orientierungsreaktion sowie von den frühen Warnbotschaften abgeleitet werden, die über die Sinnesorgane des Kopfes und Halses eintreffen (siehe Schlüssel 1). Vielleicht erinnern Sie sich noch, daß der Geruchssinn für Landsäugetiere, die hauptsächlich als Beutetiere fungieren, das sensibelste und wichtigste sensorische System ist. In potentiellen Gefahrensituationen werden die im Bereich des Kopfs liegenden Organe für die Registrierung von Empfindungen mittels Kopf- und Halsbewegungen von Seite zu Seite, wie sie für die Orientierungsreaktion charakteristisch sind, auf die bedrohliche Botschaft eingestimmt. Dieses Konglomerat von sensorischen Wahrnehmungen, instinktiven Körperbewegungen und Aktivitäten des Sympathischen Nervensystems initiiert die Kampf-/Fluchtreaktion, um angesichts einer Bedrohung das Überleben zu sichern oder um ein Beutetier zu fangen und den eigenen Hunger zu stillen.

Der größte Teil des gehirneigenen Alarmsystems befindet sich im rechtsseitigen limbischen System. Botschaften, die auf eine Bedrohung oder Gefahr hinweisen, werden von den Sinnesorganen des Kopfes und Halses registriert und über das Vermittlungszentrum Thalamus zur rechtsseitigen *Amygdala* geschickt, dem Alarmzentrum des limbischen Systems bzw. emotionalen

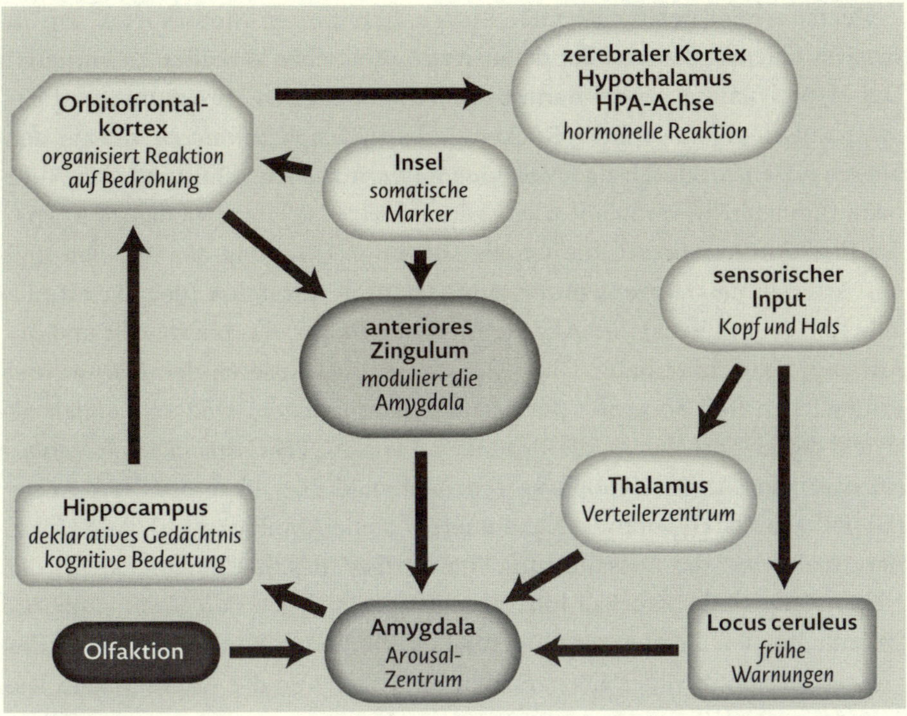

Abbildung 3.1 Das limbische Gehirn

Gehirns (siehe Abb. 3.1). Die Amygdala sendet anschließend Gefahrensignale zum *Hippocampus*, einem in der Nähe liegenden Gedächtniszentrum, von wo die Botschaften zum *Orbitofrontalkortex* (OFK) weitergeleitet werden, dem wichtigsten Zentrum für die Steuerung des limbischen Systems/emotionalen Gehirns und des ANS. Der OFK wird in dieser Funktion von einem anderen limbischen Zentrum unterstützt, dem *anterioren Zingulum (anterioren zingulären Kortex)*, sowie vom *Hippocampus*, die beide an der Steuerung der Amygdala beteiligt sind, solange keine signifikante Gefahr besteht. Dieses Servosystem für positives und negatives Feedback ist ein fester Bestandteil der Gehirnfunktion. Der OFK beurteilt, wie ernst eine Bedrohung zu nehmen ist, und aufgrund dieser Einschätzung schwächt er das Kampf-/Fluchtverhalten ab oder verhindert dessen weitere Aufrechterhaltung, falls die von der Amygdala ausgesandte Botschaft unbedeutend ist. Ist sie jedoch ernst zu nehmen, aktiviert der OFK die Reaktion des Sympathischen Nervensystems auf die Bedrohung.

Zuerst sendet der rechte OFK Botschaften an den Motorkortex, um intensives Fluchtverhalten oder defensives motorisches Verhalten zu initiieren. Der Hypothalamus sendet dann Botschaften über den Hirnstamm und das sympathische Netzwerk des Rückenmarks zu den *Nebennieren*, die auf den Nieren sitzen, wodurch das *Nebennierenmark* zur Ausschüttung von Adrenalin (Epinephrin) veranlaßt wird. Adrenalin ist das Hormon, das im Körper die Reaktion hervorruft, die ich als Dilatation (Weitung der Pupillen und der Arterien des Herzens und der Muskeln), Kontraktion (der Skelettmuskeln und des Herzens) und Akzeleration (des Pulses, des Blutdrucks und der Atmung) bezeichnet habe. Diese Reaktionen mobilisieren den Körper und ermöglichen ihm so große physische Anstrengungen. Und schließlich aktiviert der Hypothalamus die Produktion von ACTH *(adrenokortikotrophes Hormon)* durch die Hypophyse (Hirnanhangdrüse) über die HPA-Achse (Hypothalamus-Hypophyse-Nebenniere – siehe Abbildung 3.2). ACTH wiederum aktiviert die Ausschüttung von *Kortisol*, des Streßhormons, aus der Nebennierenrinde. Kortisol hilft dem Körper, sich auf den Streß einer länger anhaltenden Gefahr vorzubereiten. Es erhöht den Blutzuckerspiegel, das Flüssigkeitsvolumen des Körpers, den Blutdruck und die Wachsamkeit. Die Adrenalin- und Kortisolausschüttung der Nebennieren bereitet das Säugetier auf Flucht, Selbstverteidigung oder beides vor.

Verläuft die Kampf-/Fluchtreaktion erfolgreich, läßt die Adrenalin- und Kortisolausschüttung nach und ermöglicht so dem endokrinen System und dem ANS, in den Ruhezustand oder den Zustand der Homöostase zurückzukehren. Bleibt jedoch eine Gefahrenwahrnehmung bestehen, erhält der Hypothalamus in der Nebennierenrinde weiter eine leicht verstärkte Kortisolproduktion aufrecht, was die Flüssigkeitsretention anhalten läßt, Blutdruck und Blutzuckerspiegel auf erhöhtem Niveau hält und die Vigilanz perpetuiert. Alle diese Prozesse helfen dem Körper, sich an eine anhaltende Gefahr von geringer Intensität anzupassen. Längerfristige Kortisoleinwirkung beeinflußt außerdem den Blutdruck ungünstig, der dauerhaft erhöht wird, verstärkt die Speicherung von Körperfett, führt weiterhin zu Cholesterolablagerungen in den Arterien, erhöht den Blutzuckerspiegel, zehrt an den Skelettmuskeln, fördert die Entstehung von Akne und unterdrückt die Aktivität des Immunsystems. Dieser Zustand von chronischem Streß kann Fettleibigkeit, Diabetes, Erkrankungen der Herzarterien und Bluthochdruck fördern, die alle streßbedingte Krankheiten sind. Hält die Gefahr oder auch nur die Gefahren-

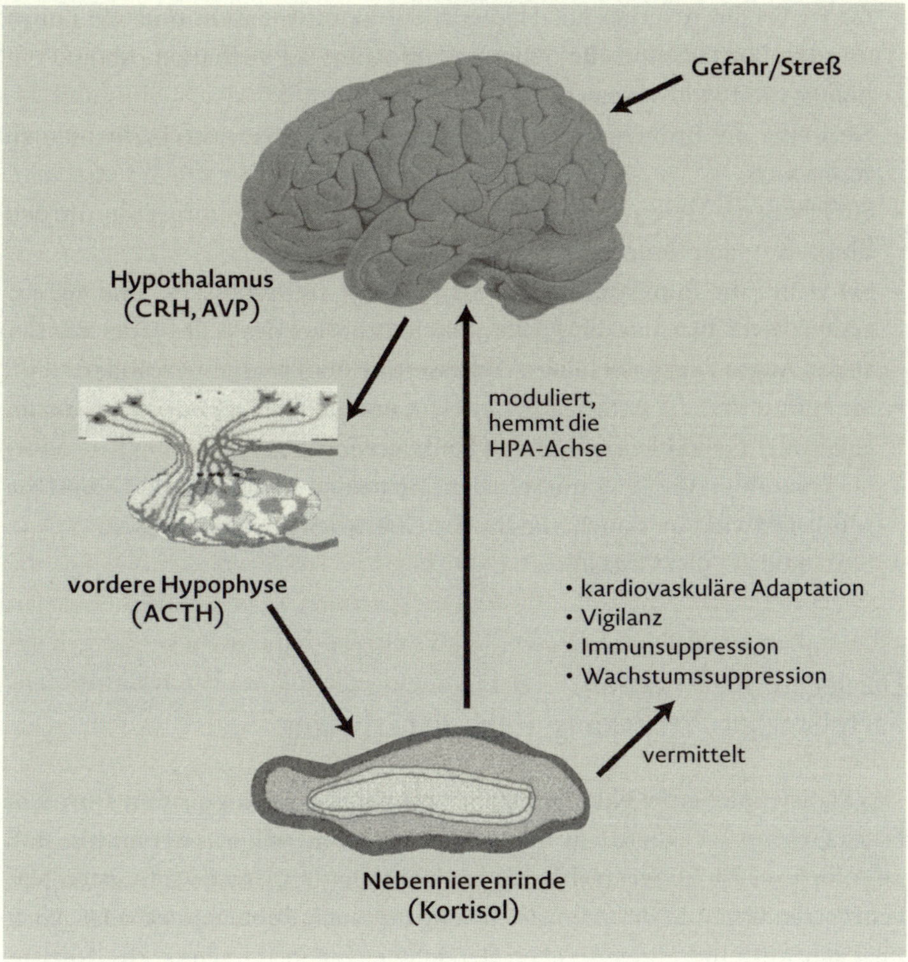

Abbildung 3.2 Die HPA-Achse

wahrnehmung an, können Körpersysteme ihre Funktionsfähigkeit teilweise oder ganz einbüßen. Viele der Patienten, die ich wegen Schleudertraumata behandelt habe, nahmen in den ersten Monaten nach dem Unfall stark zu, entwickelten Akne, ihr Haarwuchs im Gesicht wurde stärker, oder sie wiesen Anzeichen einer Maskulinisierung auf, alles Hinweise auf einen frühen und anhaltenden Anstieg des Kortisolspiegels. Die negativen Auswirkungen von Streß/Kortisol auf den Körper werden in Schlüssel 7 ausführlicher behandelt.

Zusammenfassend können wir festhalten, daß die Kampf-/Fluchtreaktion des Sympathischen Nervensystems mehrere Funktionen erfüllt:

- Sie weitet die Arterien des Herzens, der Skelettmuskeln und der Lunge, um den Blutfluß und die Sauerstoffaufnahme zu verstärken und so ein höheres Aktivitätsniveau zu ermöglichen.
- Sie weitet die Bronchiolen in der Lunge, um die Sauerstoffaufnahme zu verbessern.
- Sie erhöht die Herzfrequenz und die Kontraktilität der Blutgefäße, um den Blutfluß zu den Skelettmuskeln zu verstärken.
- Sie weitet die Pupillen, um die Sehfähigkeit zu verbessern, und sie entspannt den Ciliarmuskel (Akkomodationsmuskel des Auges), der die Linse des Auges zugunsten einer Verbesserung der Fernsicht verändert.
- Sie kontrahiert die Arterien in der Haut und in den Bauchorganen, die im Falle einer Gefahr keine wichtige Funktion erfüllen.
- Sie kontrahiert die Ringmuskeln der Därme und der Blase und hemmt die Muskelaktivität im Bauch, die für das Überleben nicht wichtig ist.
- Sie stimuliert den Orgasmus.

Die vegetative Reaktion: Fortpflanzung, Verdauung, Ruhe und Erholung

Das Parasympathische Nervensystem ist weniger komplex als sein sympathisches Gegenstück; allerdings deuten neuere Informationen darauf hin, daß es komplexer ist, als wir bisher angenommen hatten. Seine wichtigsten Nervenzentren liegen in der *Medulla oblongata* (auch *Reptilienhirn* oder *Nachhirn* genannt) und in den tiefsten Bereichen des Rückenmarks. Die Nervenzentren, die parasympathische Funktionen erfüllen, befinden sich im oberen (dorsalen) Teil der Medulla, dem *dorsalen Nucleus des Vagusnervs* (für die motorische Funktion) und dem *Nucleus tractus solitarii* (für die sensorische Funktion). Der dorsale Kern des Vagusnervs sendet motorische Botschaften an die inneren Organe – das Herz, die Lunge, die Bronchien, die Speiseröhre, den Magen, die Leber, die Nieren, den Dünn- und Dickdarm, die Blase und die Sexualorgane. Diese Organe steuern die Verdauung, die Drüsensekretion, die Herz- und Lungenfunktion, die Ausscheidung von Abfallstoffen und die Sexualfunktion.

Die kardialen Funktionen des dorsalen Vaguskerns sind recht primitiv. Sie sind bei den Reptilien entstanden und erfüllten bei ihnen die Aufgabe, relativ simple, das Herz betreffende Bedürfnisse zu erfüllen. Diese vagusgesteuerten motorischen Einflüsse verlangsamen die Herzfrequenz, wodurch der Stoffwechsel so verlangsamt wurde, daß das Reptil lange Zeit mit sehr wenig Energie auskam und kaum Sauerstoff verbrauchte. Ohnehin verbrauchen Reptilien sehr wenig Energie. Bei Streß oder in Ruhezeiten kann der dorsale Vaguskern die Herzfrequenz auf wenige Schläge pro Minute senken. Dies ermöglicht beispielsweise Fröschen, unter dem Uferschlamm eines Bachs oder Sees Wochen oder Monate zu überwintern, ohne neuen Sauerstoff zu brauchen, wobei ihr Herz nur einige Male in der Minute schlägt. Und Reptilien ermöglicht diese Fähigkeit, lange unter Wasser zu bleiben, um einem Raubtier zu entkommen oder um selbst ein Beutetier zu verfolgen, ohne atmen zu müssen. Die weniger positive Kehrseite dieser Fähigkeit ist, daß Reptilien nicht über längere Zeit Aktivitäten ausführen können, die den Stoffwechsel stark beanspruchen. Wie beispielsweise Krokodile liegen sie gewöhnlich lange reglos da, warten auf ein Beutetier und greifen dieses dann plötzlich an. Sie sind grundsätzlich nicht in der Lage, Ziele über längere Zeit zu verfolgen.

Sensorische Botschaften aus den inneren Organen reisen über den *Tractus solitarius* zurück zur Medulla. Kürzlich wurden Verbindungen zwischen dem *Nucleus solitarius* und dem emotionalen (limbischen) Gehirn entdeckt. Die Existenz dieser Beziehung deutet darauf hin, daß die inneren Organe des Bauches Funktionen erfüllen, die mit der Konsolidierung von Erinnerungen und mit Emotionen zusammenhängen, was die Grundlage dessen sein könnte, was wir »Bauchgefühle« nennen. Die Tatsache, daß sehr spezifische Empfindungen oder »Gefühle«, die aus den Viszera hervorgehen, zu bestimmten emotionalen Zuständen in einer ganz bestimmten Korrelation stehen, stützen dieses Konzept. Nennen wir Emotionen denn nicht »Gefühle«? Und wenn man es sich einmal genauer überlegt: Scheinen diese physischen Empfindungen denn nicht aus der Kehle, vom Hals, vom Brustkorb oder vom Bauch auszugehen? In Schlüssel 4 werden wir uns gründlicher mit dieser Beziehung beschäftigen.

Außerdem befinden sich in den Darmwänden Cluster von Nervenzellen, die eindeutig unabhängig vom Vagusnerv agieren. Diese Nervenzentren im Bauch nutzen die gleichen chemischen Botenstoffe oder *Neurotransmitter* wie das Gehirn. Einige Forscher gehen von der Existenz eines eigenständigen »Darmgehirns« aus, dessen Funktion bis heute nicht völlig geklärt ist. In manchen Fällen wurde dieses hypothetische Gebilde sogar »zweites Gehirn«

genannt. Mit dem »Gehirn im Bauch« werden wir uns in Schlüssel 4 ebenfalls ausführlicher beschäftigen.

Wir können zusammenfassen, daß die vegetative Reaktion des PNS verschiedene voneinander unabhängige Funktionen erfüllt:

- Kontraktion der Bronchien in der Lunge, Verstärkung der Drüsensekretion
- Verlangsamung der Herzfrequenz, Abstimmung der Herzfrequenz auf die Atemzyklen
- Kontraktion der Pupillen, Kontraktion des Ciliarmuskels der Linse des Auges und Fokussierung für die Nahsicht
- Weitung der Blutgefäße in den Därmen zwecks Nährstoffaufnahme
- Stimulation von Darmkontraktionen sowie Anregung des Speichelflusses und von Verdauungssekret zwecks Förderung der Verdauung
- Stimulation der Kontraktion des Dickdarms zwecks Ausscheidung fester Abfallstoffe
- Stimulation der Blasenkontraktion zwecks Ausscheidung flüssiger Abfallstoffe
- Stimulation sexueller Erregung und der Erektion der Sexualorgane mit dem Ziel der Arterhaltung.

Die Erstarrungsreaktion: Das letzte Aufgebot der Überlebenssicherung

Die Erstarrungsreaktion, die im Gehirn fest verdrahtet ist, tritt auf, wenn Menschen angesichts einer Gefahr einen Zustand der Hilflosigkeit erleben. Sie wird als letzte Möglichkeit der Überlebenssicherung eingesetzt. Leser, die einmal an einem Biologiekurs teilgenommen haben, erinnern sich vielleicht noch daran, daß sie dort gelernt haben, einen Frosch zu »hypnotisieren«, indem sie ihn auf den Rücken legten und ihm über den Bauch strichen. Diese einfache Handlung »lähmte« das unglückliche Reptil, was es ermöglichte, es zu untersuchen, ohne daß man fürchten mußte, es werde fliehen. Tatsächlich handelt es sich natürlich nicht um Hypnose, sondern der Frosch war in den physiologischen Zustand versetzt worden, den wir Erstarrungsreaktion oder Immobilisierungsreaktion nennen. Diese instinktive physiologische

Reaktion gibt es bei allen Arten, bei Reptilien ebenso wie bei Säugetieren, und sie scheint klare Überlebensvorteile zu haben. Weil das so erstarrte bzw. gelähmte Lebewesen offenbar schmerzunempfindlich ist, haben einige die Auffassung vertreten, das Erstarren sei ein Geschenk der Evolution. Die Reaktion hat allerdings auch gewisse Implikationen für das Überleben.

Bei Säugetierarten, die in freier Natur leben, greifen die Raubtiere ihre Beute nicht nur an, um ihren Hunger zu stillen, sondern auch weil bestimmte Bewegungen der Beutetiere bei ihnen den Angriffs- oder Verfolgungstrieb aktivieren. Gelingt die Verfolgung, und das Beutetier wird auf den Boden geworfen und erstarrt, verliert das Raubtier, wenn es gerade satt ist, oft das Interesse und läßt das Beutetier dann manchmal am Leben. Außerdem jagen und erlegen weibliche Raubtiere oft Beutetiere, um ihre Jungen zu füttern. Und wenn sich ein Beutetier dann durch Erstarren tot stellt, kommt es vor, daß die Mutter sich entfernt, um ihre Jungen zu holen, woraufhin sich das Beutetier manchmal aus seiner Erstarrung löst und flieht.

Wir wissen heute, daß sowohl Flucht- als auch Erstarrungsverhalten mit der Ausschüttung großer Mengen von Endorphin verbunden ist, einem gehirneigenen Stoff, der Schmerzen lindert. Würde das Tier während seiner Flucht verletzt, würde diese Neutralisierung der Schmerzempfindung sein Bedürfnis, sich zu bewegen, hemmen und dadurch seine Überlebenschancen deutlich erhöhen. Wie bereits früher erwähnt, werden Endorphine auch während des Arousalzustandes, der die Fluchtreaktion auslöst, in großen Mengen ausgeschüttet. Es wurde festgestellt, daß bei verwundeten Soldaten noch Stunden nach ihrer Verletzung die Schmerzschwelle erhöht ist. Die Schmerzunempfindlichkeit könnte auch einem Beutetier ermöglichen, trotz seiner Verletzung weiter zu kämpfen oder zu fliehen.

Säugetierarten konnten hauptsächlich wegen ihrer Fähigkeit, sich in hohen Geschwindigkeiten zu bewegen, und wegen ihrer Agilität überleben. Die Verfolgung eines Beutetiers und die Flucht vor Raubtieren erfordern eine wesentlich bessere Verbrennung von Kalorien und Verwertung von Energie, aus dies Reptilien möglich ist. Außerdem ist dazu ein kardiovaskuläres System erforderlich, das deutlich größere Mengen Blut zum Herzen und in die Skelettmuskeln pumpen kann, um die darin gespeicherte Energie zu nutzen. Deshalb verfügen Säugetiere über ein komplexes System, das extrem hohe Herzfrequenzen produzieren und tolerieren kann. Doch jeder evolutionäre Vorteil hat auch seine weniger günstige Kehrseite. Bei den Säugetieren ist dies die weitgehende Intoleranz gegenüber sehr niedrigen Herzfrequenzen und entsprechend niedrigem Blutdruck. Und die Erstarrungsreaktion von Säugetieren ist ebenso wie die von Reptilien mit einem deutlichen Sinken der Herzfrequenz und des Blutdrucks verbunden. Säugetiere können diesen Zustand nur sehr schlecht ertragen. Deshalb ist die Erstarrungsreaktion für sie im Grunde gefährlich.

Über die Erstarrungsreaktion bei Säugetieren wurden viele relativ simple Studien durchgeführt, die meisten mit Nagetieren und insbesondere Ratten. Diese Studien zeigen, daß bei wild lebenden Ratten sehr häufig der plötzliche Tod eintritt, wenn sie durch die behandschuhte Hand eines Forschers in die Erstarrungsreaktion versetzt werden, insbesondere bei zusätzlicher Stutzung der Tasthaare. Bei Ratten sind die Tasthaare sehr wichtig für die Übermittlung sensorischer Informationen, und das Fehlen dieser Haare verstärkt bei ihnen den Zustand der Hilflosigkeit. Bei Autopsien von im Zustand der Erstarrung gestorbenen Ratten wurde regelmäßig festgestellt, daß sich ihr Herz im Augenblick des Todes in einem erweiterten, entspannten Zustand befand, was charakteristisch für den dorsal-vagalen parasympathischen Erstarrungszustand ist.

Walter Cannon, ein Physiologe des frühen 19. Jahrhunderts, war fasziniert von der Idee des »Voodoo«-Todes bei Mitgliedern von Eingeborenenstämmen. Er berichtete, wenn der Schamane oder »Zauberdoktor« mit einem heiligen Knochen auf ein Stammesmitglied gedeutet habe, das ein Tabu dieser Gemeinschaft gebrochen hatte, so sei die betreffende Person fortan von den übrigen Stammesmitgliedern gemieden worden. Solche Stämme gedeihen in einem Zustand der Einstimmung und Verbundenheit ihrer Mitglieder. Diese Verbundenheit, der Zusammenhalt und die Verpflichtung auf ein gemeinsames Ziel – die Sicherung des Überlebens der Gruppe in einer relativ feindseligen Umgebung – sind für die Erhaltung des Stammeswohls unverzichtbar. Naturvölkerstämme brauchen gewöhnlich strikte und klar definierte Verhaltensstandards, um ihr Überleben sichern zu können, und Verstöße gegen solche Regeln sind »tabu«. Wegen eines Tabubruchs verbannt oder gemieden zu werden ist nichts anderes als die Verhängung der Todesstrafe.

Deshalb zog sich das Stammesmitglied, auf das der Medizinmann mit dem geweihten Knochen gedeutet hatte, oft in seine Hütte zurück, sammelte sich, verfiel in einen Zustand der Benommenheit und starb schließlich den

»Voodoo«-Tod. Diese Art der Meidung durch die Gemeinschaft kann eine physiologische Erstarrungsreaktion auslösen, die für ein Stammesmitglied ebenso fatal ist, wie sie es für die Ratten in dem geschilderten Experiment war. Die Physiologie der Erstarrungsreaktion ist sehr eng mit derjenigen emotionaler Scham verwandt, die ausgelöst werden kann, wenn ein Mensch mit seinem unangemessenen Verhalten in Gesellschaft konfrontiert wird, also ebenfalls damit, daß er ein »Tabu« gebrochen hat. Die physiologische Reaktion auf Scham ist *Erröten*, eine parasympathisch verursachte Weitung der Blutgefäße des Gesichts, mit fernen Wurzeln in der Erstarrung.

Doch beschränkt sich dieses extreme Erstarrungsphänomen samt seinen fatalen Folgen auf Naturvölkerstämme und Medizinmänner? Leider haben Sie und ich das gleiche Gehirn wie die unglücklichen Stammesmitglieder, die mit dem Zauberknochen gezeichnet wurden. Unter bestimmten Umständen kann auch uns dieses tödliche Phänomen ereilen. Einer meiner Professoren und Mentoren im Medizinstudium, George Engel, hat einen Artikel über die Untersuchung einer Reihe von plötzlichen, unerklärlichen Todesfällen geschrieben. Er fand heraus, daß alle Betroffenen der von ihm untersuchten Fälle mit Konflikten konfrontiert gewesen waren, die sie nicht zu lösen vermochten. Alle ihnen offenstehenden Möglichkeiten führten zu für sie völlig inakzeptablen Ergebnissen – was einem klassischen Annäherungs-/Vermeidungskonflikt entspricht. Alle Betroffenen waren angesichts eines drohenden Desasters zu völliger Hilflosigkeit verurteilt. Während sich der Augenblick der Entscheidung unvermeidlich näherte, brachen sie einfach zusammen und starben, ohne daß eine plausible Ursache zu erkennen gewesen wäre. Sie erlebten die gleiche physiologische Krise wie die wild lebenden Ratten in der weiter oben erwähnten Studie und die vom Medizinmann »gezeichneten« Stammesmitglieder. Die Krise manifestierte sich in Form extremen Versagens der Homöostase, wobei es zu einem parasympathischen, vom dorsalen Vagus initiierten Erstarren und zum Herzstillstand kommt.

Wie andere physiologische Zustände ist auch die Erstarrungsreaktion nicht generell tödlich. Sie kommt tatsächlich ziemlich häufig vor und kann auch eintreten, ohne daß es zu einer vollständigen physischen Lähmung des angegriffenen Beutetiers, der durch eine behandschuhte Hand immobilisierten wild lebenden Ratte oder des »gezeichneten« Stammesmitglieds kommt. Das psychologische Phänomen der *Dissoziation* ist ein physischer und emotionaler Zustand, in den wir eintreten, wenn wir eine Erstarrungsreaktion erlebt haben. Dies wird oft als *Schock* bezeichnet. Wir sind dann einen Augenblick lang wie benommen, bewegungsunfähig, wie betäubt und verwirrt. Das Phänomen tritt nur im Falle eines traumatischen Erlebnisses auf – eines Erlebnisses, das unser Leben oder unser Wohl gefährdet –, wenn wir uns in einem Zustand relativer Hilflosigkeit befinden.

Doch nicht alle Menschen haben die gleiche Vorstellung davon, was eine »Gefahr für Leib und Leben« ist. Eine Erstarrungsreaktion bzw. Dissoziation kann schon beim Erleben von Scham oder im Falle einer Demütigung auftreten, wenn man von der Verletzung oder dem Tod eines geliebten Menschen erfährt oder auch infolge eines Unfalls, eines Überfalls oder einer anderen lebensbedrohlichen Situation. Sie kann auch eintreten, wenn Ihnen das Finanzamt eine Steuerprüfung ankündigt, wenn Sie erfahren, daß Sie durch eine Zwangsvollstreckung Ihr Haus verlieren werden, wenn Ihr Ehepartner sich von Ihnen scheiden lassen will, wenn ein Partner beschließt, die Beziehung zu Ihnen zu beenden, oder wenn Ihr Arbeitgeber Ihnen die bevorstehende Entlassung bzw. Kündigung mitteilt. Zwar wird keines der genannten Ereignisse den gängigen Definitionen gemäß als »Trauma« bezeichnet, doch beinhalten sie alle eine Bedrohung des eigenen Lebens. Schon allein daß Sie zumindest im betreffenden Moment wahrscheinlich nicht in der Lage sind, Ihr Dilemma zu lösen, reicht aus, um den dorsalen Vaguskern zu aktivieren und die mit der Erstarrungsreaktion verbundenen physiologischen Prozesse zu initiieren. Kennen Sie das »Gefühl, im Boden zu versinken«, das sich beim Hören einer schlechten Nachricht einstellt? Der Neurologe Antonio Damasio bezeichnet Körperempfindungen, die Gefühle repräsentieren, als »somatische Marker«. Das »Gefühl, im Boden zu versinken«, ist der *somatische Marker* der inneren Organe für eine unmittelbar bevorstehende Erstarrungsreaktion, welche durch die Konfrontation mit einer Bedrohung ausgelöst wird, die wir nicht abwenden können.

Wahrscheinlich werden wir alle im Leben viele Male mit Erlebnissen des Erstarrens bzw. der Dissoziation konfrontiert. Möglicherweise ist auch eine Unannehmlichkeit, die wir alle kennen – das Problem der »sich aufdrängenden Gedanken« oder das »innere Geschwätz« –, den durch die Erstarrungsreaktion ausgelösten physiologischen Prozessen zuzuschreiben. Immer wieder auftauchende Sorgen wegen eines finanziellen Problems, Beziehungskonflikte und ähnliche Dinge, über die wir wie unter einem Zwang ständig grübeln, enthalten viele der durch eine Erstarrungsreaktion verursachten Elemente und viele Aspekte des klassischen Annäherungs-/Vermeidungskonflikts, insofern sie gewöhnlich mit Dingen assoziiert sind, die Sie wirklich wollen (Annäherung), die aber auch eine unerwünschte Kehrseite (Vermeidung) haben. Diese negativen *und* positiven Merkmale erzeugen in ihrer Kombination einen Zustand der *Hilflosigkeit* und schaffen dadurch die Voraussetzung für das Eintreten der Erstarrungsreaktion. Wenn Sie sich im Zustand innerer Distanzierung befinden, in dem Sie zwanghaft über den aktuellen Konflikt nachdenken, so handelt es sich tatsächlich um den Zustand der Dissoziation, was dem physiologischen Ausdruck des Erstarrungszustandes entspricht.

Nun wissen wir, daß dieser Zustand sehr stark parasympathisch geprägt und wahrscheinlich mit einer Überaktivität der Organe verbunden ist, die vom dorsalen Vaguskern innerviert werden. Dazu zählen natürlich die Viszera – Herz, Lunge und Bauchorgane. Welche Symptome erlebt man in diesem Zustand? Wahrscheinlich unter anderem Herzklopfen, Sodbrennen und Darmkrämpfe, also Symptome, die wir mit dem Begriff »Streß« verbinden. Betrachtet man dieses Phänomen im umfassenderen Rahmen unserer heutigen Kultur, so wird klar, daß es viele Implikationen für Gesundheit und Krankheit im allgemeinen hat, ein Thema, mit dem ich mich in den Schlüsseln 6 und 7 beschäftigen werde.

Homöostase: Zyklische autonome Balance, der Inbegriff der Gesundheit

Das ganze Universum basiert auf dem Prinzip der Sinuskurve. Falls Sie sich noch an den Mathematikkurs am Gymnasium erinnern, ist Ihnen vielleicht noch präsent, daß eine Sinuskurve eine gleichmäßige, sich wiederholende Oszillation um einen *Mittelwert* ist, einen Mittelpunkt, der gleich weit von den Extrempunkten jeder Schwingung entfernt ist. Es handelt sich also um das gleichmäßige rhythmische Fluktuieren vieler Dinge – der Wellenform im Wasser, wenn man einen Kiesel in einen See wirft, des rhythmischen An- und Abschwellens der Meereswellen und ihres Aufpralls auf den Strand, der Wellenformen von Klängen, durch die Musik entsteht, der Zyklen des Mondes und der Jahreszeiten, des monatlichen Menstruationszyklus und der täglichen zyklischen Bewegungen des Kortisolspiegels im Blut. Man könnte die Sinuskurve oder Sinuswelle als Rhythmus des Universums bezeichnen. Die hormonellen Zyklen unseres Körpers sind eindeutig mit den physischen Zyklen unseres Planeten und des Universums verbunden, insbesondere mit den Wechseln von Tag und Nacht sowie von Licht und Dunkelheit.

Unser Autonomes Nervensystem unterliegt den gleichen Oszillationen. Jeder seiner Zustände – Kampf/Flucht/Erstarren, Anstrengung/Ruhe, Nahrungssuche/Nahrungsverdauung, sympathisch/parasympathisch – ist das extreme Gegenteil des ihm zugeordneten anderen. Wenn wir zu lange in einem von ihnen verweilen, wirkt sich das negativ auf unseren Körper aus und verursacht Leiden und Krankheiten. Doch beide Zustände sind für das Überleben gleichermaßen wichtig. Gemeinsam verkörpern sie den sinuswellenförmigen Charakter des gut regulierten Autonomen Nervensystems. Dieser Zustand wird *Homöostase* genannt, was wörtlich »Stillstand« bedeutet. Umfassender könnte man diesen Begriff wie folgt definieren: »Homöostase ist ein Zustand *metabolischen Gleichgewichts*, der durch verschiedene komplexe biologische Mechanismen aufrechterhalten wird, die mittels des ANS disruptive Veränderungen zu verhindern versuchen.« Weil die zyklischen Wechsel zwischen sympathischer und parasympathischer Aktivität bei Bestehen der Homöostase konstant und gleichmäßig bleiben, befinden wir uns hinsichtlich metabolischer Prozesse in einem Zustand der Balance; dies betrifft das ANS, das endokrine (hormonelle) System und das Immunsystem, die alle eng miteinander verbunden sind und zwischen denen eine Wechselbeziehung besteht. Mit dem Begriff *Homöostase* bezeichnen wir die rhythmisch oder zyklisch geprägten Zustände der Balance (des Gleichgewichts) vieler miteinander verbundener Systeme im ganzen Körper.

Natürlich drängt sich die Frage auf, wo im Gehirn/Körper sich der *Erzeuger* der Homöostase oder das für ihre Erhaltung zuständige Kontrollzentrum befindet. Körperprozesse manifestieren sich nicht völlig grundlos in einem Vakuum. Wie Sie mittlerweile wissen, ist der Zustand der Homöostase entscheidend für die Erhaltung der Gesundheit und die Sicherung des Überlebens. Wie bei den meisten Gehirnfunktionen ermöglichen auch hier viele Zentren gemeinsam das angestrebte Resultat. Die für die Steuerung des ANS und des endokrinen Systems vielleicht wichtigste Region ist der *Hypothalamus*, ein kleines, komplexes Gehirnzentrum, ein Teil des Zwischenhirns, das unmittelbar über der wichtigsten endokrinen Drüse, der Hypophyse, liegt. Der Hypothalamus hat zahlreiche Funktionen, darunter die Kontrolle der

Körpertemperatur, des Hungers, des Durstes, der Erschöpfung, des Schlafs und des Schlaf-Wach-Zyklus. Eine seiner wichtigsten Aufgaben ist, die Hypophyse zur Ausschüttung von Prähormonen anzuregen, welche die Ausschüttung der eigentlichen Hormone durch die endokrinen Drüsen – Schilddrüse, Nebenschilddrüse, Nebennierenrinde, Eierstöcke und Hoden – initiieren. Der Hypothalamus steuert also das gesamte endokrine System, den Manager aller chemischen Vorgänge im Körper. Er beeinflußt auch das Flüssigkeitsvolumen, um die Blutzirkulation konstant zu halten, indem er die Aufnahme und die Ausscheidung von Flüssigkeit über die Nieren aufeinander abstimmt. Er steuert weiterhin die Kontraktionen des Uterus bei den Wehen und die Milchproduktion nach der Geburt, um das Stillen zu ermöglichen. Und er steuert mit Hilfe von chemischen Stoffen, die Hunger- und Sättigungsgefühle hervorrufen, die Nahrungsaufnahme. Außerdem steuert der Hypothalamus, wie schnell wir die Energie verbrauchen, die wir uns durch die aufgenommenen Kalorien zugeführt haben. Und schließlich steuert er die endokrine Reaktion auf Gefahr und Bedrohung mit Hilfe der HPA-Achse und des Hormons Kortisol. Eine optimale Balance, die alle diese Funktionen einbezieht, ist die Voraussetzung für den Zustand der Homöostase.

Der Hypothalamus reagiert auf Signale sympathischer wie auch parasympathischer Nervenfasern. Er kann seine wichtige Funktion erfüllen, indem er auf Signale aus vielen Quellen reagiert – auf Signale des ANS, der emotionalen limbischen Nervenzentren, des Frontalkortex und sogar des Reptilienhirns. Aber der Hypothalamus ist der Motor der Homöostase, nicht ihr »Fahrer«. Wenn es ihm möglich ist, sorgt er dafür, daß der Körper effizient seine Funktionen erfüllt. Andere Gehirnregionen spielen bei diesem Prozeß subtilere, aber ebenso wichtige Rollen, und sie nutzen nötigenfalls die regulierende Wirkung des Hypothalamus.

Welche Teile des Gehirns nehmen den Hypothalamus in Anspruch, damit er hilft, alle diese komplexen Systeme optimal zu regulieren? Natürlich muß das emotionale (limbische) Gehirn dabei eine Rolle spielen. Dieser Teil des Gehirns beeinflußt die Emotionen und den Erregungszustand. Er wird durch Botschaften aktiviert, die auf eine Gefahr hinweisen, und löst nötigenfalls Kampf-/Fluchtreaktionen aus. Eine so starke Erregung ist natürlich eine unmittelbare Herausforderung für die Homöostase. Und den stärksten Einfluß auf den Erregungszustand hat unsere alte Freundin Amygdala. Vielleicht erinnern Sie sich noch, daß zwei Strukturen im limbischen System die Amygdala modulieren: der Orbitofrontalkortex (OFK) und der zinguläre Kortex (wobei auch die Insel noch eine gewisse Rolle spielt, wie ich in Schlüssel 4 ausführlicher erläutern werde). Die Aktivierung der rechtsseitigen Amygdala und die Modulation der dadurch hervorgerufenen Erregung mit Hilfe des rechten OFK und des rechten zingulären Kortex ist das innere Instrument zur Aufrechterhaltung der Homöostase. Viele Neurowissenschaftler halten den OFK für den wichtigsten kortikalen Regulator der autonomen Funktion und des Hypothalamus.

Inzwischen häufen sich die Belege dafür, daß die *Achtsamkeitsübung* eine wirksame Möglichkeit ist, die Homöostase im emotionalen Gehirn aufrechtzuerhalten und Traumata und emotionale Belastungszustände zu heilen. Achtsamkeit, jener grundlegende Wahrnehmungszustand, der durch Meditation erreicht werden kann, ist das Gegenteil von unablässigem innerem Geschwätz oder sich aufdrängenden (intrusiven) Gedanken. Meditation zielt darauf, Gedanken im Moment ihres Auftauchens zu »beobachten«, sich dann von ihnen zu lösen und schließlich erneut auf den *gegenwärtigen Augenblick* zu fokussieren. Auch der Atem ist beim Meditationsprozeß wichtig. Seinen Rhythmus und seine Tiefe während der Meditation zu beobachten hilft, den Wahrnehmungszustand der Präsenz zu verankern. Dabei unterstützen mehrere Teile des Gehirns die Aufrechterhaltung der Homöostase, was nach meiner Auffassung eine wichtige Funktion und vielleicht sogar *das* wichtigste Ziel der Meditation ist.

Gehirnuntersuchungen mit bildgebenden Verfahren wie fMRT während der Achtsamkeitsmeditation dokumentieren, daß bei Menschen, die sich dieser Übungsform widmen, die frontalen Bereiche der *linken* Hemisphäre aktiviert werden (was sich darin niederschlägt, daß sie »aufleuchten«). Unter bestimmten Umständen scheint dieser linke frontale Bereich auch die rechtsseitige Amygdala zu aktivieren. Dieser leider noch nicht völlig gesicherten These zufolge wäre eine weitere Gehirnregion samt einer Methode ihrer Aktivierung an der Aufrechterhaltung der Homöostase beteiligt. Weiterhin zeigen fMRT-Studien, die sich mit der Achtsamkeitsmeditation beschäftigen, eine Zunahme der grauen Zellen im linken Hippocampus, im zingulären Kortex und im Kleinhirn. Daraus könnte man unter anderem ableiten, daß Meditation Gehirnschaltkreise physiologisch vergrößern kann, welche für die Fähigkeit zu fokussieren, für das explizite Gedächtnis und für die Modulation von Erregung von Bedeutung sind.

Die Rolle, welche die Atmung bei der Achtsamkeitsmeditation spielt, lenkt den Blick in Zusammenhang mit den Ursprüngen des Zustandes der Homöostase auf einen völlig anderen Aspekt, nämlich auf die Beziehung zwischen *Herzfrequenz* und *Atmung* sowie auf die Gehirnregionen und Mechanismen, die diese Beziehung vermitteln. Die zeitliche Beziehung zwischen Herzfrequenz und Atmung wird *Herzratenvariabilität* (HRV) genannt. Das Interesse an der HRV basiert auf der Tatsache, daß sich die Herzfrequenz bei jedem Ein- und Ausatmen verändert. Atmen wir im gesunden Zustand ein, steigt unsere Herzfrequenz, und atmen wir aus, nimmt sie ab. So verhält es sich grundsätzlich bei allen Säugetieren. Die Beziehung zwischen der rhythmischen Veränderung der Herzfrequenz und dem Ein- und Ausatmen ermöglicht, die Qualität der Homöostase sowie das emotionale und physische Wohlbefinden zu messen. Je stärker sich die Herzfrequenz beim Ein- und Ausatmen unterscheidet und je größer aufgrund dessen die HRV ausfällt, um so besser ist es um unsere Homöostase bestellt und umso gesünder sind wir wahrscheinlich auch. (Bitte haben Sie Verständnis dafür, daß diese Erklärung den Vorgang sehr stark vereinfacht, obwohl dabei tatsächlich noch viele andere, kompliziertere Faktoren eine Rolle spielen.) Eine kleinere HRV ist charakteristisch für Traumata, PTBS, Fibromyalgie und viele chronische Krankheiten. Nach einem Herzinfarkt ist eine kleine HRV ein ernstzunehmender Hinweis auf geringe Überlebenschancen. Grundsätzlich entspricht eine größere HRV einem besseren Homöostasezustand und weist somit auf einen entsprechend robusteren Gesundheitszustand hin. Außerdem gibt es Hinweise, denen zufolge regelmäßige Meditationspraxis die HRV verbessern kann.

Übung

Diese Übung ist für Leser gedacht, die noch keine Meditationspraxis für sich entdeckt haben. Setzen Sie sich auf einen bequemen Stuhl, legen Sie die Hände auf den Schoß, und schließen Sie die Augen. Sie werden nun einen sogenannten Bodyscan durchführen. Dabei beginnen Sie am untersten Punkt Ihres Körpers, und bewegen sich von dort allmählich aufwärts. Registrieren Sie Empfindungen in den Füßen und Beinen und im Becken. Untersuchen Sie, ob Sie irgendwo im Bauch Anspannungen, Verkrampfungen oder Druck spüren. Achten Sie ganz besonders auf den

Bereich am unteren Ende des Brustbeins. Überprüfen Sie den Brustkorb und die Kehle auf Verspannungen. Falls Sie irgendwo eine besonders markante Empfindung bemerken, fokussieren Sie darauf, benennen oder beschreiben Sie sie, und vergegenwärtigen Sie sich, was genau daran unangenehm ist. Messen Sie 15 Sekunden lang Ihren Puls und multiplizieren Sie den gemessenen Wert mit 4; so können Sie Ihren Ruhepuls feststellen.

Konzentrieren Sie sich anschließend auf die Atmung. Atmen Sie bei geschlossenem Mund bewußt tief ein, aber so, daß es für Sie angenehm ist, und atmen Sie über die gleiche Zeitspanne aus. Wenn Sie wollen, können Sie durch die Nase ein- und durch den Mund ausatmen. Versuchen Sie, auf die Qualität des Atmens zu achten, tief und stetig zu atmen und die Dauer des Ein- und Ausatmens aufeinander abzustimmen. Konzentrieren Sie sich auf Stetigkeit und Rhythmus der Atmung, und versuchen Sie, beständig darauf zu fokussieren. Fahren Sie (ungefähr) fünf bis zehn Minuten auf diese Weise fort, atmen Sie dann noch einmal tief, messen Sie Ihren Puls, und wiederholen Sie den Bodyscan. Stellen Sie fest, ob vorherige Angespanntheit, Verkrampfung oder Druck insbesondere im Bauch, im Brustkorb und in der Kehle nachgelassen haben.

Vielen Menschen fällt es schwer, länger auf ihre Atmung zu fokussieren. Nehmen Sie sich das nicht übel, wenn es bei Ihnen so ist. Auf die Atmung zu fokussieren muß man üben. Andererseits ist es erstaunlich, wie deutlich man Körperempfindungen durch wenige Minuten dieser Art von Atemarbeit verändern kann. Falls Sie gleichzeitig Ihr EKG messen lassen, könnten Sie eine Verbesserung der HRV feststellen.

Auch ein Nervenzentrum in der *Medulla oblongata*, dem Reptilienhirn, spielt paradoxerweise für die Erhaltung der Homöostase eine Rolle. Der Neurophysiologe Stephen W. Porges hat eine Theorie entwickelt, die Polyvagal-Theorie, derzufolge das Herz nicht nur vom *dorsalen* (oberen) *Vaguskern* – mit dem wir uns schon beschäftigt haben – innerviert wird, sondern auch von Fasern eines anderen Kerns im Hirnstamm, dem *Nucleus ambiguus*, auch *ventraler* (unterer) *Vaguskern* genannt. Der dorsale Vaguskern liegt in der Nähe des obersten Punkts der Medulla, der ventrale Vaguskern weiter unten. Der ventrale Vaguskern existiert nur bei Säugetieren und spielt auch für die Regulierung der Herzfrequenz eine wichtige Rolle. Der ventrale Vagus hält bei Säugetieren die Herzfrequenz unter Kontrolle, damit ihr Bedürfnis, sich mit hoher Geschwindigkeit fortzubewegen, das mit hohem Energieverbrauch verbunden ist, nicht zu einer Überbeanspruchung der physischen Ressourcen führt. Der ventrale Vagus reguliert die Kampf-/Fluchtreaktion, indem er sie hemmt, bis das Beutetier eine Chance hat, das Ausmaß der potentiellen Gefahr einzuschätzen. Außerdem trägt er zum Erreichen einer optimalen und somit hohen HRV bei, was ihn zu einem wichtigen Einfluß bezüglich der Aufrechterhaltung einer optimalen Homöostase macht.

Das Besondere am ventralen Vaguskern ist, daß er dicht mit Nervenzentren umgeben ist, die zu den Muskeln des Kopfes und Halses führen, einschließlich der für die *Orientierungsreaktion* zuständigen, mit denen wir uns schon in Schlüssel 1 beschäftigt haben. Zu den übrigen in diesem Bereich repräsentierten Muskeln zählen diejenigen, die übermäßige Vibrationen des Trommelfells dämpfen, den Gesichtsausdruck, das Sprechen und Singen, die Bewegung von Kiefer und Zunge und das Schlucken ermöglichen. Alle diese Muskeln unterscheiden sich stark von anderen Skelettmuskeln. Sie werden sich noch daran erinnern, daß alle diese Muskeln im frühen embryonalen Zustand aus den Muskeln der *Kiemenbögen* hervorgegangen sind und daß ihre Nerven direkt vom Gehirn, nicht vom Rückenmark ausgehen. Die Muskeln dieses Ursprungs sind von besonderer Art und wichtig für Kommunikation und Überleben. Die menschlichen Gesichtsmuskeln sind unter denjenigen aller Säugetierarten die bei weitem komplexesten und zahlreichsten. Das gleiche gilt für die Muskeln der Zunge, des Rachens und der Stimmbänder. Sie ermöglichen Mimik und sprachliche Kommunikation und sind deshalb wichtig für die Entwicklung einer Verbindung zwischen Mutter und Kind, zwischen den Mitgliedern einer Familie und eines Stammes und für menschliche Beziehungen ganz generell. Auch die Muskeln, die auf die Hörfähigkeit des Mittelohrs einwirken, tragen zur Entstehung von Verbindungen zwischen Säugetieren bei. Sie dämpfen oder fördern die Schwingungen des Trommelfells und filtern für die menschliche Stimme charakteristische Frequenzen heraus. Wie ich bereits erwähnt habe, sind Bindungen zwischen Mutter und Kind, innerhalb einer Familie und im Gemeinwesen für die Aufrechterhaltung der Homöostase wichtig. Die Nervenzentren, die bei Säugetieren im Hirnstamm lokalisiert und mit dem ventralen Vagus verbunden sind, scheinen auch für die Erhaltung der Homöostase durch Kommunikation und Verbundenheit wichtig zu sein und die Reaktion des Herzens auf Bedrohungen zu modulieren. Ich werde mich diesem Thema in Schlüssel 4 erneut zuwenden, wo wir uns mit dem von Stephen Porges entdeckten System für soziales Engagement befassen.

Zum Abschluß

Das Autonome Nervensystem (ANS) ist eine Art Motor, der den Körper antreibt. Es reagiert auf viele Arten von Informationen, Einflüssen und Orientierungen, die sowohl aus dem Gehirn als auch aus dem Körper stammen und auf dem laufenden Erleben basieren. Zwar operiert das ANS oft in Extremen des sympathischen und parasympathischen Zustandes, doch handelt es sich um einen zyklischen, sich ständig verändernden Prozeß, der auf die jeweiligen Bedürfnisse des Körpers einzugehen versucht. Diese Bedürfnisse hängen vom Umfang der für das Überleben wichtigen Sinnesempfindungen in jedem Augenblick ab, und der gesamte Vorgang ist völlig unbewußt.

Das ANS operiert rhythmisch und zyklisch. Ist diese Funktion optimal stabil, wird dieser Zustand »Homöostase« genannt. Zwar sind die Prozesse, durch die der Zustand der Homöostase erreicht wird, größtenteils unbewußt, doch kann man sie bewußt verändern und den Zustand der Homöostase durch Praktiken wie Meditation und Atemarbeit erreichen.

Wie in Schlüssel 4 erläutert wird, spielt das limbische Gehirn für die Aufrechterhaltung oder Unterbrechung des Zustandes der Homöostase eine wichtige Rolle. Und obwohl die Kampf-/Flucht-/Erstarrungsreaktionen, die, wie wir gesehen haben, die Extreme sympathischer und parasympathischer Reaktion verkörpern, uns angeboren und überlebensnotwendig sind, können sie, durch Hilflosigkeit beeinträchtigt, schwerwiegende Implikationen für die emotionale und physische Gesundheit und für das Überleben haben.

SCHLÜSSEL 4

Das emotionale Gehirn

Als die Säugetiere in der Evolutionsgeschichte auftauchten, mußten sie die Fähigkeit entwickeln, sich schnell über Land zu bewegen, und dies in vielen verschiedenen Klimata und bei wechselnden Temperaturen. Sie mußten sich vor riesigen Raubtieren verbergen können, darunter auch Dinosauriern, die wahrscheinlich relativ warmes Blut hatten und sehr schnell waren. Sie mußten Gefahren aufgrund von subtilen Anzeichen erkennen und augenblicklich darauf reagieren können, aber sich auch schnell darüber klar werden können, ob eine Gefahr wirklich ernst zu nehmen war, damit sie keine kostbare Energie vergeudeten. Aufgrund ihres hohen Energiebedarfs konnten sie es sich nicht leisten, wie Reptilien Dutzende von Eiern zu legen in der Hoffnung, daß zehn Prozent davon schlüpfen würden. Sie mußten mit einem relativ kleinen Wurf auskommen und ihre Jungen so lange ernähren, bis diese sich relativ gut gegen Gefahren zur Wehr setzen konnten. Und sie mußten ihren Jungen instinktiv Nahrung und Zuwendung geben können, bis diese in der Lage waren, die Höhle oder das Nest zu verlassen.

So entstand das emotionale Gehirn oder limbische System der Säugetiere. Dieses ist ein Zentrum mit einem Alarmsystem, das bei seiner Aktivierung so schnell und kraftvoll reagiert, daß es sich über alle anderen Gehirnaktivitäten hinwegsetzt. Außerdem entwickelte das emotionale Gehirn ein neues Gedächtnissystem, das riesige Mengen von Informationen speichert, die sich auf für das Überleben wichtige Erlebnisse beziehen und die abgerufen werden können, ohne daß sie dem Bewußtsein wieder zugänglich gemacht werden müssen. Wie schon in Schlüssel 2 erwähnt, bewahrt die körperbasierte prozedurale Erinnerung für das Überleben wichtige Informationen aus früheren Erlebnissen. Außerdem fördert das limbische System einen starken Sexualtrieb, um sicherzustellen, daß regelmäßig Paarungen stattfinden, und so das Überleben von Säugetierarten zu sichern, obwohl diese nur relativ wenige Nachkommen hervorbringen. Das emotionale Gehirn entwickelt auch instinktive Antriebe, sich mit anderen Mitgliedern der eigenen Spezies in Stämmen, Herden, Scharen, Rudeln und anderen sozialen Gruppen zusammenzuschließen, um das Überleben der Gruppe zu sichern. Falls Sie jemals eine Katze mit Jungen hatten und ihr passives, akzeptierendes Verhalten gegenüber den Eskapaden der Jungen und ihre totale Aufopferung für das Wohl der Nachkommen beobachtet haben, kennen Sie die Macht des limbischen Gehirns. Passenderweise befindet sich dieser Teil des Gehirns direkt auf dem Reptilienhirn und unter den beiden Hemisphären des Großhirns. Er moduliert alle weiterhin vorhandenden grundlegenden reptilischen Instinkte, nutzt sie nötigenfalls zur Sicherung des Überlebens und integriert unbewußte mammalische Instinkte und Überlebensfertigkeiten in die bewußten Aktivitäten des Neokortex.

Das Säugetierhirn: Emotionen und Affiliation

Wie bereits erwähnt wurde, entwickelte sich das limbische System bei den Säugetieren. Reptilien haben keine Emotionen, und einer der wichtigsten Verhaltensunterschiede zwischen Reptilien und Säugetieren ist die Fähigkeit letzterer zur Affiliation und zum Aufbau von Beziehungen zu Artgenossen. Die Mutter-Kind-Bindung ist bei Säugetieren notwendig, um das Überleben der Neugeborenen zu sichern, weil diese anders als Reptilien eine Zeit des Wachstums und der Entwicklung durchleben, in der sie ihr Überleben noch nicht selbständig sichern können. Reptilienjunge, die in einem Ei heranreifen, verfügen über viele Instinkte und motorische Fähigkeiten, die es ihnen ermöglichen, ohne Hilfe zu überleben. Bei manchen Reptilien besteht der erste Akt der Überlebenssicherung darin, sich nicht von der eigenen Mutter fressen zu lassen.

Im Gegensatz dazu braucht ein neugeborenes Säugetierjunges die volle Aufmerksamkeit seiner Mutter, die es ernährt und physisch schützt, bis es so reif ist, daß es allein überleben kann. Das emotionale Gehirn ist von Geburt an darauf vorbereitet, daß die Mutter und ihr Neugeborenes instinktgesteuert eine Bindung entwickeln. Dieser Prozeß der Entwicklung von Bindungen schließt andere Stammes- oder Gruppenmitglieder ein und trägt so auch zur Sicherung des Überlebens der Gemeinschaft bei. Die zerebrale Basis für die instinktgeleitete Fähigkeit zur Affiliation befindet sich im limbischen System, das auch neuronale Zentren enthält, die den Überlebensinstinkt, das Gedächtnis und die Emotionen vermitteln, sowie Pfade für den Geruchssinn. (Auf die Bedeutung des Geruchssinns für das Überleben habe ich in einem früheren Zusammenhang hingewiesen.) Die überlebenssichernden emotionalen Zentren befinden sich überwiegend im *rechtsseitigen Teil* des limbischen Systems. Sie sind eng mit neuronalen Zentren verbunden, die sich im Schläfenlappen befinden, insbesondere mit denjenigen, die das Gedächtnis vermitteln.

Viele Menschen, darunter auch Neurowissenschaftler, sind der Auffassung, das Säugetierhirn sein ein Relikt der niederen Säugetiere, und der Neokortex sei der neue Machthaber, der den evolutionären Aufstieg des Menschen ermöglicht habe. Das Konzept des »dreieinigen Gehirns« oder der »drei Gehirne in einem« – womit das Reptilienhirn, das Säugetierhirn und der Neokortex oder das Primatenhirn gemeint sind – wurde in den 1960er Jahren von Paul MacLean entwickelt. Wie Sie wohl schon bemerkt haben, benutze ich dieses Modell im gesamten vorliegenden Buch. Allerdings haben die Forschungsergebnisse der letzten 40 Jahre gezeigt, daß diese Aufteilung der Anatomie und Funktion des Gehirns in drei Bereiche, die bestimmten Entwicklungsstufen der Arten entsprechen, wesentlich komplexer ist, als MacLean angenommen hatte. Es gibt Beweise dafür, daß ein großer Teil des Verhaltens, das wir lange als einzigartig für Primaten und insbesondere für Menschen gehalten haben, auch bei weniger »hoch entwickelten« Spezies zu finden ist. Dazu zählen die Wahrnehmung, das Gedächtnis, die Lernfähigkeit, der Sprachgebrauch, die Nutzung von Werkzeugen und die selektive Ernährung der Jungen. Viele dieser Eigenschaften sind auch bei subhumanen Primaten, bei anderen Säugetierarten und sogar bei Vögeln zu finden. Vögel kommunizieren mit Hilfe eines Systems von speziellen Rufen, und sie haben komplexe Sozialsysteme. Viele Spezies entwickeln lebenslange Partnerschaften und widmen sich aufopfernd der Pflege ihrer Jungen. Einige haben die Fähigkeit zur Tarnung entwickelt und können sogar die menschliche Sprache nachahmen. Die Trennungslinien zwischen den drei Bestandteilen des dreieinigen Gehirns sind offensichtlich sehr unscharf. Dennoch werde ich in diesem Buch weiter vom emotionalen Gehirn bzw. vom limbischen System sprechen, wenn es um Emotionen und das Überleben geht.

Der Neokortex stellt dem Menschen einzigartige Möglichkeiten zur Verfügung wie z. B. die formale Sprache und die Fähigkeit zu Einsicht, Planung und abstraktem Denken. Allerdings mehren sich die Anzeichen dafür, daß das emotionale Gehirn das rationale Denken und die Intelligenz beeinflussen oder sogar dominieren könnte, und es könnte mehr mit unserer Art zu denken und Entscheidungen zu treffen zu tun haben als unser vielgepriesener Neokortex. Würden wir anerkennen, daß Emotionen für unser Denken oder den Ausdruck unserer Intelligenz eine wichtige Rolle spielen, könnten wir die Intelligenz theoretisch nutzen, um unsere Emotionen zu kontrollieren.

Aus der Anerkennung der Rolle der Intelligenz beim Umgang mit Emotionen ist das komplexe Konzept der *emotionalen Intelligenz* (EI) entstanden. Es beinhaltet im Grunde die Fähigkeit, sich der eigenen Emotionen bewußt zu sein und mit ihnen ebenso wie mit den Emotionen anderer Menschen auf sozialer und relationaler Ebene umzugehen. Somit basiert diese Fertigkeit auf Einsicht und Empathie, einer Verbindung von Intellekt und Emotionen. Extreme Unfähigkeit hinsichtlich dieser Fertigkeit wird *Alexithymie* genannt, was bedeutet, daß jemand relativ unfähig oder sogar völlig unfähig ist, die eigenen Emotionen zu verstehen, zu verarbeiten oder zu beschreiben. Alexithymie tritt in Verbindung mit verschiedenen psychischen Störungen auf, einschließlich verspätet auftretender PTBS oder komplexer Traumata und Achse-II-Persönlichkeitsstörungen wie der Borderline-Persönlichkeitsstörung in Verbindung mit dem Hang zu Selbstverletzungen.

Das Konzept der emotionalen Intelligenz wurde als künstlich kritisiert, weil EI schwer zu messen oder nachzuweisen sei. So viele unterschiedliche Zustände sind involviert, wenn man die Emotionen mit der intellektuellen Funktion verbinden will, daß »standardisierte Tests« bezogen auf EI kaum beweiskräftige Resultate geliefert haben. Allerdings veranschaulicht das EI-Konzept, welche verzwickte Rolle die Emotionen dabei spielen, wie wir die Logik auf eine Situation anwenden, warum wir in Beziehungen immer wieder auf dysfunktionale Muster zurückgreifen und warum sich unsere angeblich intelligenten Entscheidungen letztlich als nicht sinnvoll oder sogar als kontraproduktiv erweisen. Außerdem ist EI ein Maßstab dafür, was unser Gehirn bei Streß und beim Erleben von Traumata zu leisten vermag (dies wird in Schlüssel 6 ausführlicher erläutert).

Ich habe mich hier mit den Bestandteilen des emotionalen Gehirns befaßt, die zu Empathie, zur Mutter-Kind-Bindung und zu sozialer Einstimmung und sozialem Kontakt in einer Beziehung stehen – nämlich mit dem anterioren zingulären Kortex, der Insel und dem Orbitofrontalkortex. Es wurde nachgewiesen, daß diese Bereiche bei Menschen aktiviert werden, wenn sie Emotionen verspüren und wenn sie beobachten, daß andere Menschen Emotionen erleben. Tatsächlich wurde festgestellt, daß Menschen, deren Empathiefähigkeit sich auf Standardfragebögen als besonders hoch erwies, auch in den Gehirnzentren, die sich als für EI relevant erwiesen haben, eine starke Aktivität der Spiegelneuronen zeigen.

Sensorische Botschaften aus dem Bauch sagen uns, wie wir uns fühlen

»Ich weiß, daß es wahr sein muß – ich spüre es in meinem Bauch!« Wie oft haben wir alle schon solche Versicherungen, die tief aus dem Inneren kamen, gehört? Tatsächlich setzt unsere Umgangssprache den Begriff »Gefühle« mit dem der Emotionen gleich. Und wenn Sie einmal innehalten und darüber nachdenken, wird Ihnen bald klar, daß mit den Emotionen körperliche Empfindungen verbunden sind. Panik und Angst werden häufig als »Gefühl des Sinkens im Bauch« erlebt, meist an einem Punkt oben in der Bauchhöhle, unmittelbar unter dem Brustbein. Freude, Liebe und Ekstase werden oft mit einem Gefühl der Wärme und der Weitung im oberen Teil des Brustkorbs und in der Kehle assoziiert. Wut und Rage werden vielfach mit dem Empfinden von Enge im Brustkorb und im Bauch in Verbindung gebracht, Scham mit einer Hitzeempfindung (und Erröten!) im Gesicht, Trauer mit Schwere im Brustkorb, Entsetzen mit einem Erstickungsgefühl in der Kehle und Krämpfen im Unterbauch usw.

Diese sehr deutlichen Empfindungen gehen aus den *Viszera* hervor, den Organen im Brustkorb und in der Bauchhöhle. Dazu zählen die Lunge und speziell die Bronchien, der Kehlkopf, der Rachen, das Herz, der Magen und die Därme. Wenn Sie die Funktion dieser Organe überprüfen würden, während sie emotionale »Gefühle« erleben, würden Sie feststellen, daß ihre Muskelkontraktionen und ihre Durchblutung durch eine Emotion verändert werden, wodurch die soeben genannten klassischen Empfindungen entstehen.

»Gefühle« haben eine physische Ursache. Alle genannten vegetativen visceralen Organe weisen Rezeptoren für Schmerz und für die Identifikation von Dehnungen und Kontraktionen der glatten Muskeln auf, genauso wie es sich bei den somatischen gestreiften Muskeln des Körpers verhält. Tatsächlich haben diese »Gefühle« mehr mit der Intensität und Validität unseres emotionalen Zustandes zu tun als mit den sie begleitenden Denkprozessen. Ist also die physische Empfindung oder der Gedanke an eine Emotion die Grundlage der Emotion? Offensichtlich sind beide untrennbar miteinander verbunden und möglicherweise auch gleich wichtig. Allerdings wäre die Bedeutung der Emotion nach meiner Auffassung ohne das »Bauchgefühl« stark beeinträchtigt.

Vielleicht erinnern Sie sich noch, daß der Neurologe Antonio Damasio die Rolle der »Gefühle« im Hinblick auf unsere intrinsische Selbstwahrnehmung hervorhebt und daß er sie *somatische Marker* genannt hat. Er wies darauf hin, daß Gefühle fast jedes wichtige Erlebnis begleiten und uns somit ständig präsent sind. Ihre Aufgabe besteht darin, den bewußten und den unbewußten Teil unseres emotionalen Gehirns über unser Befinden im betreffenden Augenblick zu informieren und einen Subtext der Bedeutung für diesen Augenblick und für unser momentanes Leben generell hervorzubringen. Unsere somatischen Marker bezeichnen die emotionale Bedeutung des gegenwärtigen Augenblicks. Obwohl die wichtigste Quelle von Informationen über uns selbst in Verbindung mit Gefühlen den Viszera entstammt, spielt auch unser äußerer, »muskulärer« Körper eine Rolle, indem er Informationen über »Gefühle« liefert, die unser emotionales Sein repräsentieren. Diese Empfindungen kommen gewöhnlich in Form von Angespanntheit oder Steifheit der Muskeln sowie von Kribbeln, Taubheitsempfindungen, Erröten oder Kälteempfindungen in der Haut zum Ausdruck. Sie spiegeln den Status des *Autonomen Nervensystems* und dessen Einfluß auf die Durchblutung dieser Muskeln und ihren Kontraktionszustand, sowie die Durchblutung der Haut. Schmerz, der im somatischen Körper empfunden wird, kann alte traumatische prozedurale Erinnerungen repräsentieren, die durch ein aktuelles Signal aus der Umgebung, das sich auf ein früheres bedrohliches Erlebnis bezieht, zu Bewußtsein gelangen. Somatische Empfindungen spiegeln häufig Emotionen, die mit Gefahr, starker Erregung und dem Bedürfnis, sich selbst zu schützen, zusammenhängen, wodurch die für eine Kampf-/Fluchtreaktion erforderlichen Muskeln aktiviert werden.

Übung

Legen Sie das Buch zur Seite, und setzen Sie sich auf einen bequemen Stuhl. Nehmen Sie eine angenehme Position ein, legen die Hände auf den Schoß und schließen die Augen. Vergegenwärtigen Sie sich nun Ihre Erinnerungen an unaufgelöste Konflikte, Gefahren, Verluste oder andere negative Erlebnisse aus neuerer Zeit. Wenn Sie keine Erlebnisse dieser Art finden, können Sie sich beglückwünschen. Sie können sich dann an ähnliche Ereignisse aus früheren Zeiten erinnern, auch an solche, die Ihnen als aufgelöst erscheinen. Konzentrieren Sie sich auf ein bestimmtes Ereignis, insbesondere auf dessen schmerzlichsten Aspekt. Denken Sie an die Person, die daran beteiligt war, und an das, was in dieser Situation gesprochen wurde. Wenn es sich nicht um ein persönliches Erlebnis handelt, dann analysieren Sie seine Natur und die Emotionen, die Sie in der Situation erlebt haben. Überprüfen Sie nach zirka fünf Minuten Ihren Körper auf besonders markante »Gefühle«, wobei Sie mit den Füßen beginnen, sich dann allmählich über die Beine zum Becken und Rumpf emporbewegen und insbesondere den Bauch, den Brustkorb und die Kehle beachten. Registrieren Sie eventuell hervorstechende Gefühle und ob diese unangenehm sind. Falls Ihnen die Übung Probleme bereitet, hören Sie damit auf, atmen vier oder fünf Minuten lang tief und öffnen dann die Augen. Werden Sie eventuell noch spürbarer Empfindungen und Emotionen gewahr.

Ein anderer wichtiger Aspekt ist die unvermeidliche Tatsache, daß eine negative Emotion nicht nur von einem »Gefühl« begleitet und gespiegelt wird, sondern daß im betreffenden Augenblick auch das viszerale Organ funktional verändert ist. Die normale lebenserhaltende Funktion des Organs, beispielsweise die des Verdauens von Nahrung, wird zeitweilig unterbrochen oder verändert. Dies ist kein besonders funktionaler Zustand. Starke Emotionen scheinen nicht nur unangenehm, sondern eventuell auch schädlich zu sein. Und der davon wahrscheinlich am stärksten in Mitleidenschaft gezogene Bereich im Körper sind die Viszera. Und an diesem Punkt bekommen wir es mit einem völlig anderen Kaliber von Problemen zu tun – nämlich mit dem dubiosen und oft verunglimpften Konzept der psychosomatischen (»emotional-physischen«) Krankheit. Die Extreme emotionaler Gefühlszustände werden mit den physischen Empfindungen/Symptomen von Zuständen, von denen viele Ärzte annehmen, sie existierten nur »im Kopf«, in Verbindung gebracht. Tatsächlich sind sie das unausweichliche Resultat starker emotionaler Zustände. Sie beinhalten eine Botschaft, der wir Aufmerksamkeit schenken sollten. Mit diesem Konzept der Verbindung zwischen Geist und Körper an der Schwelle zu einer Krankheit beschäftigt sich Schlüssel 7.

Gedächtnis und Überleben: Die Amygdala, der Hippocampus und einige weitere Mitreisende

Wie Sie sich vielleicht noch erinnern werden, ist das für das Überleben wichtigste neuronale Zentrum die *Amygdala*, die in dem zum Schläfenlappen gehörenden Teil des limbischen Systems liegt (siehe Abb. 3.1, S. 65). Dieses wichtige Zentrum empfängt als erstes sensorische Botschaften über Gefahren, und im Grunde vermittelt es auch Erregungs- oder Furchtzustände. Seine wichtigste Aufgabe besteht darin, die Kampf-/Fluchtreaktion zu aktivieren, um das Überleben zu sichern. Außerdem spielt die Amygdala bei der Erzeugung der PTBS-Symptome und von traumabedingtem Streß eine aktive Rolle, wenn ihre normale Funktion durch ein Trauma gestört wurde.

Darüber hinaus hat die Amygdala vielfältige neuronale Verbindungen zu allen anderen Bereichen des limbischen Systems und spielt bei der Speicherung von Langzeiterinnerungen, die auf einem bedrohlichen Erlebnis basieren und Implikationen für das Überleben haben, eine wichtige Rolle. Die Kehrseite ist natürlich, daß emotionale Erinnerungen, die mit unaufgelösten, negativen oder traumatischen Ereignissen und Emotionen verbunden sind, »zudringlich« sind. Sie kehren zusammen mit anderen traumabasierten Erinnerungssignalen zurück und machen unsere Bemühungen, bewußt zu bleiben und uns zu konzentrieren, zunichte. Doch auch starke Erinnerungen, die mit positiven Erlebnissen verbunden sind, werden von der Amygdala akkurat und dauerhaft gespeichert, und wir nennen sie oft *autobiographische* Erinnerungen – Erinnerungen, die wichtige Ereignisse unseres Lebens konservieren. Auch starke positive Erinnerungen haben Implikationen für das Überleben, da sie uns im Leben helfen, uns zu orientieren.

Gleich hinter der Amygdala liegt im Schläfenlappen der *Hippocampus*, eine große Struktur, deren Aufgabe es ist, bewußte, explizite oder *deklarative*

Erinnerungen zu speichern, die das Lernen und Behalten von Fakten und Ereignissen betreffen. Alles, woran Sie sich aufgrund der Lektüre dieses Buches erinnern, wird teilweise im Hippocampus gespeichert. Dieser ist ein älterer Teil des limbischen Systems und räumlich mit anderen Gehirnbereichen verbunden, die mit der Art der sensorischen Information der Erinnerung verbunden sind. Der Hippocampus ist aktiv, wenn Sie Ihr Auto auf einem Parkplatz zu finden oder sich in einer Stadt, die Sie noch nicht kennen, zu orientieren versuchen. Hier werden Informationen aus dem kurzfristig speichernden Arbeitsgedächtnis verarbeitet. Diese Erinnerungen speichert der Hippocampus beidseitig, weshalb das Kurzzeitgedächtnis nur zerstört werden kann, wenn beide Seiten des Hippocampus beschädigt werden. Im übrigen ist dies eines der formbarsten Gehirnzentren, sowohl was die Möglichkeit seiner Vergrößerung durch Training als auch was seine Schrumpfung infolge von Streß und traumatischen Erlebnissen angeht. Das deklarative Gedächtnis umfaßt eine Anzahl wichtiger Subtypen.

Das *Kurzzeitgedächtnis* oder *Arbeitsgedächtnis* bildet eine Klasse für sich. Wir benutzen es, um uns Informationen über Dinge zu merken, die wir von Augenblick zu Augenblick erleben, und um wichtige Informationen von unwichtigen zu trennen. Wenn wir uns beispielsweise einen Film anschauen oder wenn wir ein Gespräch führen, müssen wir das, was wir gesehen oder gehört haben, ungefähr fünf bis zehn Sekunden speichern, um einen Bezug zu dem, was als nächstes passiert, herstellen zu können. Damit wir auf unserem Weg durch die Zeit kohärent erleben können, muß dieses kurzzeitige *Arbeitsgedächtnis* eine Hypothese über das, was als nächstes geschehen wird, entwickeln. Andernfalls würde uns nichts, was im Laufe unseres Lebens geschieht, als sinnvoll erscheinen.

Eine vorübergehende generelle Amnesie ist ein interessantes und sogar bizarres Syndrom, für das ein plötzlicher vollständiger, aber nur temporärer Verlust des Kurzzeitgedächtnisses typisch ist. Menschen, die unter dieser Krankheit leiden, können sich an nichts erinnern, das länger als zwei bis drei Sekunden dauert. Sie stellen die gleiche Frage immer wieder, weil sie die Antwort, die sie darauf erhalten, nie im Arbeitsgedächtnis speichern. Sie wirken meist verwirrt, aber ansonsten normal. An gute Bekannte aus ihrer Umgebung und an Ereignisse aus fernerer Vergangenheit erinnern sie sich, aber in einem Zeitraum, der zwischen einigen Minuten und mehreren Stunden variiert, ist für sie jeder Augenblick neu und steht in keiner Verbindung zum vorherigen. Das Defizit verschwindet ziemlich plötzlich wieder, und das Kurzzeitgedächtnis kehrt gewöhnlich nach einigen Minuten oder Stunden vollständig zurück. Doch an Ereignisse während des bizarren Zwischenspiels kann sich der Patient nie erinnern. Das Syndrom ist harmlos, seine Ursache unbekannt, und es läuft praktisch immer gleich ab.

Wenn wir älter werden, läßt unser Kurzzeitgedächtnis allmählich nach, auch wenn wir ansonsten völlig gesund sind. Der Abbau dieser Fähigkeit verläuft unterschiedlich, aber er ist so unvermeidlich, daß wir dieses scheinbare Aufmerksamkeitsdefizit als »altersbedingte Gedächtnislücke« bezeichnen. In manchen Fällen ist dies eine Vorstufe von Alzheimer. Neuere Untersuchungen haben ergeben, daß regelmäßiges Training im Erlernen von »Neuem« (also nicht das Lösen von Sudoku oder Kreuzworträtseln) die wichtigste Maßnahme zur Verhinderung oder Verlangsamung des normalen alterungsbedingten Niedergangs des Arbeitsgedächtnisses und zur Milderung des Verlaufs der Alzheimerkrankheit sein könnte.

Ich habe die Begriffe »explizites« und »implizites« Gedächtnis bereits benutzt. Beide sind Unterkategorien des *Langzeit*gedächtnisses. Eine Langzeiterinnerung ist etwas, woran man sich auch nach einigen Minuten noch erinnern kann. Je nach Bedeutung kann eine solche Erinnerung Tage oder Jahre bestehen bleiben oder sogar zu einer permanenten Erinnerung werden. Die Bedeutung einer Erinnerung kann durch Motivation, die Intention, etwas zu lernen, und den emotionalen Inhalt der Erinnerung determiniert werden. Durch ausgeklügelte Trainingsmethoden läßt sich die Langzeiterinnerung verbessern, was Phänomene wie den kuriosen »Zip-Code-Man« erklärt, der sein Langzeitgedächtnis dazu trainierte, sich zu jeder Postleitzahl den zugehörigen Ort zu merken. Zwar ist das Langzeitgedächtnis in der Regel ziemlich konstant, es kann aber durch neuere Erinnerungen ähnlichen Inhalts verändert werden. Langzeiterinnerungen werden je nach Inhalt in vielen verschiedenen Gehirnbereichen gespeichert. Das Langzeitgedächtnis enthält das, was wir »Wissen« nennen, und wir nutzen es in unserer ganzen Schul- und Studienzeit, um uns das Wissen anzueignen, das wir zur Ausübung eines Berufs brauchen. Langzeiterinnerungen müssen durch häufigen Abruf konsolidiert und verstärkt werden, um ihren Nutzen dauerhaft zu erhalten. Wird es nicht genutzt, geht sein Inhalt verloren. Ich erinnere mich wahrscheinlich nur an etwa zehn Prozent dessen, was ich in meinem Medizinstudium gelernt habe, und zwar hauptsächlich an medizinische Fakten, auf die ich im Kontext meiner medizinischen Praxis immer wieder zurückgreife.

Das explizite Gedächtnis wird auch »deklaratives Gedächtnis« genannt, was darauf hinweist, daß es darin um Worte geht. Es speichert Fakten und Ereignisse – das, was man tut, wenn man sich daran zu erinnern versucht, was man im Schulunterricht gelernt hat, oder im Fall der Lektüre dieses Buches an das, was man gerade gelesen hat und was man später abrufen können möchte. Diesen Teil des Gedächtnisses benutzen wir, um Informationen für die Zukunft zu speichern – das, was wir *lernen* nennen. Sie benutzen es momentan, während Sie dies hier lesen, weil Sie hoffen, sich auf diese Weise neue Informationen aneignen zu können. Das explizite Gedächtnis ist auch von Assoziationen abhängig – Ihr Gehirn verknüpft explizite Erinnerungen, die in einer Beziehung zueinander stehen, zu einer Matrix verbundener Konzepte, die in Ihrem Leben eine Rolle spielen. Wenn Sie beispielsweise an das Haus, in dem Sie aufgewachsen sind, denken, erinnern Sie sich automatisch auch an Ihre Eltern und Geschwister, an die Nachbarschaft, die Schule, die Sie besucht haben, Ihre Spielkameraden usw. Viele deklarative Erinnerungen miteinander zu verbinden ist eine Möglichkeit, alle zusammen zu konsolidieren. Zur Aufrechterhaltung deklarativer Erinnerungen tragen außerdem alle mit ihnen verbundenen positiven oder negativen Emotionen bei.

Das Erlernen von Worten, Konzepten und anderen verbalen Informationen ist der Bereich einer Unterkategorie des expliziten Gedächtnisses, das *semantische* Gedächtnis. Es entwickelt sich in der Kindheit und enthält unser allgemeines Wissen über die Welt, beispielsweise die Namen von Tieren, Familienmitgliedern, geläufige geographische Fakten und wichtige Details des Alltagslebens. In der Regel lernen wir diese Dinge von unseren Eltern, durch die Grundschule, aus Büchern, die wir lesen, und durch Geschichten, die man uns als Kindern erzählt hat. Diese Art von semantischen Erinnerungen ist relativ stabil. Außerdem nutzen wir diesen Teil des Gedächtnisses, um berufliche und geistige Fertigkeiten zu erlernen. Manche nennen dies »Lehrbuch-Lernen«. Wir können nur hoffen, daß uns das semantische Wissen, das wir uns in der Schule und im Studium angeeignet haben, lange erhalten bleibt, denn davon hängt der Bestand unserer geistigen Fähigkeiten und eventuell unser Broterwerb ab. Seine Beständigkeit beruht allerdings auch auf seiner regelmäßigen Nutzung im Alltagsleben. Wird sein Inhalt nicht regelmäßig abgerufen, verblaßt er. Semantische Erinnerungen werden wahrscheinlich hauptsächlich im Hippocampus gespeichert, wobei ein Teil davon wohl auch in Bereichen des Neokortex bewahrt wird, die dem Inhalt der jeweiligen Erinnerungen entsprechen.

Eine zweite Unterkategorie des expliziten Gedächtnisses ist das *episodische* Gedächtnis. Wie der Name vermuten läßt, speichert es Ereignisse oder Episoden aus unserem Leben – weshalb es auch »autobiographisch« genannt wird. Ein Großteil dieser Erinnerungen ist sehr flüchtig und wird deshalb leicht vergessen. Doch andere Teile davon – diejenigen, die mit einem für uns besonders wichtigen emotionalen Inhalt verbunden sind –, erweisen sich als relativ beständig. Ist mit einem Erlebnis eine Emotion verbunden, gewinnt diese Information eine Bedeutung für die Sicherung des Überlebens, wodurch diese Erinnerung ziemlich dauerhaft wird. Sie enthält oft Anteile von körperbasierten Erinnerungen. In meinen Vorträgen frage ich die Zuhörer oft, was ihnen in den Sinn kommt, wenn sie sich an den Anblick des Einschlags der Flugzeuge in die Türme des World Trade Centers am 11. September 2001 erinnern. Gewöhnlich kommen ihnen die Bilder aus dem Fernsehen in den Sinn, und oft sind sie mit sensorischen Erlebnissen aus jener Situation verbunden, beispielsweise mit dem Geruch von frischem Kaffee, weil der Angriff auf das World Trade Center am Morgen stattfand. Auch mit Emotionen verbundene Erinnerungen an Situationen aus dem eigenen Leben, beispielsweise solche an besondere Familienereignisse – Hochzeiten, Todesfälle, sportliche Erfolge usw. – werden zu dauerhaften episodischen Erinnerungen. Diese werden hauptsächlich im Hippocampus, aber auch in Kortexbereichen, die in einer Beziehung zum sensumotorischen Inhalt der Erinnerung stehen, gespeichert. Ist die emotionale Assoziation sehr stark und deshalb mit dem Überleben assoziiert, kann diese Art von episodischen Erinnerungen als *implizit* oder dauerhaft gelten.

Das Gedächtnis ist eine wichtige Funktion des emotionalen Gehirns, und zwar sowohl für unsere Fähigkeit, Dinge zu lernen, als auch, in Zusammenhang mit den Funktionen der Amygdala, für das Überleben. Weil diese sich mit Emotionen befaßt, nutzt sie ein Kontrollsystem, um ihre Funktionen erfüllen zu können. Wir würden uns sowohl körperlich als auch emotional mit Sicherheit ziemlich rasch erschöpfen, wenn es in unserem Körper keine Systeme gäbe, die Erregungszustände und starke Emotionen modulieren und unter Kontrolle halten könnten. Deshalb existiert im rechtsseitigen emotionalen Gehirn ein System interaktiver Zentren, die diese Art von Kontrolle ermöglichen. Es sollte eigentlich nicht überraschen, daß diese modulierend wirkenden Zentren in enger Beziehung zu Bindung, Einstimmung, Kommunikation und sozialem Engagement stehen.

Emotionsmodulation: Der anteriore zinguläre Kortex, die Insel, der OFK und der ventrale Vagus

Das erste dieser modulierend wirkenden Gehirnzentren ist der *anteriore zinguläre Kortex*, eine obere limbische Struktur des Kortex (siehe Abb. 3.1, S. 65). Er erfüllt verschiedene Funktionen, darunter die Hemmung oder Regulierung der Amygdala und des ANS sowie ganz generell der Emotionen mit dem Ziel, die innere Balance zu fördern. Außerdem hemmt dieses Zentrum die Impulsivität, es fördert Aufmerksamkeit und Lernen, und es unterstützt die Emotionskontrolle. Weitere Funktionen sind, den Zustand des Bewußtseins aufrechtzuerhalten und Empathie und Affiliation zu unterstützen. Mit dem OFK und der Insel wirkt der anteriore zinguläre Kortex auf die Erhaltung der Homöostase hin.

Die *Insel* ist ein Teil des Neokortex, der häufig dem emotionalen Gehirn zugerechnet wird. Sie liegt tief unter dem Frontal- und Schläfenlappen und der Schläfenfurche. Der Neurologe Antonio Damasio erklärt, die Insel habe die Aufgabe, bewußte *Gefühle* zu speichern. Diese spiegeln Zustände des viszeralen und des somatischen Körpers und damit verbundene Empfindungen, die wiederum mit Emotionen assoziiert sind. Man erinnere sich, daß die Insel mit Hilfe der von Damasio so genannten *somatischen Marker* im Grunde eine Darstellung des emotionalen Gehirns im gegenwärtigen Augenblick liefert. Diese Aspekte des *ganzheitlichen inneren Empfindens* sind die körperliche Repräsentation unseres Wohlbefindens in Form von Empfindungen oder Gefühlszuständen.

Solche Empfindungen sind extrem wichtig, weil sie das Gehirn über das Wohl des Körpers und des Ich und somit über den Zustand des Bewußtseins informieren. Sie geben Aufschluß darüber, ob wir uns fürchten, ob wir erregt, begeistert, angeekelt, gramerfüllt, ekstatisch oder deprimiert sind oder welche anderen starken Emotionen uns plagen. Gewöhnlich denken wir über den Zustand, in dem sich unser Körper aktuell befindet, gar nicht nach; wir spüren nur die damit verbundenen Emotionen. Jede Emotion ist nicht nur mit einer *viszeralen* Empfindung, sondern auch mit einem *skelettalen* somatischen Marker verbunden. Außerdem verfügt sie über einen *autonomen* Marker, womit der erhöhte – oder gesenkte – Puls, der Blutdruck, die Atemfrequenz, die Hautdurchblutung usw. gemeint ist. Diese autonomen und skelettalen Marker spüren wir gewöhnlich in unserem Körper – in den Muskeln, der Haut, dem Gesicht, den Fingern, Zehen usw. Die Fähigkeit, sich auf die wechselnden Körperzustände einzustimmen, die wir »Gefühle« nennen, kann sehr nützlich sein. Indem wir uns unser *ganzheitliches inneres Empfinden* (unseren *»felt sense«*) vergegenwärtigen – den Status unseres Körpers hinsichtlich viszeraler, skelettaler oder autonomer Empfindungen –, können wir feststellen, wie es uns im Hinblick auf Belastungen, Konflikte und Traumata in unserem Leben geht. Bei der Meditation die sensorische Körperlandkarte zu beobachten ist eine Möglichkeit, die Präsenz zu finden und aufrechtzuerhalten, welche die Essenz von Achtsamkeit ist. Körperbasierte psychotherapeutische Methoden wie Peter Levines *Somatic Experiencing* nutzen die allmähliche und ausgewogene Erforschung somatischer Marker, um sich vorsichtig den mit einem traumatischen Erlebnis verbundenen *somatischen prozeduralen* Erinnerungen zu nähern und sie zu löschen.

Die frontale oder anteriore Insel speichert *viszerale Empfindungen/Marker*, die vom Mund, von der Kehle, von den Bauchorganen, vom Herzen und von der Lunge ausgehen. Die posteriore Insel hingegen gibt Aufschluß über *somatische Empfindungen/Marker*, die sich auf die Skelettmuskeln, Gelenke, Bänder, Gliedmaßen und die autonome Steuerung der Hautdurchblutung beziehen. Die Insel schafft somit eine Verbindung zwischen schmerzhaften Empfindungen und den Emotionen, die sie hervorrufen. Außerdem steht sie in enger Beziehung zum anterioren zingulären Kortex, spielt bei der Regulierung des ANS eine wichtige Rolle und fördert den Zustand der Homöostase.

Die anteriore Region des zingulären Kortex und die Insel sind daran beteiligt, die Bedeutung von Ereignissen und aus ihnen hervorgehenden somatischen Markern festzustellen. Dadurch kann die Verbindung zwischen einer viszeralen Empfindung und ihrer emotionalen Bedeutung klar werden, was uns ermöglicht, das Gefühl zu deuten und zu nutzen. Möglicherweise fördert dieser Mechanismus die offensichtliche Verbindung zwischen den beiden genannten Gehirnzentren und die Aufrechterhaltung der Homöostase. Mit dem anterioren zingulären Kortex und dem OFK wird die Insel bei

Erlebnissen aktiviert, bei denen Empathie und Einstimmung eine Rolle spielen, und sie scheint auch für das von Stephen Porges entdeckte *System für soziales Engagement*, mit dem wir uns noch befassen werden, von Bedeutung zu sein. Und schließlich scheint die Insel auch bei Süchten, mit denen ich mich im nächsten Abschnitt beschäftigen werde, im Spiel zu sein. Je mehr wir über die Insel herausfinden, um so deutlicher wird, daß sie hinsichtlich ihrer Fähigkeit, ein Fenster zum Bewußtsein, zum Gewahrsein innerer Zustände und Gefühle und damit zu unserem grundlegenden Selbstempfinden zu öffnen, wohl einzigartig ist.

Ein wichtiger Bereich des rechten Frontalkortex über der Augenhöhle, der *Orbitofrontalkortex* (OFK), soll eng mit der Mutter-Säugling-Bindung und der Beziehung zum Säugling, zum Stamm oder zur Familie verbunden sein. Allan Schore hält den rechten OFK für die wichtigste Verbindung zum physischen und emotionalen Prozeß der Einstimmung. Er geht davon aus, daß eine physische, auf Blickkontakt basierende Verbindung zwischen Mutter und Säugling die Homöostase aufrechterhält und beim Kind das Wachstum des OFK fördert. Beim Stillen ist ein direkter permanenter Blick-/Hautkontakt zwischen beiden Beteiligten zu beobachten. Das Stillen beginnt oft instinktiv an der linken Brust, was Blickkontakt vom rechten Auge der Mutter zum rechten Auge des Säuglings ermöglicht und den rechten OFK beider miteinander verbindet. Dieser Bonding-Prozeß bewirkt, daß der OFK des Kindes in den ersten Lebensmonaten tatsächlich wächst, wodurch die frontale Spitze des linken Frontalkortex überdeckt wird. Dies läßt sich mit Hilfe von fMRT-Scans messen und ist ein sehr markantes Beispiel für Neuroplastizität.

Der OFK ist der wichtigste Regulator der Amygdala, er hemmt sie und schaltet das ANS auf »Sparmodus«, wenn der Inhalt eines bedrohlichen Erlebnisses von geringer Bedeutung ist. Auf diese Weise fungiert der OFK bei der autonomen und emotionalen Regulation als primärer Vermittler und ist somit zusammen mit dem anterioren zingulären Kortex und der Insel ein wichtiger Regulator der Homöostase. Doch angesichts von der Amygdala identifizierter realer und schwerwiegender Bedrohungen leitet der OFK mit Hilfe des Motorkortex, des Hypothalamus und des endokrinen Systems sowie des SNS (siehe Abb. 3.1, S. 65) die physische Aktivität der Kampf-/Fluchtreaktion ein.

Funktionale MRT-Studien des Gehirns bei Säuglingen, die verlassen oder in Waisenhäuser aufgenommen wurden oder die sich aufgrund einer psychischen Krankheit ihrer Mutter in einem Zustand schlechter Eingestimmtheit befinden, zeigen, daß ihr OFK und ihr Hippocampus kleiner sind. Ein solcher unzureichend entwickelter OFK rechtfertigt die Annahme, daß der Säugling sein Leben lang unter einer Beeinträchtigung der Regulation seiner Emotionen und seines ANS leiden wird – daß bei ihm das Gegenteil von Homöostase vorherrschen wird. Und dieser Zustand ginge sehr wahrscheinlich mit einer Bindungsstörung, einer Sprach- oder Lernstörung und einer Beeinträchtigung der emotionalen und autonomen Funktion einher. Dieser Befund ist ein klassisches Beispiel für negative Neuroplastizität, die physische Formbarkeit des Gehirns bei Streß, mit der wir uns in Schlüssel 5 eingehender beschäftigen werden.

Ein anderes faszinierendes Modell für Affiliation, Empathie und soziale Verbindungen, bei dem ein Teil des emotionalen Gehirns eine Rolle spielt, ist das Konzept der *Spiegelneuronen*. Diese wurden erstmals Anfang der 1990er Jahre dokumentiert, als Neurowissenschaftler das neuronale Feuern im Motorkortex von Affen mit Hilfe von Elektroden maßen. Sie stellten fest, daß diese Motoneuronen feuerten, wenn der getestete Affe eine Hand nach Nahrung ausstreckte, allerdings auch, wenn er einen anderen Affen seine Hand nach Nahrung ausstrecken *sah*. Das Gehirn der Affen *spiegelte* eine motorische Aktivität, als es die betreffende Handlung bei einer anderen Person sah. Spätere Studien förderten Cluster von Spiegelneuronen in verschiedenen Bereichen im motorischen und somatosensorischen Kortex zutage, insbesondere in den Bereichen, die die Hand repräsentieren. Außerdem sind im anterioren zingulären Kortex, in der Insel und im OFK viele Spiegelneuronen zu finden. Die Beziehung der Spiegelneuronen zum emotionalen Gehirn könnte das Konzept der Empathie stützen – der Identifikation eines Menschen mit dem emotionalen Zustand eines anderen. Zwar wird über die genaue Rolle der Spiegelneuronen noch debattiert, doch sind viele der Auffassung, daß sie speziell für Empathie, Affiliation und Bonding von Bedeutung sind.

Und schließlich hat der Neurophysiologe Stephen Porges eine zwar komplexe, aber überzeugende Argumentation für das von ihm so genannte *System für soziales Engagement (social engagement system)* entwickelt. Diese Funktion entspricht in vielerlei Hinsicht dem Prozeß der Einstimmung bzw. Bindung zwischen Mutter und Säugling, der mit dem OFK und dem zingulären Kortex in Verbindung gebracht wird. Das von Porges entwickelte Konzept basiert auf der einzigartigen Struktur und Funktion des Systems der

Muskeln des Kopfes und Halses, des dorsalen (reptilischen) sowie des ventralen (mammalischen) Vaguskerns im Hirnstamm und der Kampf-/Flucht-/Erstarrungsreaktion. Wir haben uns diesem Konzept nun schon einige Male von verschiedenen Seiten genähert, aber es ist der Mühe wert, es einmal als Ganzes zu betrachten. Das System für soziales Engagement erklärt viel von unserem täglichen physischen/emotionalen Verhalten und welche Zentren und Systeme des Gehirns daran beteiligt sind.

Der Ausgangspunkt dieses Systems ist der Motorkortex, von wo Nervenpfade die Augenmuskeln (für das *Sehen*), die Gesichtsmuskeln (für den *emotionalen Ausdruck*), die Mittelohrmuskeln (welche die Geräusche der *menschlichen Stimme herausfiltern*), die Kiefermuskeln (die das *Kauen* ermöglichen), die Muskeln des Kehlkopfs und des Rachens (die uns die *Modulation der Stimme* oder *Prosodie* ermöglichen) und die Kopfwender (die für die *Orientierung* wichtig sind) steuern. Sie erinnern sich vielleicht daran, daß diese Muskeln aus den Kiemenbögen des Embryos hervorgegangen sind und in enger Beziehung zum Überleben stehen. Sie alle sind wichtig für die Kommunikation mittels Mimik, für sprachliche Muster, die einladende Signale stimmlichen Ausdrucks übermitteln, für die Fokussierung des Gehörs auf die menschliche Stimme und für die Orientierung auf die Person, zu der aktuell eine soziale Verbindung besteht.

Die Zentren für diese Muskeln im Hirnstamm sind um den ventralen Vaguskern gruppiert, der auch *Nucleus ambiguus* genannt wird, den mammalischen Vagus, der das ANS moduliert. Sie haben enge Verbindungen zum ventralen Vagus, um dessen Bedeutung für die Aufrechterhaltung der Homöostase mittragen zu können. Diese Rolle ist sehr komplex, aber vereinfacht ausgedrückt hemmt der ventrale Vagus die Extreme der Kampf-/Flucht-Reaktion sowie den gefährlichen Sturz in die vom dorsalen Vagus hervorgerufene Erstarrungsreaktion. Wie ich erläutert habe, ist das Gegenteil des Zustandes der Homöostase ein anhaltendes übermäßig starkes Schwanken zwischen den sympathischen und parasympathischen Extrempositionen. Somit ist der ventrale Vagus, der diese Extreme hemmt, ein weiterer Förderer der Homöostase. Das System für soziales Engagement, das mittels der wichtigen Muskeln des Kopfes und Halses aktiv wird und die Einstimmung auf eine andere Person und das Engagement in Bezug zu ihr fördert, fungiert als interaktives Kommunikationssystem, das physisch zur Aufrechterhaltung der Homöostase beiträgt.

Belohnungssysteme und Wohlgefühl: Das natürliche »High«

Bestimmte Verhaltensweisen sind für alle Tiere überlebenswichtig. Dies gilt insbesondere für Säugetiere, deren Verhalten aufgrund ihres weiterentwikkelten Gehirns komplexer ist als das Verhalten anderer Tierarten. Reptilien verlassen sich ausschließlich auf ihre Instinkte. Und Instinkte können nicht auf der Stelle durch Lernen verändert werden und nicht angesichts aktueller Herausforderungen das adaptive Verhalten verändern. Deshalb ist die Sterblichkeit bei heranwachsenden Reptilien extrem hoch, weshalb diese Arten sehr viele Nachkommen hervorbringen müssen, um ihren Fortbestand zu sichern. Damit eine Spezies mit der für Säugetiere charakteristischen geringeren Zahl von Nachkommen überleben kann, muß sie wesentlich komplexere Verhaltensfähigkeiten als Reptilien entwickeln.

Säugetiere haben aufgrund ihres limbischen Systems ein größeres Spektrum an (zudem komplexeren) Möglichkeiten, ihr Überleben zu sichern. Zwar ist ein großer Teil des für das Überleben wichtigen Verhaltens unbewußt, doch hat das Säugetierhirn trotzdem viele Möglichkeiten, Entscheidungen zu treffen, von denen die meisten auf angesammelter Erfahrung basieren, die durch konditionierte Erlebnisse und Reaktionen bestimmt und im prozeduralen Gedächtnis gespeichert werden. Pawlows Hunde »lernten«, Speichel zu produzieren, wenn eine Glocke ertönte, weil dieses Signal ihnen ankündigte, daß sie Nahrung bekämen, eine für das Überleben wichtige Erfahrung, die für sie als Belohnung fungierte. Manchmal wurde das konditionierende Lernen in Pawlows Labor mit einem *negativen* Erlebnis assoziiert wie beispielsweise mit einem Schock oder mit Schmerz, wodurch der Hund lernte, in Zukunft durch Vermeiden dieses Erlebnisses sein Überleben zu sichern. Ein großer Teil überlebenswichtigen Lernens basiert jedoch auf Belohnungssystemen, die mit dem emotionalen limbischen Gehirn entstanden sind. Dabei spielen Neurotransmitter eine sehr wichtige Rolle, chemische Stoffe, die Botschaften von Neuron zu Neuron befördern. Es kann kaum überraschen, daß die meisten dieser Belohnung ermöglichenden Neurotransmitter gehäuft im emotionalen Gehirn und seinen Verbindungen vorkommen.

Wahrscheinlich können wir die Belohnung, die diese Neurotransmitter bieten, am besten als *Behagen* oder *Wohlgefühl* bezeichnen, ein Erlebnis, das

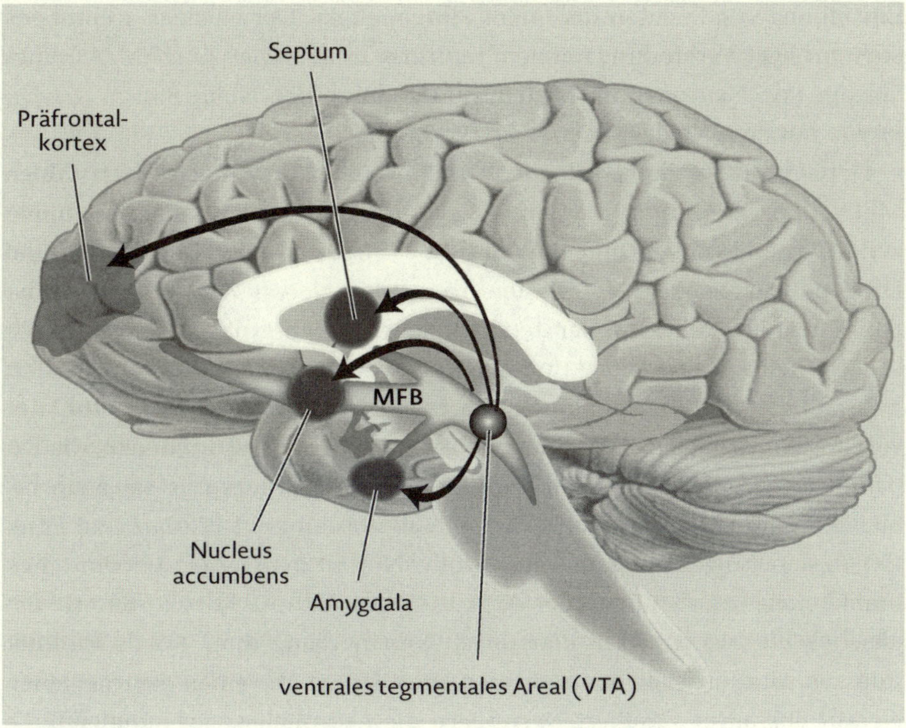

Abbildung 4.1 Gehirnzentren, die für Belohnungen beziehungsweise Behagen/Wohlgefühl wichtig sind (MFB = mediales Vorderhirnbündel).

sich sehr schwer beschreiben oder definieren läßt, das wir alle aber sofort erkennen, wenn es vorliegt. Es umfaßt viele positive emotionale Zustände – Zufriedenheit, Befriedigung, Glück, Freude, Vergnügen und Ekstase, um nur einige zu nennen. Und als »Gefühl« im Sinne dieser Liste von positiven Zuständen zunehmender Intensität ist jeder belohnungsbedingte emotionale Zustand mit einer voraussagbaren viszeralen und somatischen sensorischen Empfindung assoziiert, welche die Belohnung vergrößert. Es ist leicht zu erkennen, daß solch ein System eine sehr starke Wirkung auf das Überlebensverhalten haben muß.

Das wichtigste mit einem emotionalen Zustand des Behagens assoziierte Gehirnzentrum ist der *Nucleus accumbens* (siehe Abb. 4.1). Er liegt im Bereich der Basalganglien, mit denen wir uns in Schlüssel 1 befaßt haben, den Zentren für Balance und Koordination. Unter anderem spielt der Nucleus accumbens eine Rolle bei Belohnungen, dem Erleben von Behagen, bei der

Entstehung von Süchten und beim Plazeboeffekt. Der Nucleus accumbens steht in enger Verbindung mit dem *ventralen tegmentalen Areal* (VTA), einer Gruppe von Neuronen im Mittelhirn, die durch den Neurotransmitter *Dopamin* mit dem Nucleus accumbens verbunden ist.

Dopamin hat viele verschiedene wichtige Funktionen. Zu ihnen zählen Motivation, Stimmung, kognitive Leistungsfähigkeit, Ausführen komplexer Bewegungsmuster und Belohnungen (in Form von Nahrung, Sex und Drogen). Am wichtigsten für unseren momentanen Zusammenhang ist, daß Dopamin vom ventralen tegmentalen Areal in großen Mengen ausgeschüttet wird, wenn man Amphetamine, Nikotin oder Kokain konsumiert hat, weil dadurch das vom Nucleus accumbens vermittelte Wohlgefühl hervorgerufen wird. Ungeachtet der zahlreichen wichtigen Funktionen, die Dopamin erfüllt, spielt der Stoff wegen dieser Belohnungsprozesse auch bei Süchten eine Rolle. Der Körper ist fein abgestimmt auf Präsenz und Funktionen seiner eigenen chemischen Stoffe. Nimmt man wegen Entzündungskrankheiten wie rheumatoider Arthritis oder Asthma Kortikosteroide ein, gleichen die Nebennieren dies durch Verringerung ihrer Kortisolproduktion aus. Und im Falle des Konsums einer Droge, die einen gehirneigenen Neurotransmitter simuliert, verringern die neuronalen Verbindungen, die diesen Neurotransmitter nutzen, ihre eigene Produktion des Stoffes, mit der Folge, daß im Falle einer Verringerung der Zuführung desselben von außen die Funktion des körpereigenen Neurotransmitters im Gehirn eingeschränkt wird. Dies verursacht einen Zustand des »Entzugs«, verbunden mit zahlreichen Nebenwirkungen aufgrund der unterdrückten oder reduzierten Wirkung des betreffenden Neurotransmitters im Gehirn. Diese Reaktion ist charakteristisch für eine »Sucht«, die in einem ständigen Verlangen nach der suchterzeugenden Substanz besteht. Außerdem ist der Entzug mit körperlichen Erscheinungen verbunden – mit unangenehmen und schmerzhaften Symptomen insbesondere in den Viszera –, wenn die Zuführung der betreffenden Substanz gestoppt wird. Deshalb wird Dopamin häufig als »süchtig machender« gehirneigener Stoff bezeichnet. Doch Dopamin ist nur der Bote, nicht der Schuldige. Wird Dopamin durch eine Droge ersetzt, tritt an die Stelle des normalen Behagens oder Wohlgefühls, der Motiviertheit, Denkschärfe und optimalen Gestimmtheit das überwältigende »High« der Sucht.

Die meisten anderen »suchterzeugenden Drogen« – Nikotin, Alkohol, Kokain, Amphetamine und Opiate wie Heroin – wirken zumindest teilweise durch Stimulation der Neuronen im VTA und durch die Ausschüttung von Dopamin mittels des ventralen Tegmentums, das den Nucleus accumbens aktivieren soll. Somit ist das Erleben von »Behagen« dem Erleben des Dopamins selbst nachgeordnet. Opiate erzeugen am Anfang ein »High«, das auf dieser Dopaminausschüttung basiert, rufen jedoch später ein Gefühl ruhiger Entspannung hervor. Die suchterzeugende Eigenschaft des Dopamin-Highs bleibt jedoch die wichtigste suchterzeugende Eigenschaft von Opiaten. Diese Eigenschaft des Dopamin scheint auch bei anderen suchterzeugenden Drogen wie Alkohol und Nikotin eine Rolle zu spielen, denn ihre Behagen erzeugende Qualität hängt auch zumindest teilweise mit der Wirkung des Dopamin zusammen. Sedierend wirkende Stoffe wie Alkohol und Tranquilizer oder Benzodiazepine (Valium, Xamax) entfalten ihre Wirkung, indem sie den hemmend wirkenden Neurotransmitter GABA (Gamma-Amino-Buttersäure) nachahmen. GABA hemmt die von der Amygdala hervorgerufene Erregung, und für den Entzug von Benzodiazepinen sind ebenso wie für den Alkoholentzug Überspanntheit, Hyperarousal und sogar Krampfanfälle charakteristisch. Folglich basieren Süchte auf der Einbeziehung der Funktion bestimmter Neurotransmitter, wodurch das Gehirn wichtiger Kommunikationssysteme beraubt wird, mit der Folge negativer Neuroplastizität und einer dysfunktionalen Umstrukturierung von Nervenverbindungen im Gehirn.

Medizinern, die sich mit der Erforschung und Behandlung von Süchten beschäftigen, fällt es seit langem schwer, grundsätzliche Thesen darüber zu formulieren, wie Menschen Abhängigkeiten von körperfremden Substanzen entwickeln können und warum sie es tun. Wir wissen zwar, daß Alkoholismus in Familien »vererbt« wird, und es liegen einige Hinweise vor, denen zufolge ein bestimmtes Gen Menschen zur Entwicklung einer Alkoholabhängigkeit prädisponieren kann. Aber die Wissenschaft der Epigenetik besagt andererseits, daß frühe und möglicherweise sogar vorgeburtliche Erlebnisse erforderlich sein könnten, um dieses Gen »einzuschalten«. Neuerdings ist auch das Konzept der »suchtaffinen Persönlichkeit« wieder aufgetaucht, demzufolge bestimmte Arten von Persönlichkeitsmerkmalen, mit denen Menschen geboren werden, sie anfälliger für die Entwicklung von Süchten machen. Viele Psychologen sind der Auffassung, daß wir mit genetisch vorgegebenen *Temperamenten* geboren werden – die im Wesentlichen beinhalten, daß wir entweder »sensibel« oder »resilient« sind. Sind wir eher sensibel, können uns die Auswirkungen negativer Erlebnisse stärker treffen; sind wir hingegen resilient, ist die Gefahr, daß wir verletzt werden, geringer. In welchem Maße die Mutter fähig ist, zu ihrem Kind eine Bindung aufzubauen und mit dem Säugling einen Zustand der Einstimmung zu erreichen, kann sich auf die im Laufe unserer Kindheit entwickelten Persönlichkeitsmerkmale auswirken und auch die Entstehung einer suchtaffinen Persönlichkeit fördern. Ganz gleich, ob wir das Problem aus der Perspektive der Epigenetik betrachten oder ob wir negative Erlebnisse in der frühen Kindheit für entscheidend halten, gelangen wir in jedem Fall nicht zur suchtaffinen *Persönlichkeit,* sondern zum suchtaffinen *Gehirn.*

Nach meiner Auffassung ist ein suchtaffines Gehirn ganz einfach ein Gehirn, das infolge belastender Erlebnisse in der späten Schwangerschaft, aufgrund unzureichender früher Einstimmung, wegen Krankheiten im Säuglingsalter, Zwietracht in der Ursprungsfamilie, Krankheiten in der Kindheit oder anderen belastenden bzw. traumatischen Erlebnissen in den frühen Lebensjahren den Auswirkungen einer beeinträchtigten autonomen/emotionalen Regulation ausgesetzt ist. Das suchtaffine Gehirn sucht ständig nach Möglichkeiten, die Amygdala zu beruhigen oder abzuschalten, um einen Zustand der Stabilität und des Friedens zu erleben. Die sogenannten Suchtdrogen haben praktisch alle diese Eigenschaften, fordern dafür aber einen hohen Preis. Wissenschaftliche Untersuchungen bringen zunehmend frühe negative Erlebnisse und Traumata mit der späteren Entstehung von Süchten in Verbindung, wie der psychologischen Fachliteratur und der Thematik von Konferenzen und Workshops zum Thema Sucht zu entnehmen ist.

Auch *Endorphine* bilden eine wohlbekannte Gruppe gehirneigener chemischer Stoffe, die Behagen hervorrufen und als Belohnung fungieren können. Sie ähneln in ihrer Struktur stark der des Opiums, das aus dem Schlafmohn gewonnen wird. Narkotika wie Morphin, Methadon und Kodein sind Opiumderivate. Ebenso wie diese Narkotika sind auch Endorphine hochwirksame Schmerzmittel.

Bei den Endorphinen handelt es sich eher um Hormone als um Neurotransmitter, da sie vom Hypothalamus und von der Hirnanhangdrüse in die Blutbahn gelangen. Von dort werden sie zu Endorphinrezeptoren im Gehirn und im Rückenmark befördert, mit denen sie sich verbinden und dann hauptsächlich schmerzlindernd wirken. Endorphine erzeugen bei anstrengendem Körpertraining, beim Essen scharfer Speisen, in Zuständen positiver Erregung und beim sexuellen Orgasmus positive Empfindungen. Außerdem können sie sowohl durch den Kampf-/Flucht-Reflex als auch durch den vagalen Erstarrungszustand induziert werden, in welchem sie einem Tier oder einem Menschen ermöglichen, sich weiter um die Sicherung des Überlebens zu kümmern, ohne durch Schmerz von diesem Ziel abgelenkt zu werden. Von tiefer Entspannung, Meditation und Akupunktur ist bekannt, daß sie die Ausschüttung von Endorphinen durch den Hypothalamus fördern und positive Empfindungen hervorrufen.

Wahrscheinlich erzeugen Endorphine mit Hilfe verschiedener Mechanismen Wohlgefühl. Ihre intrinsischen Eigenschaften wirken beruhigend und rufen Behagen hervor. Sowohl die körpereigenen Endorphine als auch körperfremde Drogen wie Morphin stimulieren die Ausschüttung von Dopamin durch das VTA, wodurch der Nucleus accumbens stimuliert und ein angenehmes Gefühl hervorgerufen wird. Dieses zweigliedrige System könnte die starke Suchtgefahr beim Konsum industriell produzierter Narkotika verursachen und außerdem der Grund für die suchterzeugende Wirkung bestimmter Verhaltensweisen sein, beispielsweise der Ausübung von Extremsportarten oder des Drangs, sich bewußt Gefahren auszusetzen, weil das die Endorphinproduktion des Hypothalamus anregt.

Ein anderes wichtiges gehirneigenes Belohnungssystem basiert auf der Wirkung des Hormons *Oxytocin.* Im Gegensatz zu Neurotransmittern ist Oxytocin ein Hormon, das von der Hypophyse ausgeschüttet wird und das die Blut-Hirn-Schranke nicht passiert. Trotzdem hat es starke Auswirkungen auf das Gehirn, und einige Forscher sind der Auffassung, im Gehirn gebe es auch Synapsen für Oxytocin. Ganz sicher gibt es in den Kernen des limbischen Systems viele Rezeptoren für Oxytocin, unter anderem in der Amygdala und im Nucleus accumbens.

Neuerdings wird Oxytocin als »Liebeshormon« bezeichnet. Eine seiner wichtigsten Aufgaben erfüllt dieser Stoff bei der Geburt. Er entspannt den Geburtskanal, stimuliert die Kontraktion des Uterus, die Milchproduktion und den Milchflußreflex in der Brust. Oxytocin wird mit Wohlgefühl in Gegenwart eines Partners in Verbindung gebracht, und es fördert die sexuelle Erregung und den Orgasmus. Außerdem wirkt es beruhigend und unterstützt die Entstehung einer Bindung zwischen Mutter und Kind. Viele sind der Auffassung, Oxytocin verstärke das soziale Engagement, so wie Porges es beschreibt.

Zum Abschluß

Wir haben uns mit dem mammalischen emotionalen Gehirn ausgiebiger befaßt als mit jedem anderen Gehirnsystem und jeder anderen Gehirnregion, und das hat gute Gründe. Obwohl die beiden Hemisphären wesentlich größer sind als das limbische System, verbringen wir mehr Zeit mit letzterem als mit jeder anderen Gehirnregion, einschließlich des größten Teils der Zeit, in der wir schlafen. Die komplexen Fähigkeiten des Neokortex haben dem Menschen und wahrscheinlich auch anderen höheren Primaten einen riesigen Entwicklungssprung hinsichtlich jener Funktionen ermöglicht, bei denen es um das »Denken« geht. Intuition, Einsicht, Urteilsfähigkeit, Absicht, Vorstellung und andere höhere kortikale Fähigkeiten haben die literarischen, organisationellen, wissenschaftlichen und technischen Wunder der heutigen Welt ermöglicht.

Doch das auf dem limbischen System basierende System für soziales Engagement, das uns ermöglicht, als Mitglieder einer Familie, eines Stammes oder einer sozialen Gruppe effektiv und bedeutsam zueinander in Beziehung zu treten, ist wahrscheinlich viel wichtiger als die unglaublichen Errungenschaften, die uns der Neokortex beschert hat. Bei diesem System geht es um die unausgesprochenen Botschaften, welche die Muskeln des Kopfes und Halses in Verbindung mit dem ventralen Vaguskern übermitteln, die der verbalen und nonverbalen sozialen Kommunikation zugute kommen. Außerdem basiert dieses System auf dem OFK, den limbischen Kernen, dem anterioren zingulären Kortex und der Insel, die alle auch die Amygdala modulieren. Eine Störung dieser wichtigen limbischen Fähigkeiten, soziales Engagement zu fördern, die Grundlage unseres Agierens in unserer Familie und in der Gesellschaft, würde uns einer relativ unregulierten Amygdala aussetzen, die auf harmlose Signale aus der Umgebung und aus dem Körper überreagiert. Die höheren Kortexfunktionen ordnen sich der Notwendigkeit, das Überleben zu sichern, unter und stellen im Grunde ihre Funktion ein, bis eine Gefahr vorüber ist. Was uns dann bleibt, ist das, was wir psychische

Krankheit nennen, verbunden mit inadäquaten emotionalen Zuständen und einer Hemmung speziell der linken Seite des Gehirns und seiner höheren Funktionen, etwa der sprachlichen, der Einsicht, der Fähigkeit, Probleme zu lösen, und der Urteilsfähigkeit. Deshalb verläßt sich der Kortex auf ein gesundes, funktionsfähiges emotionales Gehirn, um seine Aufgaben erfüllen zu können.

TEIL III

Wie das Erleben unser Gehirn zum Guten wie zum Schlechten verändert

SCHLÜSSEL 5

Das plastische, sich verändernde Gehirn

Das Konzept der Neuroplastizität, der Fähigkeit des Gehirns, sich physisch zu verändern, habe ich schon einmal kurz erwähnt, als es um das verstärkte Wachstum des rechten Orbitofrontalkortex (OFK) bei gut eingestimmten und genährten Säuglingen ging. Obwohl es noch vor kurzem nur sehr begrenzt möglich war, sich das Gehirn selbst genau anzuschauen, spekulierten viele Wissenschaftler, es müsse sich im Laufe der Zeit deutlich verändern, weil sonst das selektive Erlernen von komplexen verbalen und motorischen Fertigkeiten sowie von Erinnerungsfähigkeiten nicht erklärbar sei. Man nahm allgemein an, beim Lernen würden bereits existierende neuronale Verbindungen gestärkt. Dazu kommt es wahrscheinlich aufgrund der Erhöhung der Zahl der Synapsen zwischen den *Dendriten* (nahegelegene Nervenzellenfortsätze) und *Axonen* (Nervenfasern, die Verbindungen zu weiter entfernten Neuronen herstellen). Vor über 40 Jahren wurde mir in meinem Medizinstudium im Fach Neurophysiologie beigebracht, die Zahl der Neuronen eines Menschen stehe zum Zeitpunkt seiner Geburt fest und nehme im weiteren Verlauf seines Lebens nur noch ab (werde also nicht laufend ergänzt). Mittlerweile wissen wir, daß das Gehirn des Säuglings im ersten Lebensjahr Millionen von Neuronen verliert und daß Neuronen sich in bestimmten Gehirnbereichen während des ganzen Lebens vermehren können.

Tatsächlich kann sich das Gehirn auf viele Arten physisch verändern. Sowohl zur Replikation als auch zum Tod von Neuronen kann es aufgrund veränderter chemischer Verhältnisse im Körper kommen, die auf Streß zurückzuführen sind. Und neue neuronale Verbindungen können durch wiederholte Konfrontation mit neuen Informationen entstehen sowie durch das

Üben von Bewegungsmustern und den Erwerb neuer Fertigkeiten, wie schon in den Schlüsseln 1 und 2 erläutert wurde. Das Gehirn kann sich zum Guten wie zum Schlechten verändern: durch ein großes Spektrum von Erlebnissen und durch den Einfluß eines erst kürzlich entdeckten genetischen Mechanismus, des *Epigenoms*. Natürlich können neue neuronale Pfade auch durch eine Therapie entstehen, während sich ein Patient von einer körperlichen Schädigung, etwa durch einen Schlaganfall oder eine Gehirnverletzung, erholt. Wahrscheinlich ist Ihnen schon aufgefallen, daß es bei vielem, womit wir uns hier beschäftigen, um den Prozeß des *Lernens* geht. Alles, was wir als Lernen bezeichnen, ob es sich dabei um physische oder um kognitive Prozesse handelt, basiert auf den Prinzipien der Neuroplastizität. Und wie Sie sehen werden, spielt bei allem, was wir als »Trauma« bezeichnen, und bei allem, was die Heilung emotionaler und körperlicher Verletzungen fördert, das faszinierende und heute ständig weiterentwickelte Konzept der Veränderbarkeit des Gehirns eine Rolle.

Noch einmal das Erbe des Gehirns: Eilmeldung! Wir können neue Neuronen entwickeln!

Die frühen Neurowissenschaftler glaubten, was man mir im Medizinstudium beigebracht hatte: daß das Gehirn zum Zeitpunkt der Geburt über eine bestimmte Zahl von Neuronen verfügt und danach keine neuen mehr produziert. In den 1960er Jahren jedoch gelang es mehreren Forschern nachzuweisen, daß in einem Teil des Hippocampus sowie in den neuronalen Pfaden des sogenannten Riechkolbens, der den Geruchssinn vermittelt, ständig neue Neuronen produziert werden (Neurogenese). Diese Untersuchungen wurden zunächst an Kanarienvögeln und später an Ratten durchgeführt, wobei man ein radioaktiv markiertes Protein, Thymidin, benutzte, einen wichtigen Bestandteil unserer DNS-Moleküle. Die Forscher entdeckten viele markierte Neuronen, die seit der Thymidin-Injektion neu entstanden sein mußten – ein sehr überzeugender Beweis für die Neurogenese. Die neu entstandenen Neuronen schienen sich aus neuronalen Stammzellen entwickelt zu haben, also nicht durch Teilung bereits existierender Neuronen.

Aber die Wissenschaft lernt langsam, und die soeben geschilderten Erkenntnisse wurden ignoriert oder geleugnet bis in den 1980er Jahren andere

Neurowissenschaftler bei Ratten, Vögeln und Affen eindeutige Anzeichen für eine Neurogenese durch Teilung entdeckten, wieder durch den Einsatz von radioaktiv markiertem Thymidin. Nachdem man diese Techniken bis in die 1990er Jahre stark verfeinert hatte, begannen Forscher, die Neurogenese in Verbindung mit Umgebungsvariablen zu untersuchen, insbesondere die Wirkung einer »angereicherten Umgebung« und mentaler Herausforderungen. Es überraschte die damit befaßten Forscher nicht, daß Mäuse, die man durch ein Labyrinth oder in einem Laufrad laufen ließ oder die von den Forschern angefaßt wurden, alle einen deutlich dickeren hippocampalen Kortex entwickelten und sogar einige Neuronen replizierten. Dieses Resultat wurde sogar bei älteren Mäusen beobachtet. Mentale und physische Stimulation ist offenbar ein hochwirksamer Reiz, der das Nachwachsen von Neuronen anregt.

Wie zu erwarten, wurde starkes Interesse daran geweckt, entsprechende Untersuchungen mit Menschen durchzuführen. Eine Gruppe schwedischer Forscher erhielt die Genehmigung, unheilbaren Krebspatienten radioaktiv markierte chemische Stoffe in einer Zusammensetzung zu injizieren, die eine gewisse Ähnlichkeit mit neu entwickelten Neuronen hatte. Nachdem die Patienten gestorben und obduziert worden waren, fanden die Forscher im Hippocampus der Gehirne praktisch aller Untersuchungsteilnehmer markierte Neuronen, die neu entstanden waren, obwohl der betreffende Patient kurz vor dem Tod durch Krebs stand. Diese Erkenntnisse wurden später von anderen Forschern bestätigt, unter denen viele die Auffassung vertreten, die Neurogenese finde wahrscheinlich in vielen Gehirnregionen statt, auch im Neokortex, was allerdings bisher noch nicht nachgewiesen werden konnte. In Anbetracht der wichtigen Rolle, die der Hippocampus im Rahmen des lebenslangen Lernprozesses bei der Konsolidierung von Informationen für die Verarbeitung bewußter deklarativer Erinnerungen spielt, muß es als plausibel erscheinen, ihn als im Mittelpunkt der Neurogenese stehend anzusehen. Die Implikationen der Neurogenese für die Neuroplastizität sind unglaublich. Chemische Faktoren, welche die Neurogenese stimulieren, müßten von großer Bedeutung für die Behandlung neurodegenerativer Krankheiten wie Alzheimer, Parkinson, ALS und MS sein.

Neurowissenschaftler haben auch herausgefunden, daß ein erhöhter Kortisolspiegel bei Mäusen und anderen Labortieren Neuronenverluste und Atrophie oder Schrumpfung insbesondere des Hippocampus verursachen kann. Vielleicht gibt die Empfindlichkeit des Hippocampus für Kortisol Aufschluß darüber, wie stark die Plastizität seiner Neuronen tatsächlich ist. Auch fMRT-Untersuchungen des Gehirns mißbrauchter/mißhandelter Kinder lassen eine selektive Schrumpfung des Hippocampus erkennen sowie, was auch nicht überraschen sollte, Mängel hinsichtlich der Aufmerksamkeit, des Erinnerungsvermögens und der kognitiven Funktionen. Doch sogar Mäuse, die Streß ausgesetzt worden waren und bei denen es dadurch zu einer Schrumpfung des Hippocampus gekommen war, konnten durch Training und eine generell angereicherte Umgebung die normale Hippocampusgröße zurückgewinnen. Depression bei Menschen ist mit Gedächtnisdefiziten und Schlafstörungen verbunden und scheint bei fMRT-Untersuchungen eine Atrophie des Hippocampus erkennen zu lassen. Natürlich kann man eine Depression sowohl bei Menschen als auch bei »depressiven« (gestreßten) Mäusen mit Antidepressiva wie Fluoxetin (Prozac) behandeln. Und tatsächlich scheint Fluoxetin die Atrophie des Hippocampus sowohl bei Mäusen als auch bei Menschen rückgängig zu machen. Somit verfügen wir also über eine Möglichkeit zur Verringerung oder sogar zur völligen Beseitigung der Auswirkungen negativer Neuroplastizität bei Streß, Depression und möglicherweise auch bei Alzheimer durch gehirnstimulierende Aktivitäten.

Das Gehirn trainieren, das Gehirn vergrößern: Neuronen, die gemeinsam feuern, verbinden sich miteinander

Zwar kann das Wachsen und Schrumpfen von Teilen des Gehirns einen Zuwachs oder Verlust an Neuronen spiegeln, doch geht es dabei um noch mehr. Nicht geklärt ist, ob solche Größenveränderung eher ein Maßstab für die Zunahme oder die Abnahme der Zahl und des Volumens der Nervenfasern oder Axone sowie für eine Vermehrung der Synapsen (der Verbindungen zwischen den Neuronen und ihren Fasern) ist. Vielleicht erinnern Sie sich an ein bereits angeführtes Beispiel für diese Art von Neuroplastizität bei neugeborenen Säuglingen, die gut genährt werden und gut auf ihre primäre Bezugsperson eingestimmt sind, im Gegensatz zu Säuglingen, die in einem Waisenhaus aufwachsen. Bei gut eingestimmten Säuglingen findet ein deutlich stärkeres physisches Wachstum des OFK statt, verglichen mit in Waisenhäusern aufgewachsenen Kindern. Dies ist ein sehr gutes Beispiel dafür, daß ein sehr spezielles Erlebnis spezifische Auswirkungen auf eine bestimmte Gehirnregion hat. Das klinische/behaviorale Resultat optimaler Einstimmung ist demnach eine lebenslange optimale emotionale und autonome Homöostase, ein perfektes Modell für Plastizität.

Londoner Taxifahrer – oder auch New Yorker Taxifahrer – müssen sich die Landkarte der Stadt, in der sie arbeiten, genau merken können. Dies erfordert eine deutlich gesteigerte Funktionsfähigkeit des Erinnerungen speichernden Hippocampus, insbesondere seiner posterioren Region, die für räumliche Erinnerungen zuständig ist. Durch fMRT-Untersuchungen wurde bei Londoner Taxifahrern eine deutliche Vergrößerung und Verdickung des posterioren Hippocampus entdeckt, wohingegen ihr anteriorer Hippocampus – der Bereich, in dem neue Erinnerungen gespeichert werden und den sie nicht so häufig zu benutzen brauchten – deutlich kleiner war. Auch bei Messungen ihrer generellen Fähigkeit, sich an neue Informationen zu erinnern, zeigten die Taxifahrer eine schlechte Durchschnittsleistung. Nachdem sie in den Ruhestand getreten waren, nahm ihr Hippocampus wieder die ursprüngliche Größe an. Viele der neu entwickelten Pfade, die sie aufgrund der starken Beanspruchung des für ihren Beruf so wichtigen räumlichen Gedächtnisses entwickelt hatten, brauchten sie nun nicht mehr.

Durch welchen Prozeß neue Verbindungen zwischen Neuronen oder neue neuronale Pfade entstehen, ist immer noch nicht völlig klar. Vor über 50 Jahren entwickelte der Neurowissenschaftler Donald Hebb die Theorie, daß bei zwei Neuronen, die zum gleichen Zeitpunkt feuerten, die Synapsen gestärkt würden; fingen sie dann an, gemeinsam zu feuern, würden ihre Synapsenverbindungen noch zusätzlich gestärkt. Aus diesem Konzept entstand die Theorie der *Langzeitpotenzierung*, die beinhaltet, daß die Nervenfasern dieser Neuronen, die gleichzeitig gefeuert hatten, sich sowohl hinsichtlich ihrer Zahl als auch hinsichtlich ihrer Fähigkeit, gemeinsam zu feuern, weiterentwickelten, womit sie zu einem physischen Modell für den Lernprozeß wurden. An diesem Vorgang sind verschiedene komplexe Neurotransmitter beteiligt, die auf die innerhalb dieses potenzierten Schaltkreises feuernden Synapsen beruhigend einwirken. Je zuverlässiger das neuronale Feuern aktiviert wird, um so stärker wächst und konsolidiert sich die physische Verbindung – ein dynamisches Modell für Lernen. Dies gilt für alle Aspekte des Lernens – für das Erlernen motorischer Fertigkeiten, für das Langzeitgedächtnis und sogar für das bei Traumata stattfindende implizite prozedurale

Lernen. Ein gutes Beispiel für Langzeitpotenzierung ist der Prozeß der klassischen Konditionierung, der in Schlüssel 2 beschrieben wurde.

Für das Schrumpfen und Wachsen je nach Erleben wahrscheinlich am sensibelsten ist der Hippocampus, das Zentrum für deklarative Erinnerungen und Ereignisse, was Wörter, Bilder, Emotionen, Empfindungen und anderes einschließt. Es gibt verschiedene Möglichkeiten, die Erhaltung deklarativer Erinnerungen durch den Hippocampus zu fördern. Eine besteht darin, genügend zu schlafen. Zu den Aufgaben des Schlafs zählt die Konsolidierung von Kurzzeiterinnerungen und ihre Umwandlung in Langzeiterinnerungen. Die Konsolidierung von Erinnerungen ist eine der wichtigsten Funktionen des REM-Schlafs oder Traumschlafs. Deshalb kommen in Träumen häufig Ereignisse des vergangenen Tages direkt zum Ausdruck, vermischt mit oft bizarren Erinnerungen an frühere Ereignisse. Mißt man die Traumphasen nachts mit Hilfe eines EEG, findet man erhöhte REM-Aktivität, wenn der Vortag mit intensivem Lernen oder Studieren oder mit intensiver körperlicher oder emotionaler Aktivität verbracht wurde. Gut zu schlafen ist unverzichtbar für die Konsolidierung von Erinnerungen. Schlechter Schlaf hingegen wirkt sich auf das Gedächtnis ebenso wie auf das Lernen nachteilig aus. Gestörte Schlafmuster werden häufig bei starker Depression beobachtet, einem emotionalen Zustand, der mit Beeinträchtigungen des Erinnerungsvermögens und mit einer progressiven Schrumpfung des Hippocampus – wahrscheinlich aufgrund eines erhöhten Serum-Kortisolspiegels – verbunden ist. In solchen Fällen könnten wir sagen, daß Neuronen, die nicht zusammen feuern, sich auch nicht durch Axone miteinander verbinden.

Es gibt verschiedene Möglichkeiten, den Prozeß der Speicherung deklarativer Erinnerungen oder von Erlerntem zu verstärken (d. h., die neuronalen Verbindungen zu vermehren). Eine davon ist die der *Wiederholung*, die simpelste und häufigste Aktivität beim Erlernen neuer Inhalte. fMRT-Untersuchungen an Medizinstudenten haben ergeben, daß bei ihnen nach einer Zeit intensiven Studiums hauptsächlich in Form des Repetierens von Fakten der Parietallappen deutlich verdickt ist. In meiner eigenen Studienzeit habe ich festgestellt, daß Lernen in erster Linie beinhaltet, eine riesige Menge esoterisch anmutender und oft relativ unzusammenhängender Wörter, Konzepte und Ideen auswendig zu lernen. Meinen Mitstudenten und mir war klar, daß nur ein kleiner Teil dieser vielen Informationen dauerhaft in unserem Gedächtnis bleiben würde und daß Art und Umfang der längerfristig präsenten

Fakten von dem medizinischen Spezialgebiet, für das wir uns letztlich entschieden, abhängen würden. Doch viele dieser esoterisch anmutenden Fakten waren Bestandteile unseres ständig umfangreicher werdenden Wissens, das wir im Gedächtnis präsent halten mußten, um bei der nächsten Prüfung ein gutes Ergebnis erzielen zu können. Deshalb verbrachten wir viele Stunden mit sturem Auswendiglernen, mit dem wiederholten Lesen von Lehrbüchern, mit der Durchsicht unserer eigenen Notizen und damit, einander den immer höher werdenden Berg völlig isolierter Fakten abzufragen.

Eine zweite Möglichkeit besteht darin, zwischen neuen Informationen und älteren Informationen, die schon zuverlässig im Langzeitgedächtnis gespeichert sind, eine assoziative Verbindung herzustellen. Dies gelingt mit Hilfe des Prozesses der *Elaboration*. Diese hilft uns, deklarative Erinnerungen abzuspeichern, indem wir sie mit bereits im Langzeitgedächtnis gespeicherten wichtigen Informationen verbinden. Dies kann man unter anderem erreichen, indem man eine *Bedeutung* kreiert, die mit der zu speichernden Erinnerung verbunden wird. Beispielsweise könnten Sie Ihre Fähigkeit, sich an den Namen des Wrigley-Gebäudes in Chicago zu erinnern, verbessern, indem Sie diesen Namen mit dem Ihres Lieblingskaugummis assoziieren. Diese Art der Verbindung durch Assoziation ist ein häufig und oft unbewußt genutztes Mittel der Elaboration von Erinnerungen. Eine andere Möglichkeit besteht darin, eine Erinnerung mit einem emotionalen Zustand oder mit einem Aspekt des Lebens in der Vergangenheit zu assoziieren. Wenn Sie sich beispielsweise merken wollen, daß Ihr neuer Chef am 14. Dezember Geburtstag hat, könnten Sie Dezember mit Langzeiterinnerungen an glückliche Weihnachtstage in Ihrer Kindheit verbinden und die Zahl 14 mit dem Alter, in dem Sie waren, als Sie das erste Mal geküßt haben. Diese Emotionen und in der Vergangenheit liegenden Aspekte unseres Lebens bilden unsere *autobiographische* Erinnerung, die relativ sicher abgespeichert wird und deshalb leicht abrufbar ist.

Schließlich ist auch die Nutzung von Mnemotechniken (Eselsbrücken) nützlich, um das Erinnerungsvermögen durch Elaboration zu stärken. Mnemotechniken eignen sich insbesondere dann, wenn die Information, die gespeichert werden soll, keine allgemeine Bedeutung hat, sehr detailliert und außerdem relativ willkürlich ist. Ein gutes Beispiel hierfür ist die bekannte Eselsbrücke, die angehenden Musikern hilft, sich die Töne auf den Notenlinien des Violinschlüssels – EGHDF (von unten nach oben) – zu merken; die

Merkhilfe heißt »Es Geht Hurtig Durch Fleiß«. Für den Baßschlüssel, dessen Notenlinien (von oben nach unten) GHDFA heißen, wird als Eselsbrükke der Satz »Gustav Hat Den Frack An« verwendet. Medizinstudenten sind bekannt für den reichlichen Gebrauch von Eselsbrücken bei dem Bemühen, unzusammenhängende Informationen zu elaborieren und im Gedächtnis abzuspeichern, insbesondere wenn es um die Namen der Verzweigungen der wichtigsten Arterien geht, der Nerven, die aus Nervenstämmen hervorgehen, und anderer in keiner Beziehung zueinander stehender Bezeichnungen. Aufgrund unserer Vorliebe für das Geheimnisvolle und häufiger noch für das Anzügliche wetteiferte ich mit meinen Kommilitonen im Entwickeln der gewagtesten Merkhilfen für solche schwer zu merkenden Listen. Ich überlasse es der lebhaften und vielleicht auch derben Vorstellungskraft des Lesers, sich diese Eselsbrücken auszumalen.

Die Plastizität von Landkarten des Gehirns: Neue Pfade, die Funktionen nicht mehr existierender übernehmen

Die Organisation des Neokortex wurde häufig als *Landkarte des Gehirns* bezeichnet. Sehr konkrete und angeblich unveränderbare Regionen des Gehirns wurden Anfang des 20. Jahrhunderts von verschiedenen Neurowissenschaftlern und insbesondere von Charles Sherrington kartiert. In meinem Medizinstudium habe ich gelernt, daß diese Landkarte bei jedem Menschen weitgehend identisch sei. Der Begriff »Landkarte des Gehirns« beinhaltet, daß bestimmte Regionen des Neokortex und insbesondere der sensorische Kortex bestimmte Funktionen erfüllen, die im Gehirn jedes Menschen gleich sein sollen. Aus dieser Sicht ist das Konzept des *Homunculus* entstanden, einer Landkarte des menschlichen Körpers, die über den motorischen und sensorischen Kortex gelegt wird (siehe Abbildung 1.2, S. 35). Die Abbildung zeigt, daß die Repräsentationen der verschiedenen Körperteile stark variieren. Eine der beiden wichtigsten Funktionen, die Menschen entwickelt haben, ist die Sprechfähigkeit (deshalb wird ein so großer Teil des Kortex dem Mund und der Zunge zugeordnet). Die andere nur Menschen eigene Funktion ist die Fähigkeit, den Daumen über den Handteller zu bewegen oder ihn den anderen Fingern gegenüberzustellen, wodurch der Hand völlig neue Möglichkeiten erschlossen wurden. Deshalb sind die Bereiche des Motorkortex, die im Homunculus Zunge und Daumen repräsentieren, unverhältnismäßig groß.

Inzwischen wurden Techniken entwickelt, mit deren Hilfe die Ausmaße der einzelnen Repräsentationsbereiche im Kortex von Affen immer präziser gemessen werden können. So fand man im Laufe der Zeit heraus, daß bei entsprechendem Training eines bestimmten Körperteils die damit verbundene Repräsentation im Neokortex größer wird. Umgekehrt schrumpft die Repräsentation eines vernachlässigten Körperteils allmählich. Deshalb wird durch längere Bewegungslosigkeit, beispielsweise bedingt durch einen Gipsverband oder weil die Bewegung eines bestimmten Körperbereichs Schmerzen verursachen würde, die Repräsentation dieses Bereichs verkleinert, und die Fähigkeit, diesen geschickt zu nutzen, verringert. Ich habe dies in meinem Reha-Zentrum oft bei Patienten mit Knochen- und Gelenkverletzungen beobachtet, deren Genesung längere Stillegung erforderte, sowie bei Patienten mit Lähmungen von Gliedmaßen aufgrund einer temporären Beeinträchtigung peripherer Nerven, die nicht auf eine Verletzung des Gehirns zurückzuführen waren. Die betroffenen Patienten hatten motorische Fertigkeiten verloren – es war, als hätte ihr Gehirn nicht nur eine bestimmte Fertigkeit verloren, sondern auch den Arm oder das Bein selbst, die zu deren Anwendung erforderlich waren! Glücklicherweise ermöglichte die Plastizität des Gehirns diesen Patienten auch, Kraft und Fertigkeiten des »vergessenen« Arms oder Beins durch ein sehr detailliertes und zielgerichtetes Training wiederzuerlangen und seine Repräsentation im Neokortex wieder funktionsfähig zu machen. Obgleich ich dies damals nicht wußte, war die Wiederherstellung funktionaler Repräsentationen im Gehirn das wichtigste Resultat vieler Reha-Maßnahmen, selbst wenn die behandelten Beeinträchtigungen nicht auf neurologische Defizite oder Verletzungen zurückzuführen waren.

Michael Merzenich (siehe Sharon Begley in der Liste empfohlener Literatur) ist ein Pionier der Neuroplastizitätsforschung. Unter Verwendung von winzigen Elektroden, die unmittelbar auf dem Gehirn angebracht werden, hat er eine sehr präzise und detaillierte Methode zur Messung und Kartierung des Gehirns von Affen entwickelt. Veränderungen der Kartierung des Gehirns können verschiedene Ursachen haben. Eine bemerkenswerte Reaktion des Gehirns im Falle seiner Verletzung besteht darin, daß der Kortexbereich, der dem geschädigten unmittelbar benachbart ist, die Funktion des geschädigten zu übernehmen beginnt. Merzenich verursachte einen Schlaganfall, der den Kortexbereich zerstörte, der bei Affen die Hand repräsentiert. Während der Genesung dehnt sich der Bereich neben dem geschädigten allmählich aus und übernahm die Repräsentation der gelähmten Hand. Als der Affe die gelähmte Hand stärker zu nutzen begann, wuchs ihre neue Repräsentation im Gehirn, welche die Hand ursprünglich nicht repräsentiert hatte, weiter.

Auch eine Blockierung der Übermittlung von Botschaften durch die peripheren Nerven kann zu einer Veränderung des entsprechenden Kortexbereichs führen. Merzenich durchtrennte den Mittelarmnerv von Affen und stellte später fest, daß sowohl die motorische als auch die sensorische Repräsentation des Nervs verschwand. Beim Messen der Repräsentationen der restlichen Hand, die von den weiterhin funktionsfähigen Ellen- und Speichennerven versorgt wurde, stellte er fest, daß sich die Repräsentationen dieser beiden Nerven ausgedehnt hatten und nun die motorischen und sensorischen Repräsentationsbereiche des fehlenden Mittelarmnervs umfaßten. Und als Merzenich einem Affen einen Finger amputierte, weiteten sich die Repräsentationen der beiden angrenzenden Finger so aus, daß sie den Repräsentationsbereich des entfernten Fingers einschlossen.

Dieses Phänomen kann auch umgekehrt wirken. Wenn bei einem Menschen mit Syndaktilie, einer angeborenen anatomischen Fehlbildung, Finger oder Zehen chirurgisch getrennt werden, verwandelt sich der ursprünglich für zwei oder mehr miteinander verwachsene Finger oder Zehen zuständige Repräsentationsbereich in zwei oder mehr individuelle Repräsentationsbereiche. In anderen Studien führte die Durchtrennung der für die Innervation der Hand zuständigen sensorischen Nervenpfade im Rückenmark von Affen zur Ausdehnung der Repräsentation des Gesichts (die dem Homunculus-Modell zufolge unmittelbar neben derjenigen der Hand liegt) und zur »Einverleibung« des Bereichs für die Hand. Alle genannten Studien zeigen, daß sowohl Schädigungen des Gehirns als auch das Durchtrennung sensorischer Nervenpfade für einen bestimmten Körperbereich dazu führen, daß die angrenzenden Gehirnregionen einen Teil der Funktionen des Körperbereichs übernehmen, dessen Repräsentation im Gehirn verlorengeht. Diese erstaunliche Plastizität erklärt wahrscheinlich die wie Wunder erscheinenden Genesungen, die man oft bei Patienten beobachten kann, denen es nach einem Schlaganfall, einer Verletzung des Gehirns oder peripherer Nervenpfade gelingt, die Funktionsfähigkeit des betreffenden Bereichs wiederherzustellen.

Manchmal übernehmen Repräsentationsbereiche sogar völlig neue Funktionen. Der visuelle oder okzipitale Kortex, der sich auf der Rückseite des Kopfes befindet, wird aktiviert, wenn jemand ein Buch liest. Aus fMRT-Untersuchungen an Blinden, die lernen, Braille zu lesen, geht hervor, daß durch das »Lesen« von Braille-Schrift der Okzipitalkortex aktiviert wird, obwohl das sensorische Signal, das dabei ans Gehirn weitergeleitet wird, nicht vom Sehsinn stammt, sondern taktiler und propriozeptiver Art ist. Die entsprechende Repräsentation im Gehirn ist somit auf einen völlig anderen Bereich übergegangen, und das sensorische Signal, das diesen Bereich aktiviert, hat sich vollständig verändert. Alle diese Studien legen nahe, daß das Gehirn deutlich formbarer ist, als wir lange glaubten, und daß die Vorstellung, die Gehirnrepräsentationen bestimmter Körperbereiche stünden für alle Zeit fest (wie das Modell des Homunculus es suggeriert) eine starke Vereinfachung ist.

Epigenetik: Wie Gene ein- und ausgeschaltet werden

Unsere Gene beeinflussen in vielerlei Hinsicht, wer und was wir sind, einige ganz offensichtlich, andere im Verborgenen und auf geheimnisvolle Weise. Haar-, Augen- und Hautfarbe, glattes oder gelocktes Haar, Größe, Körperbau – alle diese genetisch determinierten Eigenschaften sind offensichtlich, und wir halten sie für Selbstverständlichkeiten. Intelligenz, Musikalität und einige andere Talente sind weniger leicht erkennbar, aber auch genetisch determiniert. Darüber hinaus sind viele Gene entweder dominant oder rezessiv – was die Wahrscheinlichkeit, daß sie zum Ausdruck gelangen, größer oder geringer macht und außerdem spiegelt, von welchem Elternteil das dominierende Gen für eine bestimmte Eigenart stammt.

Gene spiegeln außerdem Besonderheiten, die sich auf Gesundheit und Wohlbefinden auswirken. Viele Krankheiten werden durch Gene vererbt, die gewöhnlich subtiler sind und stärker dem Einfluß der Lebensweise und dem von Umgebungsfaktoren unterliegen. Dazu zählen unter anderem Diabetes, Herzkrankheiten, Bluthochdruck und Krebs. Ob und wie die betreffenden Gene zum Ausdruck gelangen, hängt von der Lebensweise des betreffenden Menschen ab und kann durch Verhaltensmuster, die den Ausdruck des Gens minimieren, abgeschwächt werden. Eine fett-, kalorien- und salzarme

Ernährung kann den Ausdruck einer genetischen Veranlagung zu Fettleibigkeit, Diabetes, Erkrankungen der Koronararterien oder Bluthochdruck verringern. Viele psychische Störungen scheinen ebenfalls einem genetischen Einfluß zu unterliegen. Dies gilt unter anderem für Schizophrenie, Bipolare Störungen, Alkoholismus und Störungen des Autistischen Spektrums. Auch bei Alzheimer ist ein genetischer Einfluß im Spiel, aber welche Faktoren ihn aktivieren, ist noch nicht klar. Und schließlich gibt es eine Anzahl von meist neurologischen Krankheiten, die ausschließlich genetisch bedingt sind, wobei die Existenz des betreffenden Gens bei einem Elternteil oder bei beiden den Ausbruch der Krankheit praktisch garantiert. Beispiele hierfür sind Mukoviszidose, bestimmte Arten von Muskeldystrophie, Morbus Huntington und das Tay-Sachs-Syndrom.

In den letzten Jahren jedoch wurden Studien über genetische Vererbung durchgeführt, die gezeigt haben, daß bestimmte Erlebnisse Familienmitglieder über mehrere Generationen auf mysteriöse und unerwartete Weise beeinflussen können. Diese Entdeckungen lassen starken Zweifel an unseren bisherigen Annahmen über die Unausweichlichkeit genetischer Einflüsse aufkommen. Sie deuten darauf hin, daß dabei noch andere, bisher nicht identifizierte Faktoren am Werk sein könnten.

In den 1980er Jahren hat Dr. Lars Bygren, ein schwedischer Spezialist für Präventivmedizin, Interesse an einer bestimmten Zeitspanne im 19. Jahrhundert entwickelt, in der die Nahrungsmittelversorgung extrem schwankte, wobei Hungersnöte mit Zeiten relativen Überflusses wechselten. Bygren kam auf die Idee, die Implikationen dieser Ereignisse für nachfolgende Generationen zu untersuchen. Er fand etwas Erstaunliches heraus: Sowohl eine besonders reichhaltige Ernährung als auch die Unterernährung von Großeltern konnte bei deren Enkeln zu Herzerkrankungen, Diabetes und einer Verkürzung der Lebenszeit führen. Diese ungewöhnliche Vererbung bestimmter Eigenschaften betraf sogar den Fötus im Mutterleib. Wenn Mütter sich während ihrer Schwangerschaft nicht gut ernähren konnten, brachten sie Kinder zur Welt, die als Erwachsene häufiger Herzkrankheiten entwickelten. Auf irgendeine Weise veränderten extreme Ernährungssituationen in einer wichtigen Zeit im Leben das genetische Erbe so stark, daß es sich auf die Gesundheit mehrerer nachfolgender Generationen auswirkte. Dies war ein schwerer Schlag gegen die bis dahin allgemein anerkannte darwinistische Vorstellung vom Überleben der Stärksten.

Spätere Studien bestätigten die erstaunlichen generationenübergreifenden Erkenntnisse von Bygren. Mittlerweile ist erwiesen, daß Rauchen und Fettleibigkeit von Eltern Fettleibigkeit und eine Verkürzung der Lebenszeit bei deren Kindern bewirken. Untersuchungen mit getrennt lebenden eineiigen Zwillingen haben bei diesen erstaunliche Ähnlichkeiten dokumentiert, obwohl die Kinder in verschiedenen Haushalten aufgewachsen waren. Andererseits wissen wir auch schon seit einiger Zeit, daß sich eineiige Zwillinge hinsichtlich ihrer körperlichen und psychischen Gesundheit und der Krankheiten, die sie entwickeln, stark unterscheiden können. Bei den Kindern und Enkeln von Holocaust-Überlebenden wurde eine häufigere Entstehung von Traumata und der Posttraumatischen Belastungsstörung (PTBS) sowie von Depression und Suiziden beobachtet. Im Hinblick darauf haben Wissenschaftler die Hypothese entwickelt, dies könne mit der Beeinträchtigung der Fähigkeit traumatisierter Eltern, zu ihren Kindern eine Bindung zu entwickeln und ihnen nährende Zuwendung zu geben, zusammenhängen. Mittlerweile muß bei posttraumatischer generationenübergreifender Traumatisierung aber auch die Möglichkeit der Gentranskription als Ursache in Betracht gezogen werden. Viele Generationen lang haben Wissenschaftler angenommen, die DNS, das genetische Material, das unser genetisches Erbe bestimmt, sei stabil, unveränderlich, in jedem Fall wirksam, und es determiniere die Übertragung bestimmter Eigenschaften von den Eltern auf die Kinder. Dies entsprach den Annahmen Darwins. Neue Entdeckungen haben diese lange für zutreffend gehaltenen Annahmen ernstlich in Frage gestellt.

Im letzten Jahrzehnt wurde klar, daß äußere Kräfte Teile der DNS ein- und ausschalten können, ein Prozeß, der *Gentranskription* genannt wird. Und sobald der genetische Code verändert ist, kann er in dieser neuen Form auf die nächsten Generationen übergehen. Diese Erkenntnisse stützen und erklären Bygrens wesentlich frühere Entdeckungen. Die veränderliche Struktur wird *Epigenom* genannt, obwohl das Epigenom tatsächlich eine chemische Veränderung, keine greifbare Wesenheit ist. Der Bereich der potentiellen chemischen Veränderung in der genetischen Struktur, den wir für das Epigenom halten, wird »Markierung« genannt, und sie scheint ein Gen ein- oder ausschalten zu können, um ein bestimmtes Protein zu produzieren. Bei einem der wichtigsten Prozesse, die an dieser Veränderung beteiligt sind, spielt die *DNS-Methylierung* eine Rolle, die Hinzufügung einer chemischen *Methylgruppe* zum betreffenden Gen, was seine chemische Struktur verändert. Ein so verändertes Gen wird als *imprimiert* bezeichnet. Das Imprinting steht der verbreiteten Erwartung entgegen, ein Gen sei entweder dominant oder rezessiv, und ein Elternteil – die Mutter oder der Vater – könnte für seinen konkreten Ausdruck entscheidend sein. Eine solche Veränderung in einem Gen kann über mehrere Generationen auf ein bestimmtes Geschlecht übertragen werden. Interessant ist auch, daß mütterliche Gene das Wachstum eher unterdrücken und väterliche Gene es eher fördern, was wiederum Implikationen für die Übertragung der Neigung zu Krebserkrankungen und anderen Krankheiten hat, für die schnelles Wachstum charakteristisch ist.

Daß die Rolle der genetischen Zwangsläufigkeit, der Gendominanz und der Bedeutung der Geschlechtsspezifität überdacht werden müssen, steht außer Frage; andererseits glauben die Wissenschaftler nicht, daß die Epigenetik das Darwinsche Konzept der natürlichen Auslese völlig verdrängen wird. Die neuen Erkenntnisse fügen dem Phänomen der Vererbung eine neue und zweifellos sehr wichtige Ebene hinzu. Die Entdeckung, das Erlebnisse sich auf die Gene eines Menschen auswirken können, und dies nicht nur in einer, sondern möglicherweise über viele Generationen, hat weitreichende Implikationen insbesondere für Verhaltenswissenschaft, Medizin und Neuroplastizität. Jahrzehntelang hat sich die medizinische Wissenschaft auf die traditionellen Vorstellungen über DNS-basierte genetische Neigungen zur Entwicklung bestimmter Krankheiten konzentriert, mit denen ich mich bereits befaßt habe. Doch alle Versuche, Genome mit äußeren Mitteln zu verändern, um den Ausbruch von Krankheiten zu verhindern oder sie zu heilen, haben sich bisher als vergeblich erwiesen. Trotzdem könnten in Zukunft flexiblere Methoden epigenetischer Manipulation entwickelt werden.

Die Heilung von Verletzungen des Gehirns: Die Nutzung der Neuroplastizität zur Wiederherstellung verlorener Funktionalität

Glücklicherweise ist das Gehirn wesentlich resilienter, als wir lange geglaubt haben, weil es andererseits ein so verletzungsanfälliges Organsystem ist. Das Gehirn ist etwa drei Pfund schwer, ein weiches Gewebe, das in einem ziemlich stabilen, starren »Behälter« liegt. Sowohl seine Form als auch seine Funktion sind unglaublich komplex. Das Arteriensystem, das dem Gehirn Sauerstoff und Nährstoffe zuführt, spiegelt die Komplexität des Gehirns selbst wider. Trotz seiner Ausstattung mit einigen strategisch redundanten Arterienpfaden, die ihm Flexibilität garantieren sollen, ist es in späteren Lebensjahren anfällig für Funktionsstörungen, die zu einem Schlaganfall führen können.

Verschiedene Arten von Störungen der Blutzirkulation können einen Schlaganfall verursachen, und die meisten von diesen scheinen Arteriensysteme zu treffen, die weniger gut gegen Verstopfungen gewappnet sind. Und in der Regel ist der Neokortex betroffen. Einschränkungen der Durchblutung führen zum Absterben von Gehirngewebe im betroffenen Bereich. Das anfälligste Arteriensystem ist hauptsächlich für die Zufuhr von Blut zu den oberen Extremitäten und in geringerem Maße für die Durchblutung der Beine zuständig. Als ehemaliger Rehabilitationsspezialist ist mir nur zu klar, wie schwer es ist, einen gelähmten Arm wieder funktionsfähig zu machen.

Die üblichen Rehabilitationsmaßnahmen spiegeln diese Schwierigkeit, und die Resultate derartiger Bemühungen sind, gelinde gesagt, oft bescheiden. Die therapeutische Arbeit zielt in solchen Fällen hauptsächlich darauf, die Lähmung durch besondere Schulung des voll funktionsfähigen Arms zu kompensieren und durch spezielle Übungen den Gleichgewichtssinn, die Koordinationsfähigkeit und die Mobilität des partiell gelähmten Beins zu verbessern. Bei der Behandlung des betroffenen Arms geht es hauptsächlich darum, die mit der Lähmung verbundene Spastizität oder Steifheit zu verringern, weil diese schon an und für sich die Benutzung des betreffenden Körperglieds behindert.

Anfang der 1980er Jahre untersuchte der Neuropsychologe Edward Taub die Wiederherstellung der Funktionsfähigkeit der oberen Gliedmaßen bei Affen, die *deafferenziert* waren – sie waren infolge der Durchtrennung des sensorischen Nervs, der zu dieser Extremität führt, dort empfindungslos. Erstaunlicherweise hörten die Affen auf, den tauben Arm zu benutzen, obwohl die motorischen Nervenpfade, die Bewegungen ermöglichen, intakt waren. Taub erinnerte sich an eine alte Studie aus der Zeit kurz nach 1900, in der festgestellt worden war, daß Affen, deren voll funktionsfähigen Arm man stillgelegt hatte, daraufhin lernten, den empfindungslosen Arm erstaunlich effektiv zu benutzen. Leider wurde Taubs Experiment, als er diesen Punkt erreicht hatte, unterbrochen, weil Tierrechtsorganisationen ihm vorwarfen, die Affen zu mißhandeln, was Gerichtsverfahren zur Folge hatte, die ihn zwangen, seine Forschungsarbeit einzustellen.

Taub wurde später rehabilitiert und wandte sich daraufhin in seinen Studien Schlaganfallpatienten zu, was ihm ermöglichte, die von ihm so genannte Methode der »einschränkungs-induzierten Bewegungstherapie« *(constraint-induced movement therapy)* zu erforschen. Indem er den funktionsfähigen Arm seiner Patienten mit Hilfe einer Schlinge stillegte, verhinderte er, daß dieser dem gelähmten Arm die Arbeit ersparte, und ließ dann den gelähmten Arm und die entsprechende Hand zwei Wochen lang sechs Stunden täglich verschiedene anstrengende Übungen ständig wiederholen. Bei allen vier Patienten, die Taub im Rahmen dieser Studie behandelte und deren Schlaganfall teilweise schon mehrere Jahre zurücklag, kam es zu einer allgemeinen und relativ starken Verbesserung der Funktionsfähigkeit des zuvor gelähmten Arms. Obwohl Kollegen ihm relativ wenig Anerkennung zollten, gelang es Taub im Jahre 2006, bei den meisten – nicht bei allen – seiner Patienten eine beständige Zustandsbesserung nachzuweisen. Mittels transkranieller Magnetstimulation konnte er eine beträchtliche Vergrößerung der Kortexrepräsentation sowohl im Bereich des ursprünglichen Schlaganfalls als auch in angrenzenden, aber entfernteren motorischen und prämotorischen Gehirnbereichen dokumentieren. Taubs Erkenntnisse sind wichtig, weil sie nicht nur zeigen, daß Gehirnrepräsentationen durch Therapie und die Nutzung eines Körperteils vergrößert werden können, sondern auch, daß äußere Einflüsse auf das Gehirn Plastizität und Heilung stimulieren können – und daß das Zeitfenster, in dem dies möglich ist, wesentlich größer ist, als wir bisher angenommen hatten.

Chronischer Schmerz ist eines der häufigsten und verwirrendsten Symptome, mit denen Ärzte in ihren Praxen konfrontiert werden. Nach einigen Schätzungen liegt mehr als der Hälfte aller Arztbesuche der Wunsch nach Schmerzlinderung zugrunde. Wir Ärzte haben in unserer Ausbildung gelernt, daß Schmerz ein Warnzeichen für einen Krankheitsprozeß ist, der in einem bestimmten Körperbereich die Schmerzrezeptoren stimuliert. Schmerzrezeptoren befinden sich in allen Organen – in der Haut, in den Gelenken, Sehnen, Bändern, Muskeln, Viszera, Arterien usw. – mit Ausnahme des Gehirns. Die Wahrnehmung eines Schmerzes ist die ultimative Botschaft, daß eine Gefahr das Wohl eines Menschen oder eines anderen Geschöpfs oder sogar sein Leben bedroht. Das seltene Phänomen erblicher Schmerzunempfindlichkeit führt gewöhnlich schon in der Kindheit zum Tod, weil die betroffenen Kinder Schmerzen, die durch potentiell tödliche

Krankheiten, beispielsweise durch eine Blinddarmentzündung, verursacht werden, nicht spüren.

Aber das soeben beschriebene strukturelle Konzept des Ursprungs von Schmerz vermag einige sehr merkwürdige Schmerzsyndrome nicht zu erklären. Zwei der irritierendsten dieser Syndrome wurden von einem frühen amerikanischen Neurologen, Silas Weir Mitchell, beschrieben, der im Amerikanischen Bürgerkrieg Soldaten behandelte. Mitchell wählte für diese Syndrome Namen, die ebenso esoterisch und unentschlüsselbar klingen wie die meisten Krankheitsbezeichnungen: (1) Phantomgliedschmerz und (2) sympathische Reflexdystrophie (RSD), wobei letztere heute »komplexes regionales Schmerzsyndrom, Typ 1« genannt wird. Beide widersprechen in ihrem Ausdruck von Schmerz jeder medizinischen Logik, sie hinterlassen keine oder nur minimale körperliche Spuren, und sie haben sich bislang allen Versuchen, sie durch eine Therapie zu lindern, entzogen. Wie soll man Schmerz in einem Teil des Körpers empfinden können, der gar nicht mehr existiert? Dennoch kommen beide Phänomene relativ häufig vor, und ihre Erscheinungsformen ähneln einander in der Regel stark.

Die Wahrnehmung von Empfindungen in einem amputierten Körperglied ist ein sehr verbreitetes Phänomen. Wenn die Betroffenen in der Zeit vor der Amputation in dem verlorenen Körperglied keinen starken Schmerz empfunden haben, tritt bei ihnen Phantomschmerz seltener auf. In solchen Fällen sind Phantomempfindungen – Kribbeln, Krämpfe – häufiger, wobei das fehlende Körperglied oft so empfunden wird, als befände es sich noch in der Haltung, in der es sich vor der Amputation befand. Seine Repräsentation im Gehirn breitet sich dann oft zu anderen, benachbarten Repräsentationen hin aus, beispielsweise zu derjenigen für die Hand und für das Gesicht. Deshalb kann jemand, bei dem eine Hand amputiert wurde, diese beim Rasieren noch spüren, weil die Repräsentation der Hand und des Gesichts im Homunculus benachbart sind. Frauen, die vor der Menopause ihre Gebärmutter verloren haben, können danach im Monatsrhythmus weiterhin Uteruskrämpfe spüren. Und Patienten, denen wegen einer Krebserkrankung die Blase entfernt wurde, können danach die schmerzhaften Krämpfe der Blase weiterhin spüren. Und wenn ein Patient vor der Amputation eines Körperglieds in diesem starken Schmerz empfunden hat, kann das Phantomglied für ihn zur Quelle unablässiger Schmerzen werden, die oft den vor der Amputation empfundenen Schmerzen entsprechen. Therapeutische Interventionen bei Phantomgliedschmerzen einschließlich Nervenblockaden und der Implantation von Elektroden in das Rückenmark haben sich in der Regel als vergeblich erwiesen.

Aufgrund des starken Brennens, das die Schmerzen einer sympathischen Reflexdystrophie (RSD) verursachen, wurde diese Krankheit anfangs *Kausalgie* (»Brennschmerz«) genannt. RSD ist ein merkwürdiges Syndrom, das meinen Beobachtungen zufolge mit einem starken brennenden Schmerz in der verletzten Extremität verbunden ist. Die Verletzung kann so schwer wie ein Bruch oder eine Schnittwunde oder so harmlos wie eine leichte Quetschung oder Prellung sein. Manchmal tritt RSD auch nach einem Schlaganfall an einem gelähmten Körperglied auf. Im Krankheitsverlauf kommt es zu verschiedenen Veränderungen, zunächst in Form einer Rötung, von Wärmeempfindungen und von ungewöhnlichem Haar- und Nagelwuchs, gefolgt vom Verlust des Haars, einer Atrophie und Zerfurchung der Nägel, Osteoporose (Schwächung der Knochen), Blässe und Kälteempfindungen, verbunden mit einer Kontraktur und Deformation der betroffenen Extremität. Diese Symptome verweisen auf die dystrophischen Elemente der Krankheit. Auch erhöhte Sensibilität gegenüber jeder Art von Berührung oder Empfindung in der betroffenen Extremität ist sehr verbreitet. Schon eine leichte Brise, die über das Körperglied streift, kann quälend sein. Frühe parasympathische Anzeichen (Rötung, ungewöhnlicher Haar- oder Nagelwuchs) kommen häufig vor, gefolgt von sympathischen Veränderungen, welche die Konstriktion der Blutgefäße in der Haut spiegeln, die der Krankheit ihren Namen gegeben haben. Viele invasive chirurgische Verfahren, Medikationen und Therapien wurden zur Behandlung von RSD ausprobiert, mit sehr unterschiedlichen und in der Regel unbefriedigenden Resultaten.

Der Neurowissenschaftler V. A. Ramachandran hat beide genannten Syndrome gründlich erforscht. Sowohl für Phantomgliedschmerzen als auch für RSD wurden im Gehirn Veränderungen der Repräsentationen für die betroffenen Körperbereiche festgestellt. Mit Hilfe der Magnetenzephalographie (MEG) gelang es Ramachandran, bei Patienten mit Phantomgliedschmerzen nachzuweisen, daß die Repräsentationen für die oberen Extremitäten sich in angrenzende Bereiche und insbesondere in den für das Gesicht verlagert hatte, was nahelegte, daß der Schmerz ein gehirnbasiertes Symptom ist. Ähnliches wurde bei RSD-Patienten beobachtet. In Anbetracht dessen, was wir über die Kartierung des Gehirns und die Neuroplastizität wissen, ist dies nicht überraschend. Die Frage ist, ob im Falle eines Phantomglieds durch das physische Fehlen des Körperteils die Repräsentation verändert wird oder ob bei RSD das traumatische Erlebnis der Verletzung selbst die Ursache ist. Die Symptome von Phantomgliedschmerz legen natürlich nahe, daß der Schmerz im Gehirn entsteht, wobei insbesondere die Teile des Gehirns, die prozedurale Erinnerungen verarbeiten, beteiligt sein könnten.

Aufgrund dieser Erkenntnisse entwickelte Ramachandran die Hypothese, sowohl die RSD als auch der Phantomgliedschmerz könnten auf Veränderungen der Wahrnehmung des betroffenen oder fehlenden Körperglieds basieren. Schließlich wird die Wahrnehmung von Schmerz in einem fehlenden Körperteil im Gehirn, nicht im fehlenden Körperglied selbst, verarbeitet. Deshalb kam er auf die Idee, den Schmerz durch Veränderung der Wahrnehmung des betroffenen Körperglieds zu verändern. Er entwickelte ein sehr simples, aber raffiniertes Werkzeug, eine Kiste mit einem vertikal angebrachten Spiegel in der Mitte, in die seine Patienten ihr *gesundes* Körperglied stecken sollten. Sahen sie dann das Spiegelbild des gesunden Körperglieds, *sah* dieses wie das schmerzende fehlende Körperglied *aus*, schmerzte aber nicht. Und wenn der Patient dieses Glied bewegte oder manipulierte, sah es so aus, als bewegte sich das fehlende Körperglied. Das visuelle Bild entsprach nicht der Realität, aber das visuelle System im Gehirn nahm das schmerzende oder fehlende Glied wahr, als sehe es normal aus, fühle sich normal an und bewege sich normal. Nach wiederholten Expositionen über verschieden lange Zeitspannen stellten viele RSD-Patienten fest, daß ihr Schmerz und die autonomen Anzeichen für ihr Problem verschwanden. Bei Phantomgliedschmerz verschwand durch dieses Behandlungsverfahren die Wahrnehmung des fehlenden Glieds und der damit verbundene Schmerz.

Ramachandran wendete das Konzept des Spiegelkastens auch bei der Rehabilitation gelähmter oberer Extremitäten von Schlaganfallpatienten an. Kontrollierte wissenschaftliche Untersuchungen haben inzwischen die Wirksamkeit des Spiegelkastens zur Behandlung der geschilderten Probleme bestätigt und damit zugleich die erstaunliche Fähigkeit des Gehirns, sich aufgrund seiner Plastizität anzupassen und zu verändern.

Aber wie konnten so massive hinderliche Symptome einfach dadurch verschwinden, daß man das Gehirn dazu brachte, seine Wahrnehmung zu verändern? Wie konnte diese Technik nicht nur den subjektiven Schmerz »löschen«, sondern im Falle von RSD auch die objektiven Auswirkungen der abnormen autonomen Kontrolle in einer Extremität? Welche Gemeinsamkeit mochte bewirken, daß sich so unterschiedliche Beschwerden wie eine durch einen Schlaganfall hervorgerufene Lähmung, die RSD mit ihren objektiven Anzeichen für eine Veränderung der Blutzirkulation und Phantomgliedschmerzen ohne Medikamente und ohne jede Berührung des Körpers heilen ließen?

Ich werde mich mit diesem Phänomen gründlicher auseinandersetzen, wenn ich mich in Schlüssel 7 mit Traumata befasse; an dieser Stelle möchte ich nur auf einige zentrale Punkte hinweisen, die in diesem Zusammenhang wichtig sind. Die Art, wie wir unseren somatischen Körper wahrnehmen, ist durch vieles, was wir im Laufe der Zeit erlebt haben, geformt worden. Sie werden sich daran erinnern, daß somatische und viszerale Empfindungen das Bewußtsein über die Integrität des Körpers – über Sicherheit, Gefahr, Wohlbefinden und Krankheit – in Kenntnis setzen. Diese permanente innere Feedbackschleife erhält Körper und Geist im günstigen Fall im Zustand der Homöostase. Somatische oder viszerale Botschaften, die eine *unaufgelöste* Gefahr signalisieren, speichern diese abnormen autonomen und somatischen Zustände in unserem für die Überlebenssicherung zuständigen prozeduralen Gedächtnis, wo sie als permanenter und oft wiederkehrender Bedrohungszustand gespeichert werden. Ist ein bestimmter Körperteil in ein traumatisches Ereignis involviert und empfindet Schmerz, werden dieses sensorische Erlebnis und die damit verbundenen autonomen Veränderungen ebenfalls im überlebensorientierten prozeduralen Gedächtnis gespeichert. Das ist klassische Konditionierung. Und Signale, die an das Ereignis, das diesen Prozeß ausgelöst hat, erinnern (gewöhnlich eine physische Verletzung), bringen dieses wieder zu Bewußtsein, was das Erleben von Phantomschmerz zur Folge hat. Dies führt zum Wiedererleben des Schmerzes, sogar des nicht mehr existierenden Körperglieds und der tatsächlichen autonomen Störung (RSD) im verletzten Körperteil.

Voraussetzung für beide Syndrome ist die Verbindung eines Wahrnehmungszustandes mit einer unaufgelösten Gefahr (d. h., es handelt sich um eine konditionierte Reaktion). Deshalb ist die logisch naheliegende Behandlung eine *Löschung* im Sinne der Arbeit Pawlows mit seinen Hunden. Indem er die Hunde dem Klang der Glocke aussetzte, ohne ihnen gleichzeitig Futter zu geben, löschte er die Reaktion des Speichelflusses. Wiederholte Präsentation des schmerzhaften oder fehlenden Körperglieds als visuell normal im

Spiegelkasten löscht die konditionierte Assoziation zwischen den somatischen Schmerzempfindungen, dem abnormen autonomen Zustand und der Wahrnehmung der Situation als überlebensrelevant im prozeduralen Gedächtnis.

Zum Abschluß

Die Entdeckung, daß das Gehirn nicht der statische, starre und prädeterminierte Dirigent des Körperorchesters ist, verändert nicht nur die Vorstellung von der unendlichen Anpassungsfähigkeit, sondern auch das Konzept des Wohlbefindens und der Krankheit selbst. Das Gehirn kann schrumpfen und wachsen, und neue Neuronen können entstehen, wahrscheinlich sogar in Bereichen, die wir noch nie daraufhin untersucht haben. Teile des Gehirns, die eine bestimmte sensorische Funktion erfüllen, wie der Sehsinn, können sich anpassen und andere Funktionen wie etwa die des Tastsinns erfüllen. Regionen oder Repräsentationen des Gehirns, die einem bestimmten Teil oder Bereich des Körpers zugeordnet sind, können wachsen und andere Teile oder Regionen des Körpers in ihren Wirkungsbereich integrieren oder aufgrund von chronischem Schmerz oder physischer Nichtnutzung schrumpfen. Durch mentales oder physisches Training können während des ganzen Lebens neue Pfade und Neuronenverbindungen entstehen. Unser genetisches Erbe ist nicht für alle Zeiten fixiert und unveränderbar, sondern kann sich durch das, was wir erleben, stark verändern. Durch objektives und funktionales »Trainieren« des Gehirns mit Hilfe so simpler Methoden wie derjenigen der klassischen Konditionierung können wir auch den physischen Körper verändern.

Man kann einem alten Hund durchaus neue Tricks beibringen! Wir können uns die offensichtliche Plastizität und Resilienz des Gehirns zunutze machen. Indem wir unsere Umgebung interessant gestalten, durch physisches Training, durch das Erlernen neuer Informationen, die Aneignung neuer Fertigkeiten, die Behandlung von Depression und die Nutzung der Techniken klassischer Konditionierung können wir die Auswirkungen des Alterns mildern, die Lebensqualität verbessern, viele Arten von chronischen Schmerzen auflösen und die Homöostase wiederherstellen.

SCHLÜSSEL 6

Das Gehirn und seine Reaktion auf Streß und Traumata

Von diesem Kapitel an werde ich die bisher erläuterten Fakten über das Gehirn und seine Funktionsweise zusammenfassen und mich intensiver damit beschäftigen, wie negative Erlebnisse (Streß und Traumata) die Funktionsweise des Gehirns verändern können. Wir haben diese Tür schon ein wenig geöffnet, als wir uns damit beschäftigten, wie Streß aufgrund der Ausschüttung von *Kortisol* in den Blutkreislauf negative Auswirkungen auf das Gehirn und auf den Körper haben kann. Wenn man den eigenen Geist mit etwas völlig Neuem strapaziert, mit Konzepten, die ihm bisher unbekannt waren, und mit ungewohnten merkwürdigen Begriffen, kann man aufgrund des Ansturms zu vieler neuer Informationen natürlich leicht »abschalten«. Deshalb erscheint es mir als sinnvoll, einige der bisher vorgestellten komplexen Tatbestände noch einmal zu rekapitulieren und zusammenzufassen.

In Schlüssel 5 habe ich mich ziemlich gründlich mit den Grenzen dessen, was *Neuroplastizität* genannt wird, befaßt. Dabei habe ich die positiven Effekte hervorgehoben: die Möglichkeit der Erweiterung bestimmter Repräsentationen, die Neuentstehung von Neuronen, die Vergrößerung des Kortex durch Stimulation, die Entwicklung neuer neuronaler Pfade und die Ersetzung der Funktion eines Gehirnbereichs durch einen anderen. Allerdings kann Plastizität auch negative Auswirkungen haben. Neuronen können schrumpfen und absterben; neuronale Pfade können abgetrennt werden, und dies kann die Funktionsfähigkeit des Gehirns beeinträchtigen. Abnorme und dysfunktionale Pfade können entstehen und die kognitive, emotionale und sensumotorische Funktion stören. Gehirnbereiche, die bestimmte sensumotorische Funktionen erfüllen, können die Verbindung zu dem Körperbereich und der Fertigkeit verlieren, für die sie ursprünglich zuständig waren. Und wenn ich dies sage, geht es mir nicht um Menschen mit schweren Störungen, wie sie durch einen Schlaganfall oder eine physische Schädigung des Gehirns entstehen können. Mir geht es um die alltäglichen Auswirkungen von Streß und Traumata auf die Gehirnfunktion.

Einige der negativen Veränderungen, die durch Streß und Traumata entstehen, können mit Hilfe von MRT- oder CT-Scans identifiziert werden, doch solche Ergebnisse sind im allgemeinen nur bei signifikantem Streß im Augenblick des Scans aussagekräftig. Man kann mit Hilfe eines fMRT-Scans – das die regionale Durchblutung einzelner Gehirnbereiche mißt – oder eines PET-Scans – der die regionale Dominanz der Energienutzung abbildet – eine gewisse Vorstellung davon entwickeln, daß etwas im Gange ist. Diese bildgebenden Verfahren geben Aufschluß darüber, was in einem bestimmten Augenblick »online« ist – welche Bereiche des Gehirns die meiste Glukose verbrennen oder wo das Blut am stärksten konzentriert ist. Wir wissen heute ziemlich genau, welche Funktionen bestimmte Bereiche beider Hemisphären erfüllen. Deshalb können wir solchen Scans entnehmen, welche Gehirnregion aktuell genutzt wird und welche Funktion zum Zeitpunkt der Aufnahme aktiv ist. Ein gutes Beispiel, auf das ich noch einige Male zurückkommen werde, ist das, was geschieht, wenn die Sinnesrezeptoren im Kopf eine Gefahr wahrnehmen (siehe hierzu Schlüssel 1). Wir wissen, daß die Amygdala im rechtsseitigen emotionalen Gehirn uns vor Gefahren warnt. Und wir wissen, daß auch die anderen regulierenden Kerne (Hippocampus, zingulärer Kortex, OFK und Insel) sofort aktiviert werden, wenn ein Erregungszustand entsteht und die für ihn charakteristische Modulation auslöst. Vielleicht erinnern Sie sich, daß dieser Arousal-Prozeß hauptsächlich im rechtsseitigen limbischen System lokalisiert ist. Folglich ist zu erwarten, daß aufgrund der mit diesem Zustand verbundenen höheren Konzentration von Blut in diesem Bereich das gesamte rechtsseitige emotionale Gehirn auf einer fMRT-Aufnahme »aufleuchtet«.

Wir brauchen beim ersten Anzeichen für eine Gefahr keine Worte und keine intellektuellen Bemühungen um die Lösung eines Problems, sondern müssen entweder kämpfen oder fliehen können. Deshalb ist zu erwarten, daß die Blutzufuhr zum linkshemisphärischen Sprachzentrum im unteren posterioren Teil des linken Frontallappens und im für das »Denken« zuständigen Bereich im linken dorsalen Frontalkortex reduziert ist – und tatsächlich zeigen Gehirnscans in solch einem Fall genau das. Doch dies sind wechselhafte, unvorhersehbare Veränderungen, die von der Intensität des Erlebens im konkreten Augenblick abhängen. Zwar bewirken chronischer Streß und Traumata auch chronische Veränderungen hinsichtlich der regionalen Nutzung von Blut und Glukose im Gehirn, doch sind diese Vorgänge ziemlich unvorhersehbar, komplex und veränderlich. Trotzdem arbeiten Neurowissenschaftler im Interesse einer besseren Erfassung der Wirkung von Streß, Traumata und psychischen Krankheiten weiter an der Verfeinerung ihrer bildgebenden Verfahren.

Streß versus Trauma: Zwei Zustände, zwei Reaktionen

Als *Streß* könnte man jedes äußere und innere physiologische Ereignis bezeichnen, das eine Anpassung des Körpers erforderlich macht. Im Alltagsleben unterliegen wir ständig einer gewissen Anspannung, weil wir bestimmte Ziele erreichen müssen, um unsere Lebensgrundlage zu sichern. Zu den elementarsten Bedürfnissen, um deren Erfüllung wir uns kümmern müssen, zählen der Bedarf an Speis und Trank, ein Dach über dem Kopf und die Fortpflanzung. Diese Grundbedürfnisse unterliegen allerdings dem Einfluß unserer kulturspezifischen Erwartungen, die wiederum in unmittelbarer Beziehung zur Kultur selbst stehen. Zur Zeit der Jäger und Sammler, die die Savannen Afrikas durchstreiften, war dies noch recht einfach. Aber mit der Entwicklung komplexerer Modelle kultureller Organisation fingen unsere »Grundbedürfnisse« an, die zunehmende Komplexität zu spiegeln, und im Einklang damit wurde die Definition von »Streß« erweitert. Jeder kulturelle und technische Fortschritt bringt neue Stressoren mit sich und erfordert neue Arten der Problemlösung und Anpassung. Dies ist in jeder Lebenssituation beim Wechsel zwischen Simplizität und Komplexität der Fall. Es hat nicht einmal ein Jahrhundert gedauert, bis sich die Kommunikation über große Entfernungen vom vermittlungsbasierten Telefonieren zur Telefonie mit Smartphones und zur Möglichkeit augenblicklicher internationaler Kommunikation weiterentwickelt hat. Jedes »arbeitssparende« Werkzeug erfordert mühsames Erlernen und erzeugt damit – wenn man so will – »Streß«. Fortschritte werden durch diesen Prozeß der Anpassung erzielt.

Der große Wissenschaftler Hans Selye (siehe hierzu auch die Literaturempfehlungen) hat sein Forscherleben damit verbracht, Streß und das Wesen der Anpassung des Körpers zu studieren, die er »allgemeines Anpassungssyndrom« (AAS) nannte. In vielen Fällen entsteht Streß durch negative Ereignisse oder Erlebnisse, und das Überleben ist sogar unter den besten vorstellbaren Voraussetzungen mit Herausforderungen verbunden, die Reaktionen und eventuell auch eine Auflösung erfordern. Nach meiner Auffassung können wir von echtem Streß sprechen, wenn die Umstände eine Auflösung unmöglich machen. Selye war der Ansicht, in bestimmten Fällen könne Streß eine positive Wirkung haben, eine Variante, die er »Eustreß« oder »guten Streß« nannte. Doch im Grunde können wir Streß aufgrund dessen, wie der Körper auf ihn reagiert, sowie aufgrund der negativen und positiven Auswirkungen dieser Reaktion definieren.

Das Bemühen, etwas zu erreichen, die Verteidigung gegen Kritik, die Suche des Raubtiers nach Beute und das Bemühen, selbst nicht zur Beute zu werden – all dies könnte man als Formen von Streß bezeichnen, wobei das Entscheidende ist, daß alle diese Vorgänge Reaktionen des Gehirns und des Körpers hervorrufen können, die das allgemeine Anpassungssyndrom auslösen. Diese adaptive Reaktion ruft ihrerseits Reaktionen des Sympathischen Nervensystems und der HPA-Achse hervor, die sowohl das Gehirn als auch den Körper zu bestimmten Veränderungen veranlassen, die darauf zielen, auf den Streß zu reagieren und damit fertig zu werden. Ich habe diese Effekte in Schlüssel 3 in Zusammenhang mit der Kampf-/Flucht-Reaktion detailliert beschrieben, wobei ich darauf hinweisen muß, daß Streß an und für sich gegenüber einer ausgewachsenen Kampf-/Flucht-Reaktion in jedem Fall marginal ist. Trotzdem aktiviert Streß die HPA-Achse, was letztlich zu einer starken Erhöhung des Serum-Kortisolspiegels führt, der bei längerem Anhalten sehr spezifische Auswirkungen auf Gehirn und Körper hat. Sie werden sich erinnern, daß Kortisol zur Schrumpfung oder Atrophie des Hippocampus führt. Außerdem können Schlafstörungen und manchmal eine anhaltende Erhöhung des basalen Erregungszustandes eintreten. Von diesem Zeitpunkt an ist die Reaktion des Gehirns von der Intensität und Stärke des Streß und von seiner eskalierenden Natur abhängig. Wir werden uns in Schlüssel 7 noch einmal mit den Auswirkungen von Streß auf den Körper befassen.

Traumata kann man auf verschiedene Arten definieren, und eine Möglichkeit ist, sie als »Streß, der so stark ist, daß er lebensgefährlich wird« zu bezeichnen. Wenn die Intensität eines Stressors einen bestimmten Eskalationsgrad erreicht hat, können die warnenden Botschaften aus der Umgebung so stark werden, daß das limbische Warnzentrum, die *Amygdala*, aktiviert wird, was wiederum die Kampf-/Flucht-Reaktion einleiten kann. An diesem Punkt kommt das Sympathische Nervensystem ins Spiel und mit ihm die Auswirkungen von *Norepinephrin* (einem Neurotransmitter) auf das Gehirn und von *Adrenalin* oder *Epinephrin* (einem Hormon) auf den Körper. Das Gehirn wird völlig auf die Kampf-/Flucht-Reaktion fokussiert, und das Resultat dieses Erlebnisses entscheidet darüber, ob das Tier oder der Mensch überlebt oder nicht. Überleben kann in diesem Fall mit einer Flucht oder mit erfolgreicher Verteidigung in einem Kampf verbunden sein. In manchen Fällen – nämlich dann, wenn das Tier oder der Mensch hilflos ist und nicht fliehen kann – wird reflexhaft die Erstarrungsreaktion ausgelöst, die eine Fortsetzung des Angriffs verhindert und so das Überleben ermöglichen kann. In solchen Fällen hängt das Erleben eines Traumas davon ab, wie das Gehirn mit der Erstarrungsreaktion selbst fertig wird.

Die Auflösung der Erstarrung

Im allgemeinen stellen wir uns Beutetiere als Tiere vor, die selbst keine anderen Tiere fressen, also Kaninchen, Mäuse und dergleichen. Aber auch Raubtiere können zu Beutetieren werden. Das Frettchen ist selbst Raubtier, wenn es eine Maus jagt, wird aber zum Beutetier, wenn es von einem Falken verfolgt wird. Einige große Raubtiere wie Haie, Löwen und Eisbären werden nur selten selbst zur Beute, beispielsweise bei Begegnungen mit bewaffneten Menschen, den ultimativen Raubtieren.

Wenn Kampf oder Flucht nutzlos sind, haben Beutetiere noch eine andere Möglichkeit, sich zu retten: die Erstarrungsreaktion, mit der ich mich in Schlüssel 3 eingehend befaßt und wo ich ihren Sitz im Hirnstamm/Reptilienhirn lokalisiert habe. Die wichtigste Funktion des Erstarrens besteht darin, daß es dem Reptil ermöglicht, über lange Zeit möglichst wenig Energie zu verbrauchen, möglichst wenig zu atmen und die Herzfrequenz stark zu senken. Sinn und Zweck dieser von Reptilien genutzten Möglichkeit, die Lebensfunktionen einzuschränken, sind der Winterschlaf, die Flucht unter Wasser vor einem Raubtier oder die Verfolgung eines Beutetiers, ohne atmen zu müssen. Weil Reptilien nicht über ein affiliatives Gehirn verfügen, sind sie in dieser Hinsicht nicht besonders wählerisch und fressen, wenn sich die Gelegenheit ergibt, sogar Artgenossen oder ihre eigenen Jungen. Bei Säugetieren tritt die Erstarrungsreaktion nur ein, wenn ihnen die Kampf-/Flucht-Reaktion nicht mehr möglich ist. Das Tier kollabiert in einem Zustand der Immobilität, wobei Reptilien ihre Herzfrequenz massiv senken und ihre Atmung einschränken können, was beides vom dorsalen Vaguskern aus gesteuert wird. So nützlich die Erstarrungsreaktion zur Sicherung des Überlebens sein mag, so gefährlich kann sie Säugetieren werden, weil ihnen die Mobilisierung großer Energiemengen die Nutzung ihrer Stärken für die Überlebenssicherung ermöglicht: ihre Fähigkeit, sich mit hoher Geschwindigkeit fortzubewegen, und ganz generell ihre Mobilität. Für Sie ist mit einer starken Verlangsamung der Herz- und Atemfrequenz im Zustand der Erstarrung die Gefahr des Todes durch Herzstillstand verbunden – des in Schlüssel 3 beschriebenen Voodoo-Todes.

Bei Menschen kann die Erstarrungsreaktion in vielen Formen zum Ausdruck kommen. Es geht dabei um etwas wesentlich Komplexeres als darum, wie ein Opossum reglos auf dem Boden zu liegen, was die gängige Vorstellung von Erstarren ist. Beispielsweise reagieren Menschen, die durch Äußerungen eines Lehrers, Chefs oder einer anderen dominierenden Person beschämt werden, mit *Erröten* des Gesichts und des Oberkörpers, Folge einer Weitung der Arterien in diesem Bereich, die mit der parasympathischen Erstarrungsreaktion einhergeht. Diejenigen unter den Lesern, die schon einmal Scham empfunden haben, können sich vielleicht daran erinnern, daß in solchen Augenblicken kurzzeitig auch der eigene *Geist* erstarrt. Auch der Zustand tiefer Trauer wird häufig mit einem körperlichen Kollaps, mit Taubheitsempfindungen und mit einer Bewußtseinstrübung in Verbindung gebracht – ein weiteres Beispiel für Erstarren, das durch ein rein emotionales Trauma verursacht wird. Die Erstarrung kann also Elemente somatosensorischer, viszeraler und zirkulatorischer Veränderungen im Körper betreffen. Erstarren kann auch durch »starke Emotionen« hervorgerufen werden, wobei die Gefahr durchaus real sein kann, wenn ihr ein bedrohlicher persönlicher Verlust zugrunde liegt, nicht eine unmittelbare physische Gefährdung des eigenen Lebens.

Alle diese komplexen Veränderungen übermitteln den Gehirnbereichen, die Erinnerungen speichern, eine Botschaft, und zwar in erster Linie der

Amygdala und dem Hippocampus, die für implizite und explizite Erinnerungen an traumatische Erlebnisse zuständig sind. Wie bereits erwähnt wurde, werden sensorische Erinnerungen aus dem somatischen Körper und den Organen im Brustkorb und in der Bauchhöhle gespeichert, wenn sie mit einem Gefühl der Bedrohung verbunden sind (auch Scham und Trauer stellen eine Gefahr für Leib und Leben oder für das physische Wohl dar). Unser Gehirn erlernt durch diesen Prozeß Überlebensfertigkeiten. Wenn das Tier, ob Opossum oder Mensch, die Erstarrungsreaktion überlebt, müssen die Überlebenserinnerungen als Ereignis *in der Vergangenheit* gespeichert werden, auf das in Zukunft zurückgegriffen werden kann, das aber keine aktuelle Bedrohung mehr beinhaltet. Dieses Ordnen, Speichern und Aussortieren von Erinnerungen geschieht mit Hilfe eines sehr wichtigen physiologischen Prozesses, der *»Auflösen der Erstarrung« (freeze discharge)* genannt wird.

Viele Leser haben wahrscheinlich schon einmal beobachtet, wie ein Vogel gegen ein großes reflektierendes Fenster geflogen und dann scheinbar wie betäubt zu Boden gefallen ist. Nach einer kurzen Phase der Reglosigkeit bewegt sich der Vogel vorsichtig wieder, schüttelt den ganzen Körper und fliegt schließlich davon, als hätte er sich nie gefürchtet. Würde man einen Vogel in dieser Situation in Zeitlupe beobachten, so sähe man, daß er in der Schüttelphase im Grunde *auf der Stelle fliegt*, womit er die letzte motorische Aktivität vor seinem Kollaps wiederholt.

Es gibt viele Videoaufnahmen dieses Phänomens bei Tieren, die meist in Naturfilmen vorgeführt werden. Ich besitze ein Video von einem Eisbären, der von einem Helikopter aus mit einem Betäubungsgewehr beschossen wurde, weil man Informationen über sein Migrationsverhalten sammeln wollte. Als sich der Bär aus seiner Benommenheit (die eine Erstarrungsreaktion überdeckte) löste, schüttelte er seinen ganzen Körper, eine Bewegung, die in Zeitlupe betrachtet den Bewegungen beim Rennen entsprach, gefolgt von tief seufzendem Atmen. Auch Videoaufnahmen von Gazellen, die erstarrt am Boden liegen, nachdem ein Gepard sie gejagt hat, dokumentieren eine Wiederholung der motorischen Aktivität vor dem Erstarren. Dieses ungewöhnliche, dramatische Verhalten, das bei allen Vögeln und Säugetieren zu beobachten ist, ist sehr stereotyp, und es spiegelt fast immer die motorische Aktivität, mit deren Hilfe das betreffende Tier zu fliehen oder sich durch Kampf oder Flucht zur Wehr zu setzen versuchte. Von solchen universellen Verhaltensmustern muß angenommen werden, daß sie einem bestimmten

Zweck dienen, insbesondere wenn alle Angehörigen einer bestimmten Spezies sie nutzen.

Der Psychologe Peter Levine hat die Erstarrungsreaktion als einen instinktiven Prozeß identifiziert, der eindeutig für das Überleben von Bedeutung ist. Durch Befragung von Wildhütern in Afrika gelang es ihm, die Bedeutung des Phänomens des »Schüttelns« bei wild lebenden Tieren zu dokumentieren. Die Wildhüter betäubten die Tiere, die sie betreuten, regelmäßig, um sie zu markieren und ihre Krankheiten und Migrationsmuster zu dokumentieren. Sie erklärten Peter Levine: »Wenn das Tier nicht die Schüttelphase durchläuft, stirbt es mit Sicherheit.« Bei diesen Wildtieren muß der Erstarrungsreaktion die so genannte »Entladung« folgen. Ohne Entladung verliert das Tier seine überlebenssichernde Resilienz. Einige haben die Schüttelreaktion als »Energieentladung« bezeichnet.

Eine Korrumpierung der Erinnerung: Wahrnehmung der Vergangenheit als in der Gegenwart stattfindend

Es gibt Situationen, in denen das Durchlaufen der »Entladung« unmöglich ist – in denen das Tier einfach nicht in der Lage ist, dieses instinktive Verhalten zu nutzen. Ein Paradebeispiel hierfür sind Zootiere, die vielen für diese Umgebung charakteristischen Krankheiten ausgesetzt sind, weshalb sie häufig medizinische oder chirurgische Behandlungen über sich ergehen lassen müssen, aber nach solchen Prozeduren nur selten Entladungsverhalten zeigen. Außerdem ist die Lebenszeit von Zootieren im allgemeinen stark verkürzt.

Bei Labortieren und insbesondere bei denjenigen, an denen experimentelle chirurgische Eingriffe durchgeführt werden, scheint die gleiche Hemmung dieses natürlichen Verhaltens aufzutreten. Pawlow erklärte, wenn er seine Hunde aus ihren Käfigen hole und sie mit den Beinen nach oben auf den Operationstisch trage, blieben sie in dem Erstarrungszustand, in den sie versetzt worden waren, bevor man sie auf den Tisch gelegt hatte, wobei ihre Beine weiterhin in der ausgestreckten Haltung verharrten, in der sie getragen worden seien. Er bezeichnete dies als »Tierhypnose« – ich nehme an, daß jedem Leser klar ist, daß es sich tatsächlich um eine Erstarrungsreaktion handelte. Doch Entladungen, wie ich sie beschrieben habe, wurden bei Pawlows Hunden offenbar nicht beobachtet.

Bei Menschen, die in den für die westliche Welt charakteristischen komplexen urbanen und suburbanen Gesellschaften leben, ist es kaum möglich, diese Art von unwillkürlichen motorischen Reaktionen zu beobachten. Ich habe zwar von Patienten einige anekdotische Berichte über Schüttelreaktionen nach Autounfällen gehört, aber wenn solche Reaktionen tatsächlich einmal nach einem Unfall vorkommen, versuchen Passanten und sogar Notfallhelfer gewöhnlich, die zitternde Person »zu beruhigen«. In der Geburtshilfe tätige Krankenschwestern haben mir oft über Schüttelreaktionen von Müttern nach einer Geburt berichtet. Sie haben solche Reaktionen oft genug beobachtet, um sie als normal zu akzeptieren. Aufgrund unserer kulturellen Prägung jedoch erscheinen uns solche »unschicklichen« Reaktionen peinlich oder übertrieben. Die Entladung nach einer Erstarrungsreaktion ist ein Verhalten, für das dieses Tabu gilt, ebenso wie für den gewalttätigen, heftigen oder »hysterischen« Ausdruck von Emotionen wie Trauer oder Entsetzen. Viele nichtwestliche Kulturen unterstützen den Ausdruck starker Trauer, was ritualisiertes Weinen, Zerreißen von Kleidungsstücken und Niederwerfen auf den Boden einschließt. Nach meiner Auffassung handelt es sich bei dieser Art physischen Ausdrucks um kulturell gebilligte Rituale, die es ermöglichen, das physiologische Element von Trauer zu »entladen«, und die tatsächlich die Entladung einer Erstarrungsreaktion beinhalten.

Man erinnere sich an die Beobachtungen afrikanischer Wildhüter bezüglich der Reaktionen von Wildtieren nach einer Betäubung. Diese Männer hatten intuitiv verstanden, daß die Auflösung der Erstarrung lebensbewahrend und in der Wildnis aus irgendeinem Grund überlebenswichtig ist. Sollten diese Wildhüter mit ihrer Sicht richtig liegen, welche Funktion und welchen physiologischen Zweck erfüllt dann die Auflösung des Erstarrens? Der erste Anhaltspunkt ist, daß der motorische Akt der Entladung an die Kampf-/Flucht-Aktivität erinnert, die das Tier vor dem Erstarren zu nutzen versuchte. Die Amygdala sorgt dafür, daß alle Elemente des sensumotorischen Erlebnisses im prozeduralen Gedächtnis gespeichert werden, weil die Episode mit einer Bedrohung assoziiert war. Das Ausbleiben einer Auflösung der Erstarrung jedoch bewirkt, daß diese Erinnerung gespeichert wird, *als ob die Gefahr weiterhin bestünde.* Sinn und Zweck der Auflösung besteht demnach darin, den Akt der Flucht im prozeduralen Gedächtnis *abzuschließen*, damit die sensumotorische Aktivität als für das Überleben wichtige Information *aus der Vergangenheit* erinnert werden kann – also nicht als etwas, das weiterhin droht und unaufgelöst geblieben ist. Durch Löschen der Verbindung zwischen diesen körperbezogenen Erinnerungen an den Angriff, die erfolglosen Bemühungen des Körpers, zu fliehen, und der von der Amygdala vermittelten Erregung wird das Ereignis als abgeschlossen wahrgenommen und vom Gehirn als eine das Überleben betreffende Lernerfahrung, nicht als fortbestehende Gefahr, der Vergangenheit zugeordnet.

Wird die Erstarrung nicht aufgelöst, werden alle diese Erinnerungen abgespeichert, als bestünde die Gefahr weiterhin, weil die sensumotorischen Körperbotschaften über den Akt der Flucht nie gelöscht wurden. Infolgedessen reaktivieren alle Signale, die mit dem Erleben der unaufgelösten Bedrohung verbunden sind, die mit der – zumindest in der prozeduralen Erinnerung – nie abgeschlossenen Kampf-/Flucht-Reaktion verbundene Erregung. Diese Verfälschung der Zeitwahrnehmung – daß die Vergangenheit als Gegenwart erlebt wird – garantiert geradezu, daß das traumatische Erlebnis immer wieder heraufbeschworen wird, weil die falsche prozedurale Erinnerung in dem für das Überleben wichtigen Gedächtnisbereich gespeichert ist. Die dauerhafte Speicherung solcher traumatischer prozeduraler Erinnerungen als nach wie vor akut ist die Grundlage dessen, was wir Trauma oder PTBS nennen.

Furchtkonditionierung und Kindling: Sensibilisierung des Gehirns durch konditionierte Traumareize

Wahrscheinlich ist Ihnen schon aufgefallen, daß ich auf das Konzept des prozeduralen Gedächtnisses in diesem Buch immer wieder zurückkomme. Das tue ich, weil ein Trauma sowohl die Zeitwahrnehmung als auch die Erinnerung beeinträchtigt. Prozedurale Erinnerungen an Traumata beinhalten im Grunde alles, was die sensorischen Systeme des Körpers während eines solchen Ereignisses wahrnehmen. Dazu können zählen:

- Gerüche (z. B. von verbogenem Stahl und verbranntem Gummi oder vom Körper des Angreifers),
- Vorstellungsbilder (die Farbe des Wagens, der Sie angefahren hat; das Gesicht des Angreifers),

- Benommenheit infolge von Kopfbewegungen, die das Gleichgewichtsorgan aktivieren,
- Geräusche (des Aufpralls, der Stimme des Angreifers),
- Geschmäcke (von Blut),
- Schmerzempfindungen,
- Propriozeption oder Empfindungen, die durch Bewegungen von Körperteilen verursacht werden,
- Reflexmuster von Muskelkontraktionen, durch die der Körper sich zu schützen versucht,
- »Gefühle« oder viszerale Empfindungen, die mit Rage, Entsetzen, Verzweiflung oder Trauer zusammenhängen und im Bauch, in der Magengrube oder in der Kehle gespürt werden.

Im Falle einer Bedrohung ist das Gehirn besonders empfindlich für diese »somatischen Marker« und speichert sie alle im prozeduralen Gedächtnis. Schließlich könnte es sie in Zukunft benötigen, um auf eine erneute Gefahr vorbereitet zu sein. Kommt es nicht zur Auflösung der mit dem traumatischen Erlebnis verbundenen Erstarrung, werden die Erinnerungen in dem für überlebenswichtige Informationen reservierten Bereich des Gedächtnisses abgelegt, von wo sie beim leichtesten *Hinweis* auf das Erlebte abgerufen werden können. Somit bleibt *auch dann, wenn das ursächliche Ereignis vorüber ist und wir es überlebt haben,* die gesamte äußere und innere Welt ein Reservoir somatischer Hinweisreize für das, was als unmittelbar drohendes traumatisches Ereignis wahrgenommen wird. Insofern hat ein unaufgelöstes traumatisches Erlebnis tatsächlich eine starke Beeinträchtigung der Wahrnehmung von zeitlichen Zusammenhängen zur Folge.

Übung

Diese Übung kann für Menschen, die im Leben viele Traumata erlebt haben, ein wenig riskant sein. Doch die Muskeln, die wir instinktiv nutzen, um uns vor physischer Gefahr zu schützen, haben so viele Funktionen, daß fast jeder in irgendeiner Weise auf diese Übung reagieren kann. Setzen Sie sich auch diesmal auf einen angenehmen Stuhl, legen Sie die Hände auf die Oberschenkel, machen Sie es sich bequem, und schließen Sie die Augen. Erinnern Sie sich an ein Ereignis aus Ihrem Leben, das für sie mit einer physischen Gefahr verbunden war, beispielsweise mit einem Sturz, einem Überfall oder einem Autounfall. Falls Ihnen nichts dergleichen einfällt, können Sie sich auch an eine Situation erinnern, in der Sie sich physisch bedroht fühlten, beispielsweise an eine körperliche Bestrafung durch Ihre Eltern. Fokussieren Sie auf Bilderinnerungen an das Ereignis, und versuchen Sie zu spüren, was zum Zeitpunkt des Geschehens in Ihrem Körper vor sich ging. Achten Sie während der Übung genau auf eventuell in bestimmten Muskeln auftretende Anspannungen. Richten Sie Ihre Aufmerksamkeit insbesondere auf die Muskeln, die sich auf beiden Seiten der Schädelbasis, des Halses, der Kiefer und des Unterrückens befinden. Sie alle nehmen an jedem physischen Akt der Selbstverteidigung teil, halten wahrscheinlich auch prozedurale Erinnerungen an solche Ereignisse fest und geraten angesichts späterer Gefahrenwahrnehmungen reflexhaft unter Anspannung. Deshalb bezeichnen wir diese Muskeln häufig als »Streßmuskeln«. Sobald Sie spüren, daß sich eine Muskelgruppe anspannt, konzentrieren Sie sich auf Qualität und Intensität der Anspannung. Möglicherweise bemerken Sie ein Zukken oder eine Bewegung der betreffenden Muskeln, was auf die Lösung der unaufgelösten Erstarrungsreaktion hindeutet. Falls Sie merken, daß starke Emotionen auftauchen, sollten Sie einige Male tief atmen, um den Prozeß zu regulieren und zu modulieren, denn auf diese Weise können Sie eine unangenehme emotionale Reaktion verhindern.

Als Pawlow eine Glocke ertönen ließ und unmittelbar danach seine Hunde fütterte, mußte dieser Vorgang mehrere Male wiederholt werden, bevor der Speichelfluß und die Verstärkung der Magensaftsekretion bei den Hunden schon beim Ertönen der Glocke einsetzten. Bei der klassischen Konditionierung geht es immer um das Erlernen von Fertigkeiten, die für das Überleben wichtig sind, und die Nahrungsaufnahme ist eine davon. Man vergißt diese Fertigkeiten nie völlig. Selbst nachdem sie wieder gelöscht worden waren, indem man die Glocke ertönen ließ, ohne die Hunde zu füttern, ließ sich die konditionierte Beziehung zwischen Nahrung und Glocke noch Jahre später durch nur eine oder zwei Reizpräsentationen reaktivieren. Pawlow benutzte auch Elektroschocks, um seine Hunde zu konditionieren. Schmerz ist als konditionierender Reiz besonders wirksam, weil er die Amygdala konditioniert. Das Einprägen prozeduraler Erinnerungen mit Hilfe von Schmerz oder Furcht wird *Furchtkonditionierung* genannt und hat sich als extrem resistent gegen Löschung erwiesen. Furchtkonditionierung ist der wichtigste bei Traumata wirksame Mechanismus, der praktisch alle Traumasymptome erklärt.

Furchtkonditionierung ist nicht nur schwer zu löschen, sondern breitet sich außerdem leicht aus, wodurch neue Hinweisreize mit ihr assoziiert werden, die den bereits vorher konditionierten ähneln. Ein aus dem Irak heimkehrender Soldat läßt sich möglicherweise jahrelang bei jedem lauten Geräusch auf den Boden fallen, obwohl sich anschließend jedesmal herausstellt, daß das Geräusch völlig ungefährlich war. Ein Vergewaltigungsopfer gerät jahrelang in Panik, sobald ein Gesicht auftaucht, das in irgendeiner Hinsicht dem des Vergewaltigers ähnelt, beispielsweise weil der Betreffende einen Bart hat. Sowohl traumatisierte Soldaten als auch Vergewaltigungsopfer stellen sich beim Betreten eines Raums regelmäßig mit dem Rücken zur Wand. Damit reagieren sie auf die ständige Gefahr, daß Reize auftauchen, die mit ihrem unaufgelösten Trauma assoziiert sind, selbst wenn die Reize nur sehr entfernt den ursprünglichen traumabegleitenden Signalen ähneln. Pawlow bezeichnete diesen Prozeß der Ausweitung konditionierender Reize als *Ausstrahlung*. Opfer, die von einem Kettenraucher angegriffen wurden, können beispielsweise schon beim Geruch von Zigarettenrauch in ihrer gewohnten Umgebung in Panik geraten. Menschen, die erfolglos versucht haben, vor einer Gefahr zu fliehen, können Panikattacken erleben, wenn sie aerobische Übungen ausführen – weil die Beschleunigung des Herzschlags für sie das Entsetzen wieder aufleben läßt, das sie empfunden haben, weil es ihnen nicht gelang zu fliehen. Die posttraumatischen prozeduralen Erinnerungen an Körperempfindungen während eines traumatischen Erlebnisses können somit ein Eigenleben entwickeln und sich auf neue Reize übertragen, die nur sehr entfernt den Erinnerungen an das traumatische Erlebnis selbst ähneln. Dieser Prozeß steht für negative Neuroplastizität und ist auf einen Vorgang mit Namen *Neurosensibilisierung* zurückzuführen, der auch *Kindling* genannt wird.

Kindling wurde in den 1960er Jahren zufällig entdeckt, als Neurowissenschaftler versuchten, die Gehirnregionen von Mäusen zu kartieren, indem sie bestimmte neuronale Zentren stimulierten und dann den Zustand der benachbarten Regionen dokumentierten. Zu ihrer Überraschung entwikkelten einige Mäuse starke epileptische Anfälle. Den Forschern wurde klar, daß es sich dabei um eine Form von Neurosensibilisierung handelte, und sie nannten diesen Prozeß daraufhin »Kindling«, ursprünglich ein Ausdruck für besonders leicht entzündliches Holz. Bei gründlicherer Auseinandersetzung mit dieser Neuentdeckung stellten sie fest, daß die Gehirnregion, die sich durch wiederholte Stimulation besonders gut »entzünden« ließ, unsere alte Freundin Amygdala war. Nach der Einführung der Diagnose PTBS in den 1990er Jahren entdeckten Fachleute, daß sich der Zustand von PTBS-Kranken im Laufe der Zeit häufig noch weiter verschlimmert. Der Grund schien in erster Linie die Zunahme von Zahl und Intensität der inneren und äußeren Signale zu sein, die das primäre PTBS-Symptom Erregung und Furcht hervorriefen. PTBS-Forscher entwickelten daraufhin die Hypothese, daß für das Kindling genannte Phänomen die Ausweitung traumatischer Trigger verantwortlich sei – was viele der scheinbar unzusammenhängenden PTBS-Symptome ebenso erklären würde wie die häufige Verschlimmerung von PTBS-Erkrankungen im Laufe der Zeit, verbunden mit dem Auftreten neuer Symptome.

Der Prozeß verläuft wie folgt:

1. Prozedurale Erinnerungen, die sich sowohl auf innere als auch auf äußere Phänomene beziehen, werden aufgrund von Furchtkonditionierung in dem Bereich des Gedächtnisses gespeichert, der für das Überleben wichtig ist.
2. Erinnerungen können durch innere und äußere Hinweisreize aktiviert werden, und sie werden dann wahrgenommen, als ob die inneren Geschehnisse sich im gegenwärtigen Augenblick ereigneten.
3. Die wiederholte unbewußte Aktivierung von Erinnerungen ruft das Phänomen der Ausstrahlung oder des Kindling hervor.
4. Wiederholter sympathischer autonomer Input führt zu zyklischer autonomer Dysregulation – zu übertrieben starken Umschwüngen zwischen intensiven sympathischen und parasympathischen Zuständen, wie sie für Traumata typisch sind.

Im Laufe der Zeit verändern sich die Symptome von Traumatisierten und nehmen andere äußere Formen an. Die übertrieben starken Schreck-/Hyperarousal-Symptome klingen manchmal etwas ab, und Symptome wie Depression, Rückzug, Vermeiden von sozialem Kontakt und körperliches

Kollabieren werden stärker. Somatische Symptome, die oft die Bauchorgane, das Herz und chronische Schmerzen betreffen, können neu auftauchen. Viszerale und dissoziative Symptome sowie Erstarrungsreaktionen können dominant werden, obwohl das Hyperarousal bei erneuter Konfrontation mit Traumasignalen weiterhin stark sein kann. Extreme Wechsel zwischen parasympathischen und sympathischen Zuständen (autonomes Cycling) können vorherrschen.

Unterbrechung der Homöostase: Abnormes autonomes Cycling

Erinnern Sie sich an meine Ausführungen über die Sinuskurve in Schlüssel 3, die zyklische Grundlage für die Funktionsweise vieler Dinge auf unserem Planeten und unseres Körpers. Die Aktivität des Autonomen Nervensystems basiert auf diesem Prinzip, und optimales, maßvolles und gut reguliertes Cycling dieses Systems wird *Homöostase* genannt. Nun ist das Befinden des Menschen, der Erde, der Planeten und des Universums alles andere als konstant und voraussehbar. Jeder Prozeß, der auf unvorhersehbaren Einflüssen beruht, stellt den Zustand der Homöostase in Frage, ganz gleich, ob es sich um ein Planetensystem oder um das menschliche Gehirn handelt. Wellen sind nicht beschränkt auf das rhythmische, hypnotisch wirkende Plätschern des Wassers an den Stränden von Hawaii – sie können sich auch zum unregelmäßigen Anbranden von Wellen unterschiedlicher Größe entwickeln, verursacht durch einen Sturm, der Hunderte von Kilometern entfernt auf dem Meer tobt. Wellen können auch plötzlich zu einem unberechenbaren Monstrum werden, das wir Tsunami nennen und das durch ein Meeresbeben in weiter Ferne verursacht wird. Das Universum, die Erde und das Autonome Nervensystem des Menschen sind alle der Gefahr ausgesetzt, daß ihr Zustand der Homöostase durch oft unvorhersehbare physische Einflüsse gestört wird.

Bei Säugetieren beinhaltet die Homöostase eine zyklische Bewegung zwischen sympathischer und parasympathischer Dominanz innerhalb enger Grenzen. Dabei sind die Intensitätsgipfel der beiden autonomen Zustände relativ niedrig und bewegen sich in einem Bereich, in dem das Wohlbefinden und die Sicherheit der Organsysteme des Körpers nicht gefährdet werden. Einige Forscher haben die These entwickelt, daß das Bemühen um die Aufrechterhaltung der Homöostase viele Krankheiten verhindern kann. Die Wiederherstellung der Homöostase könnte man mit der Schaffung einer heilungsfördernden Umgebung gleichsetzen. Sie werden sich erinnern, daß die Homöostase mit der optimalen Kontrolle des ANS durch den ventralen Vaguskern in Verbindung gebracht wird und daß man sie anhand des mehr oder minder optimalen Zustandes der Herzratenvariabilität (den Schwankungen der Abstände zwischen Ein- und Ausatmen, siehe Schlüssel 3) messen kann.

Hinsichtlich des mammalischen ANS glauben viele Forscher, repetitive oder exzessive Stimulation entweder des sympathischen oder des parasympathischen Zweiges der Sinuswelle ziehe eine zunehmende Intensität oder Oszillation des Systems *bis hin zu den Extremwerten seiner physiologischen Toleranz* nach sich. Oder anders ausgedrückt, anhaltendes und profundes Arousal wird durch wiederholte Konfrontation mit Signalen des prozeduralen Gedächtnisses hervorgerufen. Ein heimkehrender Kriegsveteran kann normale Stadtgeräusche nicht ertragen – das Hupen von Taxis, Fehlzündungen von Autos, die Trillerpfeife eines Polizisten. Eine Vergewaltigte gerät in Panik, wenn sie von hinten angerempelt wird, wenn sie ihr bedrohlich erscheinende Bilder im Fernsehen sieht oder wenn sie in einer Menschenmenge bestimmte Arten des Gesichtsausdrucks entdeckt. Alle diese Signale aktivieren das Sympathische Nervensystem, indem sie die Amygdala stimulieren, aber sie verstärken auch das autonomen Cycling in *beide* Richtungen. Dies bedeutet, daß pathologische parasympathische Erstarrungszustände *und gleichzeitig* die intrinsische sympathische Arousalstimulation aktiviert werden können. Der Kriegsveteran erschrickt beim Fehlzündungsgeräusch eines Autos, bei einer Auseinandersetzung mit seiner Partnerin jedoch »tritt er weg« und wird empfindungstaub. Eine Vergewaltigte kann auf Signale, die sie an den Überfall erinnern, mit Panik reagieren, aber auch dissoziieren und während des sexuellen Vorspiels mit ihrem Ehemann reaktionsunfähig werden. Man kann sich vorstellen, wie gefährlich dies werden kann. Und man kann sich vorstellen, wie verwirrend es auf den behandelnden Therapeuten oder Arzt wirken kann, der versucht, mit einem einzigen, klar umrissenen Krankheitszustand umzugehen. Aus dem gleichen Grund ist der inhärent bipolare Zustand der Gehirnfunktion/autonomen Funktion bei

Traumata so schwer zu fassen und mit einer bestimmten Diagnose zu verbinden.

Psychologische Diagnosen für bestimmte psychische Krankheiten basieren auf Kriterien, die von anerkannten psychiatrischen Fachleuten entwikkelt und im *Diagnostischen und Statistischen Manual Psychischer Störungen*, DSM-IV, dokumentiert wurden, das inzwischen überarbeitet worden und als DSM-5 neu erschienen ist. Das DSM-IV wurde 1994, nach dem Vietnam-Krieg, veröffentlicht, als Hunderte von Soldaten mit sehr hinderlichen und konstanten emotionalen Symptomen heimkehrten, für die man die neue Diagnose Posttraumatische Belastungsstörung (PTBS) entwickelt hatte. Studien, die mit diesen Soldaten durchgeführt wurden, ergaben, daß die genannten Symptome in etwa für drei definierbare emotionale Zustände repräsentativ waren. Der erste davon waren abnorme Manifestationen von *Arousal* unter Einschluß unverhältnismäßig starker Schreckreaktionen, Hypervigilanz, Schlafstörungen und Reizbarkeit – die alle eindeutig auf einen übermäßig starken sympathischen Zustand zurückzuführen waren. Außerdem wiesen die *Gedächtnissysteme* der Soldaten Abnormitäten auf, insofern sie bei der Konfrontation mit Traumatriggern Flashbacks von belastenden Ereignissen, Albträume und übertrieben starke Erregungszustände erlebten. Und schließlich waren bei ihnen *Vermeidungssymptome* zu finden, was Amnesien bezüglich der traumatischen Ereignisse, Vermeiden von Aktivitäten, die sie an diese Ereignisse erinnerten, Distanzierung von anderen Menschen und Entfremdung von ihnen sowie Emotionstaubheit einschloß. Es ist wohl nicht schwer einzusehen, warum diese recht unterschiedlichen Symptome sich nicht leicht mit einem bestimmten Modell der Gehirnphysiologie übereinbringen lassen.

Wenn man jedoch genauer hinschaut, stellt man fest, daß die wichtigsten Symptome der PTBS die autonome und auf prozeduralen Erinnerungen basierende Dysfunktion des emotionalen Gehirns bei Traumata spiegeln. Durch Hinweisreize verursachte sympathische Erregung über die Amygdala und parasympathische Vermeidung/Erstarrung über den dorsalen Vaguskern wechseln auf übertriebene Weise, was das bereits erläuterte abnorme autonome Cycling spiegelt. Charakteristisch für Traumata ist die Störung der Homöostase. Ein Trauma ist eine Erkrankung des Gehirns und, wie wir noch sehen werden, der wichtigsten Systeme des Körpers.

Die Tyrannei des dorsalen Vagus: Anhaltende Erstarrung/Dissoziation

Klinikern ist schon länger klar, daß sich die wichtigsten Symptome Traumatisierter im Laufe der Zeit verändern. Zwar bleiben Arousalsymptome – Angst, Panikattacken, Albträume, Flashbacks, übertriebene Schreckreaktionen – weiterhin bestehen, doch nimmt ihre Häufigkeit und Intensität ab. Allerdings deutet dies leider nicht unbedingt auf eine beginnende Heilung hin. Oft isolieren sich Traumatisierte allmählich sozial und emotional und ziehen sich in Verhaltensmuster zurück, die alle Situationen meiden, in denen sie mit Signalen konfrontiert werden könnten, die in irgendeiner Beziehung zu ihrer Traumavorgeschichte stehen. Emotionale Taubheitsempfindungen und Depression in klinischer Stärke kommen bei dieser Gruppe sehr häufig vor. Traumatisierte können auch Amnesien entwickeln, und zwar nicht nur bezüglich der traumatisierenden Ereignisse, sondern auch solche, die Teile ihrer eigenen autobiographischen Vergangenheit betreffen. Viele verlieren ihr gesundes Selbstwertgefühl und können sich ihre eigene Zukunft nicht mehr vorstellen. Zahlreiche körperliche Probleme, insbesondere Verdauungsstörungen, Erschöpfung und chronische Schmerzen in weiteren Bereichen des Körpers (Somatisierungsstörungen genannt) kommen häufig vor. Außerdem neigen Traumatisierte zu kognitiven Problemen, insbesondere zu solchen, die das Kurzzeitgedächtnis, die Konzentration und die Aufmerksamkeit betreffen. Traumata gelangen in vielen der für Dissoziation charakteristischen Symptome zum Ausdruck.

Ich habe die Erstarrungsreaktion schon mit dem Wahrnehmungszustand der Dissoziation in Verbindung gebracht (siehe Schlüssel 3). Nun werden wir uns genauer anschauen, welche Arten von Wahrnehmungen als Beispiele für den Zustand der Dissoziation gelten können. *Depersonalisierung* oder das Gefühl, den eigenen Körper zu verlassen, ist ein Beispiel hierfür. Wahrscheinlich haben Sie schon einmal von schwerverletzten Patienten gehört, die das Gefühl hatten, von oben auf sich selbst zu schauen, als hätten sie ihren eigenen Körper verlassen, während Pfleger und Ärzte sie zu reanimieren versuchten. Sogenannte Nahtoderfahrungen könnten ein Ausdruck dieses Phänomens sein. Ich selbst habe Beschreibungen von mehreren Patienten gehört, die diesen Zustand in Zusammenhang mit einem Auto- oder Motorradunfall erlebt hatten. Ein weiteres dissoziatives Erlebnis ist die sogenannte

Derealisation, die als *déjà vu* (etwas schon einmal gesehen zu haben) oder als *jamais vu* (etwas noch nie zuvor gesehen zu haben – d. h., etwas zuvor Vertrautes wirkt plötzlich, als wäre es fremd) erlebt wird. Darüber hinaus gibt es die *Verzerrung der Zeitwahrnehmung*, wobei sich ein bestimmter Zeitabschnitt drastisch zu verlangsamen scheint (so wie wenn »mein Leben vor meinen Augen vorüberzieht«). Dissoziation kann auch im Verlust der Erinnerung an ein bestimmtes Ereignis zum Ausdruck kommen, und die Erinnerung ist bei dissoziativen Störungen besonders stark beeinträchtigt. Für sogenannte *Fugue*-Zustände sind lange Perioden der Amnesie charakteristisch, oft in Verbindung mit bizarrem und manchmal sogar gewalttätigem Verhalten, an das sich die Betreffenden später nicht erinnern können. Und schließlich können Teile des Körpers gelähmt, ungeschickt oder betäubt werden, ein Zustand, der *Konversionsstörung* oder Hysterie genannt wird. Diese Diagnose wurde im DSM-IV als Somatisierungsstörung klassifiziert, aber tatsächlich handelt es sich um eine Form von Dissoziation, und wir werden uns in Schlüssel 7 eingehender damit beschäftigen.

Obgleich diese veränderten Wahrnehmungszustände Beispiele für das sind, was man in einem dissoziativen Zustand erleben kann, sind sie in Wahrheit nur Teile eines Puzzles. Die Erstarrungsreaktion wird eindeutig vom dorsalen Vagus initiiert, aber sie ist mit dramatischen Veränderungen im gesamten Gehirn verbunden, einschließlich des limbischen Systems und aller Regionen des Neokortex. Deshalb sollte es nicht überraschen, daß während eines dissoziativen Zustandes große Bereiche des Neokortex »offline« oder funktionsunfähig sind, wahrscheinlich in Korrelation zu den weiter oben erwähnten veränderten Bewußtseinszuständen. Und weil das ANS im Zustand der Erstarrung sehr instabil ist, können im Zustand der Dissoziation durchaus auch Arousalzustände und sogar sympathische Zustände auftreten. Einige Soldaten, die sich lange in sehr belastenden Kampfsituationen befanden, haben einen Zustand stumpfsinnigen »kaltblütigen Tötens« beschrieben. Die Betroffenen verfallen in einen »Berserker«-Zustand, in dem sie wie besessen kämpfen, ohne sich um ihre eigene Sicherheit zu scheren, wobei sie jeden, der sich ihnen nähert, töten; unterdessen befinden sie sich in einem emotionslosen Zustand, der eindeutig dissoziativer Natur ist. Wie auch immer der Zustand der Erstarrung/Dissoziation im Gehirn zustande kommen mag, es handelt sich um einen veränderten Bewußtseinszustand mit markanten Eigenschaften.

Man bedenke, daß Erinnerungen dieser Art gespeichert werden sollen, damit wir sie später zur Verbesserung unserer Überlebenschancen nutzen können; sie sind aber verzerrt und ihrem Wesen nach falsch, weil die Gefahr, auf die sie sich beziehen, längst vorüber ist. Erinnerungen dieser Art beziehen sich auf alle körperbasierten Informationen über ein traumatisches Ereignis, das nie völlig aufgelöst und als »erledigt« registriert wurde. Man bedenke auch, daß solche Erinnerungen durch bestimmte Signalreize oder neuere Ereignisse, die dem unaufgelösten ursprünglichen Trauma ähneln, reaktiviert werden können.

Diese somatischen Erinnerungen umfassen autonome viszerale »Gefühle«, somatosensorische Botschaften von den Sinnesorganen und deklarative Erinnerungen an das erlebte Trauma, die mit der für das Ereignis charakteristischen Emotion verbunden sind. Man bedenke auch, daß durch die Erstarrungsreaktion Endorphine ausgeschüttet werden, was bewirkt, daß die Kapsel der prozeduralen Erinnerungen mit einem Gefühl der Taubheit gegenüber physischen Empfindungen und mit einem veränderten Bewußtseinszustand verbunden ist. Wenn Sie also in Ihrem Umfeld mit etwas konfrontiert sind, das bezogen auf ein Trauma, das Sie früher erlebt haben, ein relativ starker Hinweisreiz ist, befinden Sie sich im betreffenden Moment wieder im altbekannten Zustand der Hilflosigkeit, mit den damit verbundenen Taubheitsempfindungen, viszeralen Gefühlen, Körperempfindungen und veränderten Gedanken. Die Neigung zu erneutem Erstarren angesichts einer (wahrgenommenen) Gefahr ist das Markenzeichen eines alten oder komplexen Traumas und eindeutig ein dissoziatives Syndrom. Und der dorsale Vaguskern ist der Tyrann, der alles lenkt und antreibt.

Wie alles kann auch ein Trauma sowohl riesig und überwältigend als auch so subtil sein, daß wir es kaum bemerken. Es muß nur eine Bedrohung geben, auf die wir keinen Einfluß haben – es muß uns unmöglich sein, sie aufzulösen. Auch wenn wir beispielsweise einen Streit mit unserem Partner normalerweise nicht als traumatisch ansehen, *kann* ein solcher Streit durchaus eine traumatische Wirkung entfalten, wenn wir es für unmöglich halten, ein bestehendes Problem zu lösen, und wenn wir uns angesichts dessen, was uns als »Gefahr für Leib und Leben« erscheint, völlig hilflos fühlen. Solch ein Trauma, ob groß oder klein, ist im allgemeinen mit intrusiven Gedanken verbunden, die nur schwer zu bändigen sind.

Übung

Versuchen Sie, sich an eine Situation aus neuerer Zeit zu erinnern, in der Sie sich mit einem ganz spezifischen Streß konfrontiert sahen – etwa mit dem Scheitern einer Beziehung, mit einem Streit mit einer für Sie besonders wichtigen Bezugsperson, mit einer Konfrontation in Ihrem Beruf oder mit einem plötzlichen starken Verlust Ihres Pensionsfonds wegen starker Turbulenzen auf dem Aktienmarkt. Vergegenwärtigen Sie sich, wie Sie sich in dieser Situation körperlich fühlten, woran Sie hauptsächlich gedacht haben, wie gut (oder schlecht) Sie geschlafen haben und welche unangenehmen körperlichen Empfindungen Sie plagten. Hatten Sie das Gefühl, Ihr Leben unter Kontrolle zu haben, oder fühlten Sie sich relativ hilflos? Haben Sie Wut verspürt oder nur Angst oder sogar Panik? Hatten Sie irgendwelche Verdauungssymptome (Blähungen, Verdauungsstörungen, Krämpfe), Sodbrennen oder Herzklopfen? Hatten Sie Schwierigkeiten mit dem Schlaf, insbesondere in Form von nächtlichem Aufwachen mit sich wiederholenden rasenden Gedanken, die sich nicht abstellen ließen? Hat das Nachdenken über diese Dinge im Rahmen dieser Übung in Ihrem Körper einige der ursprünglichen Symptome und »Gefühle« hervorgerufen?

Alle diese im übrigen sehr verbreiteten Symptome sind typisch für die Wirkung der »kleinen Traumata« in unserem Leben – all der alltäglichen Konflikte, in denen wir uns hilflos und ohne jeden Einfluß fühlten und die bei uns eine Mischung aus Arousal- und Erstarrungszuständen hervorriefen. Charakteristisch für dieses Phänomen sind chronische Erregungszustände, Schlafstörungen, zwanghafte Beharrlichkeit, Abgelenktheit und Unaufmerksamkeit. Manchmal sind sogar somatische Empfindungen im Spiel, sehr häufig Myofaszialschmerzen im Nackenbereich, Zähneknirschen, Verdauungssymptome und Erschöpfung. Es geht bei alldem um eine relativ kleine, aber sehr massive »Dissoziationskapsel«, die uns immer wieder aus dem Erleben des gegenwärtigen Augenblicks herauszieht und den Geist trübt. Streß angesichts von Hilflosigkeit wird für das Gehirn zum Trauma.

Zum Abschluß

Streß ist ein fester Bestandteil des menschlichen Lebens und Erlebens. Die Notwendigkeiten der Überlebenssicherung setzen uns unvermeidlich vielen Formen von Streß aus. Einige sind der Auffassung, eine gesunde Portion Streß – »Eustreß« genannt – wirke sich sogar positiv aus, weil sie bestimmte Teile unserer autonomen und hormonellen Reaktion günstig beeinflusse, was uns letztlich anpassungsfähiger mache. Doch Streß allein, bei dem das Hormon Kortisol eine wichtige Rolle spielt, kann das Gehirn negativ beeinflussen und sogar ziemlich gezielt bestimmte Teile des Gehirns schädigen, insbesondere die Neuronen des Hippocampus. Und auf lange Sicht hat Streß sehr schädliche Wirkungen auf Körpersysteme, womit ich mich in Schlüssel 7 befassen werde.

Streß und Traumata haben viele Gemeinsamkeiten, aber eine jeweils sehr spezifische Schnittstelle, die auf der Fähigkeit des betreffenden Menschen, die Streß verursachende Situation zu beherrschen, basiert. Ein Trauma, eine lebensbedrohliche Situation angesichts eines Zustandes der Hilflosigkeit, basiert letztlich auf einer völlig anderen Neurophysiologie als Streß und wirkt sich auf Gehirn und Körper in vielerlei Hinsicht aus. Traumata wurzeln in unaufgelösten Kampf-/Flucht-/Erstarrungsreaktionen, sie wirken auf die Arousalzentren des Gehirns und beeinflussen massiv die autonome Homöostase. Insofern wirken sie auch sehr stark auf den Körper, wenn auch recht variabel und schwer meßbar, was streng allopathisch orientierte Ärzte in große Schwierigkeiten bringt. In Schlüssel 7 werde ich mich sowohl mit den genannten Problemen als auch mit dem Dilemma dieser Ärzte beschäftigen.

Ein Trauma ist auch ein Syndrom der Beeinträchtigung des Gedächtnisses hinsichtlich der Zeitwahrnehmung. Die Wurzeln dieses Problems sind in der Erstarrungsreaktion zu suchen und darin, ob die betreffende Person die Kampf-/Flucht-/Erstarrungsreaktion durch eine »Entladung« zum Abschluß bringen kann, wodurch unerwünschte und inzwischen irrelevante somatische prozedurale Erinnerungen an das traumatische Ereignis gelöscht werden. Wird dieser Prozeß vereitelt, bleiben die traumatischen prozeduralen Erinnerungen bestehen und werden in »Erinnerungskapseln« gefaßt, die mit dissoziativen Eigenschaften des Erstarrens verbunden sind. Diese eingekapselten Erinnerungen tauchen dann angesichts innerer und äußerer

Hinweisreize oder Signale, die sich auf das unaufgelöste Trauma beziehen, wieder auf und perpetuieren oder erweitern sogar das daraus resultierende dysfunktionale autonome Cycling und die Dissoziation. Der Prozeß der Neurosensibilisierung oder des Kindling – bei dem konditionierte prozedurale Erinnerungssignale auf ähnliche Erinnerungen und Erlebnisse übergreifen – sorgen dafür, daß das Trauma zu »einem Geschenk wird, das uns immer wieder neu beschenkt«. Die gute Nachricht lautet, daß unser wachsendes Verständnis der zerebralen Natur traumabasierter Konditionierung uns als Wegweiser dienen kann, wenn wir nach Möglichkeiten suchen, die abnorme Neurophysiologie des Traumas zu bekämpfen.

SCHLÜSSEL 7

Der Körper und seine Reaktion auf Streß und Traumata

Inzwischen ist Ihnen sicherlich klar, daß das Gehirn und der Körper Teile eines interaktiven Systems sind. Jeder äußere Reiz oder Input, der das Gehirn erreichen soll, muß zunächst von den sensorischen Systemen des Körpers registriert werden, und das Gehirn verläßt sich darauf, daß der Körper alle Informationen liefert, die ganz generell etwas mit Funktion, nicht nur mit dem Überleben, zu tun haben. Was im Körper vor sich geht, verändert unablässig das Gehirn. Die Kehrseite dieser Beziehung ist, daß das Gehirn in Reaktion auf diesen Einfluß auch den Körper lenkt und verändert. Ob das Gehirn eine motorische Fertigkeit erlernt, hängt von der Fähigkeit des Körpers ab, sich anzupassen und auf Botschaften des Gehirns zu reagieren, welche die somatische Muskulatur steuern. Die Muskeln der Viszera – der Organe im Brustkorb und in der Bauchhöhle – werden auch auf Botschaften vom Autonomen Nervensystem hin aktiv, die das Gehirn generiert, wohingegen die sensorischen Botschaften, die von diesen viszeralen Organen ausgehen, das Gehirn über das emotionale Wohlbefinden informieren. Der Gesundheitszustand des Gehirns ist von der Gesundheit des Körpers abhängig und umgekehrt. Hat ein Trauma auf den Körper oder das Gehirn negativ eingewirkt, muß eine Möglichkeit gefunden werden, Gehirn und Körper in die Heilung einzubeziehen. Man kann das eine nicht ohne das andere heilen.

Wir haben gesehen, wie Streß und Traumata die Funktionsweise des Gehirns auf eine bestimmte Weise verändern. Das Spektrum negativer Erlebnisse wirkt sich unmittelbar auf die Gehirnfunktion aus und erzeugt manchmal physische Veränderungen zum Negativen, beispielsweise in Form des Verlustes von Neuronen im Hippocampus aufgrund des Einwirkens des

Streßhormons Kortisol. Streß und Traumata können das Gehirn »schädigen«. Deshalb sollte es niemanden wundern, daß die abnorme Funktionsweise des Gehirns unter dem Einfluß von Streß und Traumata auch den Körper »schädigt«. Diese Sichtweise existiert in der klinischen Praxis nun schon eine ganze Weile und hat zur Entwicklung der heute so genannten Geist-Körper-Medizin, Komplementärmedizin oder Alternativmedizin geführt. Therapeutische Methoden, die im Sinne dieser Sichtweise arbeiten, umfassen oft Techniken, die der Medizin des Fernen Ostens entstammen. Beispiele hierfür sind Meditation, Akupunktur, Kräutermedizin, Massage, Qigong und T'ai chi sowie ayurvedische Medizin und indisches Yoga. Die meisten dieser Ansätze bemühen sich, die Balance zwischen Geist, Körper und Seele wiederherzustellen, um Krankheiten zu heilen oder schon deren Entstehung zu verhindern. Dieses Konzept hat zweifellos seinen Reiz, sofern es zutrifft, daß die stärksten negativen Auswirkungen von Streß und Traumata auf den Körper zumindest teilweise auf einer Störung der Homöostase beruhen, was im Grunde eine Störung der Balance und der Regulation von Gehirn und Körper beinhaltet.

Die westliche Medizin scheint beim Umgang mit Krankheiten, die die Gehirnfunktion betreffen, ein Problem zu haben, insbesondere wenn es um Veränderungen hinsichtlich der Homöostase geht. Die allopathische oder westliche Medizin verläßt sich in erheblichem Maße auf Messungen des chemischen/physiologischen Zustands des Körpers zu einem bestimmten Zeitpunkt. Röntgenaufnahmen, CT-Scans, Mikroskopuntersuchungen, Bluttests usw. vermitteln alle ein Bild vom Körper im Augenblick der Untersuchung. Man kann die Herzfrequenz, den Blutdruck, den Sauerstoffgehalt des Blutes und die Gehirnwellen über längere Zeit messen, aber das ist kostspielig und gibt ebenfalls nur einen kurzen Einblick in das, was wir den Zustand der Homöostase nennen könnten. Störungen der Homöostase sind fast grundsätzlich mit emotionalen Störungen und Leiden verbunden. Diese emotionale Komponente veranlaßt allopathisch orientierte Ärzte oft dazu, die medizinischen Syndrome eines Traumas als »psychosomatische« Störungen zu bezeichnen, die eine emotionale, also keine physische Ursache haben. Zutreffender wäre nach meiner Auffassung, von *»neurosomatischen«* Krankheiten zu sprechen, da die Störungen auf Abweichungen von einer ausgeglichenen Funktionsweise des Gehirns und des Autonomen Nervensystems basieren. Auch wenn es schwer ist, die abnormen Körperzustände bei Traumata durch

Tests auszumachen, sind sie doch ziemlich manifest und ganz sicher »physischer« Natur. Das Dilemma eines sich verändernden, instabilen Zustandes abnormer Physiologie und ihrer Symptome steht im Zentrum unserer Auseinandersetzung mit den Auswirkungen von Streß und Traumata auf den Körper.

Wir werden uns in diesem siebten Schlüssel noch einmal detaillierter mit der Wirkung von Kortisol auf viele Körpersysteme befassen, mit einem Syndrom, das Hans Selye »allgemeines Anpassungssyndrom« (AAS) nannte. Dieses Syndrom beinhaltet hauptsächlich die so genannten streßbedingten Krankheiten. Wir werden uns auch mit einer Reihe von Krankheiten und medizinischen Syndromen befassen, die bei Traumatisierten häufig vorkommen, die aber mit den für das AAS charakteristischen Krankheiten nicht identisch sind. Die medizinischen Probleme, die ich konkret mit Traumata in Verbindung bringe, spiegeln Veränderungen der Gehirnfunktion infolge von Traumata. Zu diesen zählen »falsche« körperbasierte prozedurale Erinnerungen, das Fortbestehen dissoziativer Erstarrungszustände und das Phänomen der *Neurosensibilisierung* oder des *Kindling*. Offensichtlich handelt es sich bei vielen dieser für Traumata charakteristischen Syndrome um Störungen der Regulation des ANS, die die viszeralen Organe betreffen. Ich werde mich auch mit Syndromen und Krankheiten der erstarrten somatischen prozeduralen Erinnerung befassen, die für die Reaktion des Gehirns auf Traumata charakteristisch sind. Die Erstarrung betrifft nicht nur die Emotionen, sondern auch Körperzustände, die spiegeln, wie Gehirn und Körper sich während des traumatischen Erlebnisses zu schützen versucht haben. Diese Körperzustände erstarren als »falsche« implizite Erinnerungen – falsch sind sie, weil sie Erinnerungen an ein in der Vergangenheit liegendes Ereignis repräsentieren, das weiterhin als in der Gegenwart stattfindend wahrgenommen wird. Viele posttraumatische körperliche Störungen spiegeln den durch Kindling sensibilisierten Zustand des Gehirns, der voraussehbar zu Syndromen der Hypersensibilität gegenüber vielen sensorischen Reizen führt. Diese durch verstärkte Sensibilisierung verursachten Störungen, die alle letztlich auf Kindling zurückzuführen sind, betreffen einen oder mehrere Sinnesorgane des Körpers. Und viele traumabasierte Syndrome spiegeln den Prozeß der Dissoziation oder der Abgeschnittenheit vom Gewahrsein bestimmter Bereiche und Teile des somatosensorischen Körpers, die das Traumaopfer zu schützen versuchten, es aber nicht schafften.

Kortisol und durch Streß verursachte Krankheiten: Der Preis der Adaptation

In Schlüssel 6 haben wir die Grundlage für das Verständnis des Konzepts Streß geschaffen. Streß erfordert die *Anpassung* von Gehirn und Körper an einen *Stressor* – ein Ereignis oder ein Erlebnis, das die Homöostase stört, aber nicht ausreicht, um eine voll ausgeprägte Kampf-/Fluchtreaktion auszulösen. Bei diesem Prozeß ist Arousal im Spiel, wenn auch nicht so extrem wie bei der Kampf-/Fluchtreaktion, und die Amygdala wird leicht aktiviert, wenn Botschaften das Gehirn erreichen, die auch nur eine subtile Bedrohung implizieren. Es gibt Abstufungen zwischen Streß und Trauma, die sich hauptsächlich durch den Grad der Hilflosigkeit der betroffenen Person unterscheiden. Tatsächlich kann ein Stressor durchaus so stark eskalieren, daß eine Gefahr für Leib und Leben entsteht. Bleibt der Stressor jedoch bestehen, ohne jemals eine Gefahr für Leib und Leben zu werden, schlägt das Gehirn einen anderen Pfad ein, als wenn es sich aufgrund eines Traumas anpassen muß. Und dieser Pfad entspricht im Grunde demjenigen, den ich in Schlüssel 3 beschrieben habe, wo es um das Sympathische Nervensystem und seine Beziehung zur HPA-Achse ging. Diese ist der Ursprung der hormonellen Reaktion des endokrinen Systems, die den Körper darauf vorbereiten soll, sich an einen Stressor anzupassen, so lange dieser existiert. Das Endresultat ist die Ausschüttung von Kortisol durch die Nebennierenrinde, die äußere Schicht der Nebenniere.

Vielleicht erinnern Sie sich noch daran, daß Kortisol die Neuronen des Hippocampus schädigt und daß es bei Traumatisierten das Erinnerungsvermögen und die kognitiven Fähigkeiten beeinträchtigen kann. In hohen Dosen kann Kortisol auch den Neokortex beeinflussen, indem es Erregung und Wachsamkeit erhöht und Rage oder sogar eine Psychose hervorruft. So lange der Stressor präsent ist, bleibt der Kortisolspiegel erhöht, um dem Körper zu helfen, mit der anhaltenden, wenn auch nicht besonders starken Gefahrenwahrnehmung fertig zu werden. Dieser Gefährdungszustand führt zur allmählichen Entwicklung von AAS. Weil uns der AAS-Zustand autonomer Einstimmung hilft, angesichts einer geringen Gefahr wachsam zu bleiben, fördert er die Fähigkeit des Herzens und des Kreislaufsystems, mit erhöhten physischen Anforderungen fertig zu werden, und die Fähigkeit des Blutzuckerspiegels, den erhöhten Energiebedarf des Körpers und insbesondere des

Gehirns zu decken. Relativ kurzfristig sichert er das Überleben, aber längerfristig bewirkt er buchstäblich, daß der Körper zusammenbricht.

Kortisol fungiert auch als Modulator des Immunsystems. In hohen Dosen unterdrückt es die Immunabwehr. In der Anfangszeit der Organtransplantation wurden dem Kortisol verwandte chemische Stoffe benutzt, um die Immunfunktion zu unterdrücken und so zu verhindern, daß das neu eingesetzte Organ abgestoßen wurde. Kortisolbasierte Medikamente wurden auch bei Autoimmunkrankheiten eingesetzt, beispielsweise bei rheumatoider Arthritis, Lupus und Multipler Sklerose. Autoimmunkrankheiten sind entzündlicher Natur, und Kortisol unterdrückt unter anderem Entzündungen. Doch Verbesserungen bei Autoimmunkrankheiten durch Kortisol werden mit den destruktiven Auswirkungen des AAS in Verbindung gebracht. Jede Unterdrückung des Immunsystems macht die Betroffenen leider auch anfällig für sogenannte »opportunistische« Infektionen durch Bakterien und Viren, die normalerweise nicht besonders infektiös sind. Ist der Kortisolspiegel über längere Zeit stark erhöht, können auch ungewöhnliche Krebsformen entstehen, deren Ausbruch das Immunsystem normalerweise verhindern würde. In vielerlei Hinsicht macht eine längere Kortisolexposition anfällig für viele der Tumoren und Infektionen, die bei einer Störung der Immunabwehr auftreten können, so wie das AIDS-Virus sie verursacht. Die Folge ist, daß Menschen unter der längerfristigen Wirkung von Streß für die Entwicklung von Viruserkrankungen anfällig werden. Deshalb entstehen unter Streß so häufig Fieberbläschen.

Kortisol bewirkt auch, daß die Nieren weniger Salz mit dem Urin ausscheiden. Und weil das Salz im Körper bleibt, steigt das Blutvolumen, was im Falle einer Bedrohung für die Sicherung des Überlebens wichtig ist, sofern es zu einer physischen Auseinandersetzung kommt und die betroffene Person Verletzungen erleidet, die Blutverluste zur Folge haben. Die beiden genannten Wirkungen sind adaptiv für den Umgang mit Streß *auf kurze Sicht.* Kortisol erhöht auch den Blutdruck, sowohl während körperlicher Aktivitäten als auch im Ruhezustand, und läßt den Grundpuls steigen, was beides eine maximale Versorgung des Gehirns mit Blut sicherstellt. Außerdem verursacht Kortisol einen deutlichen Anstieg des Glukosespiegels im Blut. Das Gehirn nutzt als Energiequelle ausschließlich Glukose. Erhöhung der Wachsamkeit, des Glukosespiegels, des Blutdrucks, des Pulses und des Blutvolumens unterstützen die Blutzirkulation und stellen eine optimale Menge an Sauerstoff und Nährstoffen bereit, um das Gehirn funktionsfähig zu erhalten – zumindest auf kurze Sicht.

Aber Kortisol verursacht auch einen Anstieg des Serum-Cholesterols und anderer Lipide sowie eine Erhöhung der Magensäureproduktion. Wahrscheinlich wird Ihnen nun allmählich klar, welchen Preis wir für die Anpassungsfähigkeit des AAS bezahlen. Erhöhter Blutdruck kann zum Dauerzustand werden und die Gefahr eines Schlaganfalls heraufbeschwören. Und ein anhaltend erhöhter Blutzuckerspiegel kann eine voll ausgeprägte Diabetes hervorrufen. Eine Erhöhung der Blutlipide kann Atherosklerose und eine Erkrankung der Herzkranzgefäße zur Folge haben. Die Unterdrückung der Immunabwehr kann opportunistischen Infektionen und eventuell Krebs den Weg bereiten. Eine starke Erhöhung der Magensäureproduktion kann Magengeschwüre erzeugen. Und erhöhte Wachsamkeit kann mentale Störungen und insbesondere Manie und Psychosen fördern.

Und schließlich wirkt Kortisol längerfristig *katabolisch* – was bedeutet, daß es Gewebe zerstören und verändern kann: Muskeln schrumpfen, auf dem Bauch lagern sich Fettpolster ab, Osteoporose entsteht, das Gesicht schwillt an, bei Männern entwickelt sich Akne, und bei beiden Geschlechtern wächst die Gesichtsbehaarung stärker. Viele dieser Beeinträchtigungen werden »streßbedingte Krankheiten« genannt, und das sind sie teilweise auch tatsächlich. In den Anfangsstadien der Genesung von schweren Verletzungen waren bei vielen meiner Reha-Patienten einige der genannten Zustände zu beobachten, insbesondere Bluthochdruck, Akne, Fieberbläschen, Gewichtszunahme und Hypervigilanz. Meist verschwinden solche Erscheinungen im Laufe der Zeit von selbst. Aber bei längerem Anhalten wird das adaptive Anpassungssyndrom für Gehirn und Körper zu einer schweren Belastung.

Leider läßt das AAS nicht immer allmählich nach, sondern entwickelt sich zu den für Traumata charakteristischen Krankheiten und Syndromen weiter. Das Element Hilflosigkeit in einer lange andauernden belastenden Situation kann im Laufe der Zeit an Bedeutung gewinnen. Die mit finanziellen Verlusten, Rechtsstreitigkeiten, Beeinträchtigungen menschlicher Beziehungen und zunehmender sozialer Isolation verbundene Belastung kann zu einer Veränderung der Physiologie von Gehirn und Körper führen. In diesem Kontext entwickelten viele meiner verletzten Patienten von mir so genannte traumabedingte Krankheiten, Syndrome, die zunehmend dem parasympathischen Ast des Spektrums autonomer Dysfunktionen zuzurechnen waren.

Vagale Erstarrung und Viszera: Sturm im Herzen und im Bauch

Die Erstarrungsreaktion wird im Grunde vom *dorsalen Vaguskern* gesteuert, einem Neuronencluster im oberen Teil der Medulla bzw. im Reptilienhirn. Der dorsale Vagus verlangsamt die Herz- und Atemfrequenz drastisch, damit Reptilien in den Winterschlaf verfallen oder lange unter Wasser bleiben können, ohne zu atmen. Der dorsale Vaguskern steuert auch den Verdauungsprozeß und verstärkt die Produktion von Verdauungssäften im Magen, im Dünndarm und im Dickdarm, um die Nährstoffaufnahme zu regulieren. Weiterhin beeinflußt er die Kontraktion der Muskeln der genannten viszeralen Organe, um die aufgenommene Nahrung zu verarbeiten und die Abfallstoffe nach Entzug des Wassers (durch den Dickdarm) auszuscheiden. Beginnend mit der Einspeichelung im Mund bewirken die Verdauungssäfte auf den verschiedenen Stationen durch das Verdauungssystem die Aufspaltung von Proteinen, Kohlehydraten und Fetten aus der Nahrung und bereiten die Nährstoffe so auf ihre Absorption im Dünndarm vor. Der letzte Akt des Verdauungsprozesses, der vom dorsalen Vagus gesteuert wird, besteht darin, den Schließmuskel des Afters zu entspannen und so die Ausscheidung zu ermöglichen. Andere Schließmuskeln zwischen Speiseröhre, Magen, Dünndarm und Dickdarm haben die Aufgabe, Reflux oder Sodbrennen zu verhindern, den Rückfluß von bereits verarbeiteten Nahrungsbestandteilen in den vorherigen Bereich des Verdauungssystems. Der dorsale Vagus reguliert diese Schließmuskeln so, daß sie sich nach Bedarf öffnen und schließen. Beim gesamten Verdauungsprozeß spielt das Parasympathische Nervensystem eine Rolle, die Vagusfunktion, die den Ruhezustand und die Regeneration organisiert.

In Schlüssel 3 habe ich unter anderem die Rolle des dorsalen Vagus bei der Erstarrungsreaktion sowohl von Reptilien als auch von Säugetieren erläutert. So nützlich diese Funktion für Reptilien beim Tauchen und beim Winterschlaf ist, so gefährlich kann sie Säugetieren werden, die nicht über längere Zeit mit drastisch gesenkter Herz- und Atemfrequenz überleben können. Säugetiere, die länger im Erstarrungszustand verharren, können an Herzstillstand sterben. Ich erinnere nochmals daran, daß man bei in Freiheit lebenden Ratten, die im Erstarrungszustand gestorben waren, stark geweitete und mit Blut gefüllte Herzen fand, die im Zustand der Entspannung zu schlagen aufgehört hatten. Starke dorsal-vagale Dominanz in Zusammenhang mit der Erstarrungsreaktion kann bei Säugetieren das Herz buchstäblich stillstehen lassen und außerdem einige zwar wohlbekannte, aber weiterhin rätselhafte Syndrome hervorrufen, die Lunge, Herz und innere Organe betreffen, häufig zusammen auftreten und mit Störungen der Gemütsverfassung wie Angst und Depression sowie mit Schlafstörungen, Kopf- und Rückenschmerzen verbunden sind. In den USA besteht die Gruppe derjenigen, die unter diesen mit der Erstarrungsreaktion verbundenen Syndromen leiden, zu zwei Dritteln aus Frauen. Außerdem kommen alle diese Syndrome, vielleicht mit Ausnahme von Asthma in der Gruppe der wegen eines Traumas behandelten Patienten häufiger vor, insbesondere wenn es sich um Kindheitstraumata handelte. Die durch eine Erstarrungsreaktion hervorgerufenen Krankheiten spiegeln den physischen, somatischen Kollaps und die Lähmung der Erstarrungsreaktion, die Überaktivität der endokrinen Drüsen und der Muskeln der Bauchorgane sowie die unverhältnismäßig häufigen Wechsel zwischen parasympathischen und sympathischen viszeralen Zuständen.

Fibromyalgie und chronisches Erschöpfungssyndrom (CFS)

Ich halte Fibromyalgie und das chronische Erschöpfungssyndrom für Prototypen von Krankheiten, die aufgrund der Erstarrungsreaktion bzw. von Dissoziation entstehen. Charakteristisch für Fribromyalgie sind dauerhafte Schmerzen im ganzen Körper und Druckempfindlichkeit in Gelenken, Muskeln und Sehnen. Charakteristisch für das chronische Erschöpfungssyndrom sind Phasen physischer Erschöpfung, die manchmal bis zur Bettlägerigkeit führen können. Alle anderen für die Erstarrungssituation typischen Syndrome, die in diesem Schlüssel erwähnt werden, kommen in Zusammenhang mit Fibromyalgie sehr häufig vor und zählen zum Spektrum der Ausdrucksformen dieser Krankheit. Dazu gehören gastroösophagealer Reflux, Reizdarm, Mitralklappenprolaps und multiple Chemikalienunverträglichkeit. Fibromyalgie und chronisches Erschöpfungssyndrom treten meist zusammen auf, kommen aber auch unabhängig voneinander vor.

Fibromyalgie kann in jedem Alter entstehen, manifestiert sich aber gewöhnlich im frühen Erwachsenenalter, oft in Zusammenhang mit einem aktuellen Trauma. Viele meiner unter Schleudertraumata leidenden Patienten entwickelten Fibromyalgie, während sie sich von ihrer Verletzung erholen. Unter Fibromyalgie leiden etwa fünf Prozent der Bevölkerung, und sie wird im allgemeinen den rheumatischen Erkrankungen zugerechnet. Deshalb werden die meisten Patienten mit Beschwerden dieser Art an Rheumatologen verwiesen. Das Problem bei der Behandlung von Fibromyalgie besteht darin, daß die Krankheit keine Gewebeveränderungen und Anomalien hervorruft, die sich zuverlässig mit Hilfe von Blutuntersuchungen oder Röntgenaufnahmen feststellen lassen, weshalb sie von vielen als »psychosomatische Störung« angesehen wird. Die allopathische Medizin bietet für Fibromyalgie keine zuverlässigen Behandlungen an.

Eine neue Bezeichnung für Fibromyalgie ist »chronische weitverbreitete Schmerzen«, womit die wichtigste Beschwerde bei Vorliegen dieses Syndroms genannt ist. Weitere Symptome sind diffuse Empfindlichkeit bestimmter Bereiche oder Punkte am Körper, Morgensteifheit, nichterholsamer Schlaf sowie Müdigkeit am Tage, Taubheitsempfindungen, Kribbeln, kognitive Beeinträchtigung, Hypervigilanz und emotionale Instabilität. Das Chronische Erschöpfungssyndrom (CFS) kann selbständig auftreten, kommt aber häufig in Verbindung mit Fibromyalgie vor. Typisch für CFS ist eine allgemeine und oft sehr starke Erschöpfung, die manchmal sogar zum Kollaps führt. Die erstaunliche Vielfalt und Komplexität der Symptome von Fibromyalgie und ihr zyklisches Auftreten deuten stark auf eine Störung der autonomen Steuerung hin. Die Symptome Schwäche, Kollaps und kognitive Beeinträchtigung spiegeln den Zustand der Erstarrung/Dissoziation. Die Vielfalt der involvierten Systeme läßt vermuten, daß frühkindliche Traumata dabei eine Rolle spielen, die möglicherweise sogar schon vor Erreichen der Sprechfähigkeit entstanden sind.

Asthma

Der dorsale Vagus verursacht eine Verstärkung der Bronchialschleimsekretion und eine Verengung der Bronchien. Dies spiegelt einen Zustand relativer Ruhe, in dem die tiefe und schnelle Atmung, die in Zusammenhang mit der Kampf-/Fluchtreaktion erforderlich war, nicht mehr gebraucht wird und die Lunge sich entspannen kann und die Bronchien sich wieder befeuchten können. Doch wie generell in der Physiologie kann jeder natürliche Zustand in seiner Extremform pathologisch und damit gefährlich werden. Bei Asthma kommt das in Form von Niesen und Husten zum Ausdruck. Die Bronchien können so stark verengt sein, daß es lebensgefährlich ist. Die normale Verengung der Bronchien und die damit verbundene verstärkte Sekretion im Ruhezustand kann bei Vorliegen einer tiefreichenden und länger anhaltenden Erstarrung zu Asthma werden. Asthma als Krankheit ist ein Resultat des unaufgelösten physiologischen Zustandes der Erstarrungsreaktion.

Asthma nimmt unter den an dieser Stelle beschriebenen Syndromen eine gewisse Sonderstellung ein. Sie werden sehen, daß viele andere mit der Erstarrungsreaktion assoziierte Syndrome zusammen auftreten, selten in der frühen Kindheit vorkommen und mit auffälligen emotionalen Symptomen einhergehen. Asthma hingegen tritt häufig in der frühen Kindheit auf, und zwar oft ohne daß Traumata oder Mißbrauchs-/Mißhandlungserlebnisse vorangegangen sind – wobei allerdings zu erwähnen ist, daß Asthmaanfälle in der Regel durch Ereignisse ausgelöst werden, die mit starker emotionaler Erregung verbunden sind. Es liegen anekdotische Berichte, aber keine handfesten Beweise dafür vor, daß bei Asthmatikern häufiger Geburtstraumata und andere mit der Geburt zusammenhängende Probleme vorliegen. Ich könnte mir vorstellen, daß Asthma ein präverbales oder intrauterines Trauma spiegelt. Wir wissen nicht, ob die emotionale Verfassung der Mutter während der Schwangerschaft tiefreichende Auswirkungen auf den Fötus hat, möglicherweise aufgrund eines erhöhten Kortisolspiegels, der über die Plazenta auf den Fötus übergeht. Tatsächlich scheint ein Zusammenhang zwischen einer emotionalen Belastung der Mutter während der Schwangerschaft, einer Atrophie des Hippocampus und einem verringerten Geburtsgewicht des Säuglings zu bestehen. Doch daß Asthma im Sinne der Physiologie der Erstarrungsreaktion ein posttraumatisches Syndrom wäre, muß derzeit noch als rein spekulativ gelten.

Mitralklappenprolaps

Der dorsale Vagus verringert Frequenz und Stärke der Kontraktionen des Herzens, den Blutdruck und die Durchblutung des Körpers. Eine Folge hiervon ist eine Arrhythmie, eine Unregelmäßigkeit des Herzschlags. Das Herz hat wie die inneren Organe der Bauchhöhle Ringmuskeln, die den Rückfluß des Blutes von einer Herzkammer in eine andere verhindern. Die Mitralklappe auf der linken Seite des Herzens unterbindet den Rückfluß von Blut aus dem linken Ventrickel in den linken Vorhof. Im Falle eines Traumas führt die instabile Physiologie der Erstarrungsreaktion zum Verlust der Synchronie zwischen diesen beiden Herzkammern, was bei Kontraktion des linken Ventrikels einen Vorfall (Prolaps), eine exzessive Rückwölbung der Mitralklappe in den linken Vorhof, zur Folge hat. Menschen mit einem Mitralklappenprolaps (auch *Dysautonomie* genannt) erleben Herzklopfen oder eine Art Flattern im Brustkorb, das manchmal Panik hervorruft. Das unregelmäßige und übermäßige autonome Cycling, das durch Traumata verursacht wird, löst eine sympathische Reaktion mit Arousal aus, verbunden mit einer Veränderung des normalen Herzrhythmus. Die Bezeichnung *Dysautonomie* spiegelt sowohl den parasympathischen Zustand der Erstarrung, der mit Arrhythmien des Herzschlags verbunden ist, als auch das zugrundeliegende abnorme autonome Cycling, das mit sympathisch basiertem Arousal und Panik einhergeht. Obgleich Imaging-Studien abnorme Vorwölbungen der Mitralklappe dokumentieren, gibt es darüber hinaus keine anatomischen Erklärungen für dieses Syndrom. In der Regel wird es mit allen anderen Erstarrungssyndromen in Verbindung gebracht.

Refluxösophagitis (gastroösophageale Refluxkrankheit)

Wie ich bereits erwähnte, verstehe ich die Erstarrungsreaktion als dorsalvagalen Zustand. Das autonome Cycling legt allerdings nahe, daß dabei auch eine sympathische Komponente im Spiel ist. Man sollte bedenken, daß die Erstarrungsreaktion immer durch ein mit einem alten posttraumatischen Signal assoziiertes Arousal ausgelöst wird, dem ein schnelles Versinken in den Erstarrungszustand folgt. Für alle diese Syndrome ist auch eine Störung der Synchronie charakteristisch. Eine Refluxösophagitis ähnelt in gewisser Hinsicht einem Mitralklappenprolaps, wobei der Rückfluß im erstgenannten Fall zwischen Magen und Speiseröhre stattfindet. Die asynchrone Kontraktion von Magen und Speiseröhre hindert den Ringmuskel, seine Funktion zu erfüllen, was den Rückfluß von Magensäure in die Speiseröhre zur Folge hat. Die Magenschleimhaut enthält chemische Stoffe, die überschüssige Säure neutralisieren kann, die Speiseröhre hingegen hat diese Möglichkeit nicht, weshalb die Säure die Schleimhaut der Speiseröhre regelrecht »verbrennt« – was umgangssprachlich »Sodbrennen« genannt wird. Dieses Problem ist sehr weit verbreitet und wird häufig mit Streß in Zusammenhang gebracht; aber zutreffender ist wohl, es mit traumatischem Streß und dem durch den dorsalen Vagus verursachten Erstarrungszustand zu assoziieren. Das Syndrom tritt in der Regel bei Annäherungs-Vermeidungskonflikten auf, die mit Gefühlen der Hilflosigkeit verbunden sind und deshalb häufig zu Erstarrungsreaktionen führen. Die zahlreichen Werbespots für Magensäurehemmer im Fernsehen veranschaulichen, wie verbreitet dieses Problem in unserer Gesellschaft ist. Es ist eines der häufigsten gesundheitlichen Probleme von Soldaten, die aus dem Irak oder aus Afghanistan zurückkehren, und bei Patienten mit PTBS ist es praktisch allgegenwärtig.

Reizdarm

Reizdarm ist fast ebenso weit verbreitet wie Refluxösophagitis. Die Störung betrifft sowohl den Dünn- als auch den Dickdarm und verursacht abwechselnd Verstopfung und Durchfall, verbunden mit Bauchkrämpfen, Blähungen, starker Gasentwicklung und verstärkter Schleimbildung im Stuhl. Der alternierend parasympathische und sympathische Charakter dieser Symptome deutet auf übertriebenes autonomes Cycling hin. Unter Reizdarm leiden in der Regel Menschen im Alter von unter 40 Jahren. Wie Refluxösophagitis führen viele Ärzte auch Reizdarm auf Streß zurück, doch sei in diesem Zusammenhang nochmals darauf hingewiesen, daß es sich um ein anderes Syndrom als die von Hans Selye mit dem Allgemeinen Anpassungssyndrom (AAS) in Verbindung gebrachten Störungen handelt.

Die Symptome des Reizdarms überschneiden sich mit den mit Laktose- und Glutenunverträglichkeit assoziierten, und es ist oft schwierig, Reizdarm von letzteren Problemen zu unterscheiden. Bei Glutenunverträglichkeit kann sich die genetische Veranlagung zur schwerwiegenderen Zöliakie weiterentwickeln, insbesondere bei Vorliegen von starkem Streß oder eines Traumas. Dies sollte angesichts dessen, daß bei Traumatisierten häufig Kindling bzw. Neurosensibilisierung auftritt, nicht überraschen. Kindling kann in posttraumatischen Situationen die Auswirkungen einer normalen Glutenunverträglichkeit zweifellos verstärken und zur Entstehung eines voll ausgeprägten Reizdarms und sogar zu Zöliakie führen. Auch dies ist ein Beispiel für negative Auswirkungen von Neuroplastizität, die in Schlüssel 5 beschrieben wurde.

Kindling-Syndrome

Weil bei Menschen, die ein psychisches Trauma erlebt haben, die neuronalen Verbindungen im Gehirn besonders stark sensibilisiert sind, reagieren sie auf praktisch jeden sensorischen Input sehr intensiv. Ihr Gehirn registriert sensorische Wahrnehmungen grundsätzlich als Hinweise auf eine Gefahr. Andere Zustände, die diese übermäßige Sensibilisierung des Gehirns spiegeln, sind Hypervigilanz und übertriebenes Erschrecken (sympathisch), oft mit einem Zustand der Benommenheit und der Dissoziation (parasympathisch) wechselnd. Praktisch jede Art von Sinneseindrücken kann dem Kindling unterliegen, aber der Geruchssinn ist dafür am anfälligsten. Bei Säugetieren ist der Geruchssinn für das Aufspüren von Gefahren der wichtigste Empfänger; allerdings ist diese Funktion des Geruchssinns bei in urbanisierten Gesellschaften lebenden Menschen verkümmert. Trotzdem spiegeln Syndrome wie multiple Chemikalienunverträglichkeit, multiple Umweltallergien und das (durch kontaminierte Gebäude ausgelöste) Sick-Building-Syndrom die Sensibilisierung des Geruchssinns durch Kindling. Alle diese Leiden existieren tatsächlich und haben eine physiologische Grundlage. Sie entspringen nicht nur der Vorstellung der Menschen, die unter ihnen leiden. Die Physiologie des Gehirns ist aktiv am Prozeß der sensorischen Hypersensibilisierung, der die Betroffenen schützen soll, beteiligt.

Vielleicht ist das Kindling genannte Syndrom tatsächlich eine neue Bezeichnung der »Wahrnehmungsverarbeitungsstörung« (*sensory processing disorder* – SPD). Bei letzterer handelt es sich um ein theoretisches Modell, das versucht, alle Arten des Einwirkens von sensorischem Input bei Kindern zu erkennen, zu beeinflussen und zu deuten. Kinder, die unter diesem Problem leiden, erleben ein großes Spektrum abnormer Wahrnehmungen und Reaktionen auf normale Körperempfindungen. Diese Reaktionen können in übermäßiger Sensibilisierung (Kindling) oder zu geringer Sensibilisierung (Dissoziation) bestehen und alle Sinnesorgane betreffen: den Geruchssinn, den Sehsinn, den Hörsinn, den Geschmackssinn, den Gleichgewichtssinn, die taktile Wahrnehmung und die Propriozeption. Die betroffenen Kinder suchen oder meiden diese Arten von Empfindungen. Bei den meisten von ihnen sind auch Symptome einer Aufmerksamkeitsdefizitstörung (ADS) zu erkennen, und die Störung steht in einem Zusammenhang mit frühen negativen Erlebnissen, darunter Pränatal- und Geburtstraumata, Bindungsstörungen, Entwicklungsbeeinträchtigungen und sogar Störungen des autistischen Spektrums. Eine übermäßige (sympathisch) oder verringerte (parasympathisch) Sensibilisierung bezüglich aller primären Sinnesempfindungen kann in solchen Fällen ebenfalls vorliegen.

Alle genannten Kindling-Syndrome basieren auf abnormer autonomer Regulation und können durch Techniken zur Förderung der Homöostase gelindert werden. Viele dieser Techniken wurden von Ergotherapeuten entwickelt. Eine in der Kindheit auftretende Wahrnehmungsverarbeitungsstörung kann durch eine Behandlung gelindert werden, sie bleibt aber in der Regel bis ins Erwachsenenalter bestehen und spiegelt wahrscheinlich viele der Kindling-Syndrome, mit denen wir uns befaßt haben.

Alle auf Geruchssensibilisierung basierenden Syndrome sind das Resultat einer hyperaktiven (sympathischen) Arousalreaktion. Man erinnere sich, daß der olfaktorische Nerv die Amygdala erreicht, ohne den »Filter« Thalamus passieren zu müssen. Die unmittelbare Reaktion darauf ist durch die sensibilisierte Amygdala ausgelöstes Arousal bzw. Angst/Furcht. Sobald die Arousal/Furcht-Sequenz initiiert worden ist, beschleunigt sich das autonome Cycling derart, daß zahlreiche physische Symptome auftreten, und zwar sowohl sympathische (Furcht, Entsetzen, Zittern) als auch parasympathische (Übelkeit, Schwächeanfälle, Krämpfe, Atembeschwerden). Die Symptome spiegeln die Intensität des autonomen Zustandes, der sie hervorruft. Und die Fähigkeit, winzige olfaktorische Signale zu erkennen, ist sehr hoch entwickelt. Ich bin fest davon überzeugt, daß ein für Umgebungssignale extrem sensibilisierter Mensch in der Lage ist, Tabakgeruch im Nachbarhaus und das Parfüm einer Person in einer Menschenmenge auf der anderen Seite des Raums zu riechen.

Sensibilität gegenüber Licht oder visuellen Signalen kann sich auf die Stärke des Lichts, das Flackern von Leuchtstoffröhren oder die Geschwindigkeit der Bewegung eines sichtbaren Objekts beziehen. Sensibilität gegenüber Geräuschen und Klängen kann die Lautstärke, Dissonanzen oder, wenn es sich um Musik handelt, die Tonhöhe, die Geschwindigkeit, die Intensität oder die Akkordfolge betreffen. Das »weiße Rauschen« eines Verdampfers, das auf viele Menschen hypnotisch wirkt, kann für durch Kindling hypersensibilisierte Menschen plötzlich irritierend oder sogar unerträglich werden. Propriozeptive Sensibilisierung und besondere Empfindlichkeit bezüglich des Gleichgewichtssinns kann in Form von schlichter Benommenheit, aber auch in Form von Drehschwindel bei minimalen Kopfbewegungen und kurzfristigen Gleichgewichtsstörungen zum Ausdruck kommen. Diagnostiziert wird in solchen Fällen häufig ein gutartiger Lagerungsschwindel. Die sogenannte Landkrankheit tritt nach dem Verlassen eines Boots oder Schiffs auf und basiert auf dem vorherigen längerfristigen Erleben eines Gefühls der Instabilität und der Störung des Gleichgewichts während des Aufenthalts auf dem Wasser. Bei den meisten Menschen verschwindet dieses Gefühl nach wenigen Minuten, bei durch Kindling sensibilisierten Personen kann es aber auch länger anhalten. Auch Hypersensibilität gegenüber rauhen Materialien wie Wolle oder dem Etikett am Halsteil eines Kleidungsstücks kann durch Kindling entstehen. Ein Liebender, der dieser Art von Sensibilisierung unterliegt, erträgt möglicherweise nur feste Berührungen, aber keine Liebkosungen.

Auch Suggestibilität kann bei Sensibilisierungsstörungen eine Rolle spielen, eine Eigenschaft die *»effort after meaning«* (»Bestrebung nach der Bedeutungsstiftung«) genannt wird. Sensibilität gegenüber elektrischen Feldern im Umkreis elektrischer Leitungen oder gegenüber subklinischen Dosen von Kohlenmonoxid können bei entsprechend sensibilisierten Menschen dramatische physische Syndrome hervorrufen, während sie andere Mitglieder ihrer Familie nicht betreffen. Wie bereits erwähnt, leiden viele Menschen aufgrund einer genetischen Prädisposition unter einer Laktose- und Glutenunverträglichkeit, und oft gelingt es ihnen, damit durch diäthetische Maßnahmen fertig zu werden. Doch bei durch Kindling Hypersensibilisierten mit einer Traumavorgeschichte kann es aufgrund dieser Sensibilität außerdem zu einer Verstärkung der Magendarmsymptome kommen, und sie können auf andere, verwandte Arten von Nahrungsmitteln übergreifen und sich zu einem voll ausgeprägten Reizdarmsyndrom entwickeln, insbesondere wenn die Betroffenen erneut ein psychisches Trauma oder eine Bedrohungssituation erleben. Die Wirkung von Suggestibilität jedoch ist weder ein psychosomatisches Phänomen noch ein auf Sekundärgewinn beruhendes Problem. Daß sich die Physiologie der Betroffenen pathologisch verändert, ist eine Tatsache. Die Bedrohungs- oder Gefahrenwahrnehmung selbst verändert das Gehirn entsprechend sensibilisierter Menschen und kreiert mittels des instabilen Autonomen Nervensystems das viszerale, physische Symptom.

Sensumotorische Syndrome und chronischer Schmerz: »The Gain in Pain Lies Mainly in the Brain«*

Ich habe mich sehr ausführlich mit dem sensumotorischen prozeduralen Gedächtnis befaßt, erstens hinsichtlich seiner Funktion beim Erlernen komplexer motorischer Fähigkeiten und zweitens hinsichtlich der Möglichkeit, mittels unbewußter klassischer Konditionierung überlebenswichtige Fertigkeiten zu erlernen. Ich habe mich auch dazu geäußert, wie im Falle traumatischer Erlebnisse körperbasierte Erinnerungen so gespeichert werden, daß bei ihrem Abruf der Eindruck entsteht, die entsprechenden Vorgänge fänden in der Gegenwart statt – obwohl das traumatische Ereignis eindeutig in der Vergangenheit liegt. Dies ist dem Umstand zuzuschreiben, daß im Gedächtnis die sensorischen und motorischen Muster der unaufgelösten Erstarrungsreaktion gespeichert werden. Diese Speicherung »falscher« Körpererinnerungen macht Traumatisierten in Form von intrusiven (zudringlichen) Erinnerungen oder Flashbacks (blitzartigem Wiedererleben von Szenen der traumatischen Situation) zu schaffen. Diese posttraumatischen Erinnerungen beinhalten nicht nur die expliziten, deklarativen Inhalte und Bedeutungen des Ereignisses, sondern auch die sensorischen Erlebnisse – Gerüche, Bilder, Geräusche und Klänge sowie Körperempfindungen, die in Form von sensorischen Symptomen oder unbewußten Bewegungen zum Ausdruck kommen, beispielsweise in Form von Tics.

Man braucht aber gar keine konkreten Flashbacks zu erleben, um unter bestimmten Umständen mit diesen unbewußten Empfindungen und unvollendeten Bewegungsmustern konfrontiert zu werden. Wie alles, was in Reaktion auf ein Trauma im Gehirn und im Körper geschieht, kann das Auftauchen von mit dem Trauma verbundenen Erinnerungen, Empfindungen und Emotionen durch *Hinweisreize* oder *Signale* ausgelöst werden, die sich sowohl innerlich (im Körper oder in Erinnerungen an andere, dem Trauma ähnliche

---

* »Der Zuwachs an Schmerz entsteht hauptsächlich im Gehirn.«

Ereignisse) als auch äußerlich (in realen Erlebnissen in unserer alltäglichen Lebensumwelt) bemerkbar machen. Wenn wir mit solchen Signalen konfrontiert werden, bemerken wir sie oft gar nicht. Beispielsweise berichtete mir eine Patientin, sie fühle sich in Gegenwart einer Therapeutin, an die sie überwiesen worden sei, trotz deren eigentlich sympathischem Auftreten unwohl. Als ich sie bat, die Therapeutin zu beschreiben, dachte sie einen Augenblick nach und errötete dann. Ihr war eingefallen, daß diese Frau roten Nagellack benutzte, was sie an ihre Großmutter erinnerte, die sie mißhandelt hatte.

Bei Vorliegen komplexer und wiederholter Traumata kann es in der alltäglichen Umgebung der Traumatisierten eine Vielzahl von Reizen geben, die in irgendeiner Beziehung zu früheren traumatischen Erlebnissen stehen. Insofern ist es nicht verwunderlich, daß Traumatisierte häufig unter Agoraphobie leiden – unter der Furcht vor offenen Räumen, Menschenmengen oder auch jeder anderen Umgebung, in der sie mit vielen Reizen konfrontiert werden könnten. Diese Reize lösen bei ihnen oft nicht nur Panikattacken aus, sondern auch viele somatische Beschwerden. Viele somatische Symptome dieser Art haben wir soeben in Zusammenhang mit Erstarrungssyndromen erörtert, und es handelt sich dabei überwiegend um viszerale und autonome Symptome. Aber viele somatische Beschwerden und insbesondere Schmerz, Steifheitsempfindungen und muskuläre Probleme reagieren auch auf Trigger in Form von Umgebungsreizen.

Die wohl häufigsten Ursachen von chronischem Unbehagen, derentwegen Patienten Ärzte aufsuchen, sind Myofaszialschmerzen, Steifheitsempfindungen und chronische Schmerzen, die hauptsächlich in der Rückenmuskulatur und insbesondere im Bereich des Nackens und des Unterrückens lokalisiert werden. Dies ist die Ursache für die sogenannten »Spannungskopfschmerzen«. Gewöhnlich ist Schmerz dieser Art auf einer Körperseite stärker als auf der anderen, und in vielen Fällen ist er sehr spezifisch und läßt sich in einer bestimmten Muskelgruppe lokalisieren. Am häufigsten betroffen ist der *Schulterblattheber (M. levator scapulae)*, der vom mittleren Bereich des Halses zum Schulterblatt verläuft. Seine wichtigste Funktion ist seinem Namen gemäß, das Schulterblatt zu heben und Hals und Schulter nach vorn zu bewegen. Ein weiterer häufig betroffener Muskel ist der *Kaumuskel (M. masseter)*, der den Oberkiefer mit dem Schädel verbindet und der sich anspannt, wenn wir die Zähne zusammenbeißen. Im unteren Bereich der Wirbelsäule ist der wichtigste häufig betroffene Muskel der *Lenden-Darmbein-Muskel*

(M. iliopsoas), ein komplexer Muskel, der vom mittleren Bereich der Lendenwirbel zur Innenseite des Beckens und von dort abwärts zum *Oberschenkelknochen (M. femur)* verläuft. Er zieht den Oberschenkelknochen in Richtung Bauch nach oben und den unteren Bereich der Wirbelsäule abwärts in Richtung Becken. Kontrahieren schließlich alle diese Muskeln gleichzeitig, wird die Physiognomie der »Schreckreaktion« reaktiviert. Wenn wir plötzlich ein lautes Geräusch hören, weichen wir zurück, ziehen den Kopf (und damit den Hals) ein und die Schultern hoch, legen die Arme vor den Oberkörper, öffnen die Kiefer und ziehen die Beine in Richtung Bauch. Alle diese Muskeln, die für Myofaszialschmerzen anfällig sind, werden instinktiv zum Selbstschutz und zur Überlebenssicherung eingesetzt. Sie schützen die verletzlichen Körperbereiche (Kehle und Bauch), die ein Raubtier angreifen könnte. Der Körper reagiert auf eine Bedrohung, indem er diese Muskeln automatisch kontrahiert.

Myofaszialschmerz ist demnach ein regionaler Spasmus von Muskeln, die uns während eines traumatischen Ereignisses zu schützen versucht haben, dies aber nicht konnten, weil wir hilflos waren, deshalb erstarrt sind und das Trauma nicht durch Auflösung des körperlichen Erstarrungszustandes auflösen konnten. Die prozedurale Erinnerung für die Nutzung aller Muskelgruppen, die an einem erfolglosen Versuch der Selbstverteidigung beteiligt waren, prägt die betreffende dem Selbstschutz dienende Bewegung in unserem für die Überlebenssicherung zuständigen Gedächtnisspeicher. Im Falle einer Konfrontation mit Signalen, die dieses Trauma reinszenieren, sowie bei jeder Konfrontation mit einer anderen Bedrohung aktiviert unser Gehirn automatisch die Muskelgruppen, die uns erfolglos zu schützen versucht haben. Dadurch entstehen nervöse »Tics«, Zittern und Zuckungen, zwanghaftes Drehen des Halses sowie schmerzhafte Spasmen, insbesondere in den Rückenmuskeln, und es können merkwürdige Veränderungen der Körperhaltung hervorgerufen werden, insbesondere in Form einer Vorneigung des Halses und der zusammengesackten Haltung »Älterer«. Mit zunehmendem Alter spiegeln unser Körper und unsere Haltung im Grunde die Last, die uns aufgrund von vielfältigen traumatischen Erlebnissen ständig begleitet, weil so viele traumabezogene prozedurale Erinnerungen unaufgelöst geblieben sind.

Dieser Prozeß hängt auch mit den traumabasierten sensorischen Erlebnissen zusammen. Alle mit einem unaufgelösten traumatischen Ereignis zusammenhängenden sensorischen Erlebnisse werden ebenfalls mit den motorischen Reaktionen darauf abgespeichert. Ein gutes Beispiel hierfür ist das Phänomen Phantomgliedschmerz, mit dem ich mich in Schlüssel 5 ausführlich beschäftigt habe. Prozedurale Erinnerungen an die mit einem unaufgelösten traumatischen Ereignis verbundenen Schmerzen werden ebenso gespeichert wie die komplexen Muster des fehlgeschlagenen muskulären Selbstschutzversuchs. Man braucht nicht erst ein Körperglied durch Amputation zu verlieren, um posttraumatischen »Phantomschmerz« zu erleben. Tatsächlich sehen sich Ärzte und ihre Patienten häufig mit dem Problem konfrontiert, daß sie einen bestimmten Schmerz trotz zahlreicher Tests nicht mit einer erklärbaren Ursache in Verbindung bringen können und daß er sich auch allen Behandlungsbemühungen – ob durch Medikamente, eine Nervenblockade und sogar durch die chirurgische Behandlung eines Bandscheibenvorfalls – widersetzt. In vielen Fällen ist das so, weil der Schmerz tatsächlich ein »Phantom«-Schmerz ist, weil er durch eine posttraumatische prozedurale Erinnerung verursacht wird. Außerdem ist dies die Art von Schmerz, die schließlich als »psychosomatisch« bezeichnet wird. Jeder durch ein Trauma in das prozedurale Gedächtnis eingelagerte Schmerz nimmt den Status eines Phantomschmerzes an. Wie ich schon berichtete, gelang es Ramachandran, Phantomgliedschmerz zu heilen, indem er eine Kiste mit einem Spiegel benutzte, um die Wahrnehmung des amputierten Körperglieds durch das Gehirn »umzukehren«. Andere Verhaltenstechniken, die »Phantomschmerzen« heilen können, werden in Schlüssel 8 vorgestellt.

Übung

Um dies zu veranschaulichen, komme ich nun noch einmal auf eine Übung zurück, die in diesem Buch schon beschrieben wurde. Nicht jeder hat die Arten von Schmerzen und Bewegungsstörungen erlebt, die ich hier erwähnt habe, aber die meisten Leser wissen wohl, was ein »steifer Hals« ist – nämlich ein Schmerz oder eine Empfindlichkeit im Schulterblattheber einseitig von der Mitte des Halses zur inneren Spitze des Schulterblatts. Diesen Muskel massieren Menschen häufig, wenn sie in einem Kurs unterrichtet werden, am Computer arbeiten oder sich einen Vortrag oder ein Konzert anhören. Alle bewegen ihren Kopf kreisförmig. Achten Sie bei der Ausführung der Übung auf diese Muskeln.

Legen Sie das Buch zur Seite, setzen Sie sich bequem hin, die Füße auf dem Boden, die Arme an den Körperseiten herabhängend, und schließen Sie die Augen. Stellen Sie nun fest, wo Ihr Körper angespannt ist oder wo Sie in Ihren Muskeln Unbehagen spüren. Vergegenwärtigen Sie sich anschließend, was in Ihrem Leben momentan geschieht, und erinnern Sie sich an einen wichtigen Vorgang, der unabgeschlossen und in irgendeiner Form mit einem Konflikt, einer Gefahr oder einer Ungewißheit verbunden ist. Haben Sie einen solchen Vorgang gefunden, konzentrieren Sie sich auf seine Geschichte, insbesondere auf irgendeine Art von negativer Energie enthaltende Elemente oder die Aspekte, auf die Sie keinen Einfluß hatten oder haben. Fokussieren Sie auf die Nuancen und Details des Konflikts, seine Implikationen und die Frustration, die er erzeugt. Nach einer oder zwei Minuten überprüfen Sie Ihren ganzen Körper erneut auf Angespanntheit und Unbehagen.

Vielleicht spüren Sie nichts Konkretes, aber mit ziemlicher Sicherheit werden einige unter den Lesern tatsächlich in einer Körperregion ein Gefühl der Angespanntheit oder des Unbehagens spüren – höchstwahrscheinlich im Bereich des Schulterblatthebers. Das Unbehagen kann aber auch in einer anderen Muskelgruppe des Körpers auftreten. Falls Sie ein Unbehagen spüren, durchforschen Sie Ihre Erinnerung nach einem negativen Erlebnis, bei dem die betreffende Muskelgruppe eine Rolle gespielt hat. Vielleicht werden Sie fündig. Einige von Ihnen erleben vielleicht eine »viszerale« Reaktion – Angespanntheit oder Krämpfe im Bauch, Beschleunigung des Herzschlags, Sodbrennen, das Bedürfnis, tief durchzuatmen. Tritt eines dieser Phänomene auf, haben Sie die Wirkung unbewußter prozeduraler Erinnerungen bei der Entstehung körperlicher Symptome erlebt – sehr realer Symptome.

Natürlich kann *jede* sensorische Botschaft, die mit einem unaufgelösten traumatischen Ereignis verbunden ist – also nicht nur Schmerz – im prozeduralen Gedächtnis gespeichert werden. In anderen Zusammenhängen habe ich mich ausführlich über das »Schleudertrauma« geäußert und darüber, daß sich dahinter ein großes Spektrum sensorischer Symptome verbergen könnte, die prozedurale Erinnerungen für alle Empfindungen, die jemand bei einem Autounfall erlebt hat, repräsentieren. Dazu zählen die Beeinträchtigung des visuellen Fokussierens, Lagerungsschwindel (Benommenheit), Ohrenklingen, Übelkeitsanfälle, Störungen des Gedächtnisses und der Kognition, Zähneknirschen, Schlafstörungen und chronische Erschöpfung, Migräne, Gleichgewichtsstörungen und natürlich Nacken- und Rückenschmerzen. Alle diese Empfindungen, die bei Bewegungen eine Rolle spielen, können im Gedächtnis gespeichert werden – Sinneseindrücke des Sehsinns, des Hörsinns, des Gleichgewichtssinns, der Propriozeption des Körpers und Muster der Muskelkontraktion –, was zur Wiederholung dieser Empfindungen in Verbindung mit Signalen, die mit prozeduralen Erinnerungen assoziiert sind, führen kann. In vielen medizinischen Fachartikeln wird das Schleudertrauma als psychosomatisches Syndrom dargestellt. Tatsächlich handelt es sich jedoch um eines von vielen bisher noch unzureichend verstandenen physischen Problemen, deren Grundlage in traumabedingten Veränderungen der Gehirnphysiologie zu suchen ist.

Das Schleudertrauma nimmt als Syndrom des somatischen prozeduralen Gedächtnisses eine gewisse Sonderstellung ein, wahrscheinlich wegen der Komplexität des Erlebnisses, durch das es entsteht. Ich habe auch Phantomgliedschmerzen schon als ein Phänomen der prozeduralen Erinnerung an Schmerz beschrieben. Sehr wahrscheinlich sind auch die meisten unerklärlichen chronischen Schmerzen »Phantom«-Phänomene, die auf traumatischen prozeduralen Erinnerungen basieren, nicht auf einer akuten Erkrankung schmerzender Gewebe. Chirurgische Eingriffe an der Wirbelsäule, die zwar »technisch« erfolgreich verlaufen, den Schmerz aber nicht beheben, könnten ein weiterer Hinweis auf »Phantom«-Schmerz sein. Tatsächlich muß man immer dann, wenn eine körperliche Verletzung mit dem Gefühl der Hilflosigkeit verbunden ist, die Möglichkeit in Betracht ziehen, daß hartnäckig fortbestehender Schmerz auf dieser physiologischen, nicht auf einer psychosomatischen Ursache basiert. Das Gefühl der Hilflosigkeit in Zusammenhang mit einer Verletzung ist wahrscheinlich der beste Prediktor für die Entstehung unbeeinflußbarer Schmerzen. Und unglücklicherweise könnten die strengen Vorschriften bezüglich Sicherheit, Konstanz und Zuverlässigkeit, die unserem Krankenhaussystem abverlangt werden, bei dort behandelten Patienten unbeabsichtigt Gefühle der Hilflosigkeit hervorrufen.

Wir wissen aufgrund entsprechender wissenschaftlicher Untersuchungen, daß Profi-Football-Spieler und Demolition-Derby-Fahrer manchmal eine Zeitlang Schmerzen im Hals- und Nackenbereich haben, aber praktisch nie die für ein Schleudertrauma typische Konstellation von Symptomen entwikkeln. Der Grund ist zweifellos, daß Männer, die diese Sportarten praktizieren, Aggressoren/Raubtiere sind, keine Beutetiere. Sie sind einfach nicht hilflos, und sie erstarren nicht und speichern folglich auch keine prozeduralen Erinnerungen an die Verletzungen, die sie erleiden. Es ist kaum verwunderlich, daß die gleichen behavioralen Therapien, die Phantomgliedschmerzen heilen, auch die bei einem Schleudertrauma auftretende »Phantom«-Konstellation von Symptomen heilen können.

Somatische Dissoziation: Stigmata, Hysterie und sympathische Reflexdystrophie

Am Ende von Schlüssel 5 habe ich Ihnen einen Vorgeschmack davon gegeben, wie man eine Kiste mit einem Spiegel benutzen kann, um das Gehirn dazu zu bringen, einen schmerzenden oder fehlenden Körperteil als normal anzusehen und so den darin empfundenen Schmerz zu heilen. Man kann traumatische prozedurale Erinnerungen tatsächlich löschen, indem man die Wahrnehmung des Gehirns verändert. Ich habe die sympathische Reflexdystrophie als Modell für falsche traumabezogene prozedurale Erinnerungen vorgestellt. Im gleichen Zusammenhang habe ich auf das Konzept der somatischen Dissoziation eines Körperteils, der an einem erfolglosen Versuch der Selbstverteidigung beteiligt war, und auf seine Wirkung auf die autonome Regulation dieses Körperteils verwiesen. Nun werden wir dieses Phänomen etwas eingehender und detaillierter untersuchen.

Viele meiner Patienten mit physischen Verletzungen waren durch die Gewalt des Erlebten gleichzeitig traumatisiert worden und ließen Anzeichen für eine PTBS erkennen. Im Grunde waren alle erstaunlich ungeschickt, stießen ständig gegen Türpfosten, zogen sich Schrammen und andere kleinere Verletzungen zu, stolperten Bordsteine hinunter, verstauchten sich Fußknöchel oder stießen mit dem Kopf gegen Küchenschränke. Es war, als hätten sie den Kontakt zu ihrem Körper im Raum verloren. Und tatsächlich erlebten sie genau das – die Abspaltung von Teilen ihres Körpers vom Gewahrsein, und zwar hauptsächlich der Teile, die sensorische Botschaften des traumatischen Ereignisses selbst erlebt hatten. Es ist fast so, als würde das Gehirn den als gefährlich wahrgenommenen Körperteil von der Wahrnehmung abtrennen, um sich zu schützen. Der Körperteil hatte die Botschaften des Traumas übermittelt und wurde nun symbolisch »ausgemustert«. Das Gehirn »erschießt« in solchen Fällen sozusagen den »Überbringer der schlechten Nachricht«.

Je stärker ein Körperteil in die Wahrnehmung des traumatischen Ereignisses involviert war oder den Betroffenen davor zu schützen versuchte, um so nachdrücklicher wurde er aus dem Gewahrsein verbannt oder dissoziiert. Und irgendwann wurde dieser Teil oder diese Region des Körpers dann für die Entwicklung abnormer autonomer Veränderungen einschließlich des chronischen brennenden Schmerzes der sympathischen Reflexdystrophie anfällig. Beispielsweise war eine meiner Patientinnen von einer Leiter gefallen und hatte sich dadurch die Nase gebrochen und beide Handgelenke verstaucht. Jedesmal wenn sie zu mir kam und wir darüber sprachen, wie es ihr ging, wurden ihre beiden Hände rot. Ähnlich erging es einer Patientin eines Kollegen während einer Therapiesitzung, als sie die Erinnerung an einen Angriff ihres Ehemannes wiedererlebte: Plötzlich tauchte auf der linken Seite ihres Gesichts ein roter Abdruck einer Hand auf, deren Finger in Richtung Ohr wiesen. Als eine andere meiner Patientinnen, deren Auto bei einem Verkehrsunfall seitlich gerammt worden war, zu mir in die Praxis kam, sagte sie, ihr Haar wachse auf der rechten Seite ihres Kopfes langsamer. Eine körperliche Untersuchung ergab, daß sie nur rechtsseitig kahle Stellen auf der Kopfhaut hatte, daß die Fingernägel ihrer rechten Hand geborsten und brüchig waren und daß die rechte Hand kühler als die linke war. Während diese Patienten sich an ihre traumatische Verletzung erinnerten, traten bei ihnen autonome Veränderungen auf, einige sympathischer und andere parasympathischer Natur, und zwar in den Körperteilen oder -bereichen, die von ihrem traumatischen Erlebnis betroffen gewesen waren. Diese Körperbereiche waren bei ihnen vom normalen Gewahrsein abgetrennt, und die Blutversorgung darin war verändert. Ich habe dieses Phänomen *somatische Dissoziation* genannt. Die parasympathischen roten Flecken, die das sensorische Muster des traumatischen Ereignisses abbilden, könnten ein Vorläufer von sympathischer Reflexdystrophie sein, und man kann sie *Stigmata* nennen.

Stigmata werden natürlich in der katholischen Kirche mit dem Auftreten der Wunden Christi an Donnerstagen und Freitagen assoziiert, den Tagen des Leidens Christi. Bei vielen frühen Heiligen der katholischen Kirche traten Stigmata auf. Die Stigmata der somatischen Dissoziation haben keine religiöse Bedeutung, treten aber wie religiöse Stigmata in Bereichen und Teilen des Körpers auf, die sensorische Botschaften eines traumatischen

Ereignisses erlebt haben. In einigen wenigen Fällen habe ich miterlebt, daß sich solche Stigmata im betroffenen Körperbereich zu den kalten, schmerzhaften und dystrophischen Symptomen der sympathischen Reflexdystrophie weiterentwickelten. Bei mir persönlich führte ein schwerer Unfall beim Skifahren, bei dem meine Schulter zerschmettert wurde, zu diesem Zustand. Als der Schmerz nach einem chirurgischen Eingriff nicht nachließ, fand ich auf der Haut an der Vorderseite meiner verletzten Schulter drei rote Flecken. Damals fragte ich mich, wodurch sie entstanden sein mochten, aber dann fiel mir auf, daß ich meinen Arm und meine Hand kaum spüren und auch nicht feststellen konnte, wo genau sie sich befanden, ohne sie visuell zu lokalisieren. Mein ganzer Arm war eindeutig dissoziiert. Dieser Zustand entwickelte sich schnell zu einem brennenden Schmerz weiter, woraufhin mir blitzartig klar wurde, daß da eine sympathische Reflexdystrophie entstand! Ich erlebte ein Phänomen, daß über ein Jahrhundert zuvor in Paris entdeckt und erforscht worden war. Glücklicherweise kannte ich viele ortsansässige Therapeuten, die im Rahmen von Traumatherapien sympathische Reflexdystrophien erfolgreich behandeln konnten, so daß mein Schmerz, meine Stigmata und meine Symptome innerhalb weniger Wochen wieder verschwanden.

Die selektive Dissoziation eines Bereichs oder Teils des Körpers wurde von Onno van der Hart und Kollegen unter dem Namen *somatoforme Dissoziation* erörtert, ein Zustand, der das repräsentiert, was in der Sprache der Psychiatrie und Psychologie des 19. Jahrhunderts »Konversionshysterie« genannt worden war. Die Hysterie, die fast nur bei Frauen auftritt, wurde zunächst in Paris erforscht. Als charakteristisch für sie wurden Lähmungen, bizarre unwillkürliche Bewegungsmuster, Anfälle, Blindheit, Verlust des Empfindungsvermögens und viele andere physisch unerklärliche neurologische Beeinträchtigungen ausgemacht. Stigmata im betroffenen Körperteil waren häufig mit Hysterie verbunden. Sigmund Freud, der Vater der modernen Psychiatrie, studierte diese Frauen und fand heraus, daß ihren Lebensläufen Erlebnisse frühen sexuellen Mißbrauchs gemeinsam waren. Es möge genügen, hier zu erwähnen, daß die sensumotorischen Beeinträchtigungen dieser unglücklichen Frauen eben die Gehirnfunktion betrafen, die zu Tics, Stigmata, Verlust des Gewahrseins bestimmter Körperteile und der soeben beschriebenen sympathischen Reflexdystrophie führen können.

Wie Freuds Patienten hatten auch viele meiner Patienten mit einer Konversionshysterie in ihrer Kindheit unter schweren körperlichen Mißhandlungen und Mißbrauch gelitten. Die Konversionshysterie kommt in der neurologischen Praxis recht häufig vor – wobei die meisten Symptome mit neurologischen Defiziten zusammenhängen. Ich habe bei meinen Patienten festgestellt, daß die Tics, Muster zwanghafter abnormer Bewegungen und der Verlust sensorischer Fähigkeiten ziemlich gut Aufschluß darüber geben, welche Teile des Körpers an einem erfolglosen Selbstverteidigungsakt beteiligt waren. Diese Bewegungsmuster wurden im prozeduralen Gedächtnis gespeichert, damit sie im Falle einer erneuten Bedrohung/Gefahr (leider nutzlos) oder bei Auftauchen von Hinweisreizen, die auf das ursprüngliche Trauma verwiesen, reaktiviert werden könnten.

Man könnte meinen, daß Tics, hysterische Körperhaltungen und entsprechende Bewegungsmuster bei Kriegsveteranen recht häufig vorkommen. Tatsächlich treten sie bei Soldaten, die aus dem Irak oder aus Afghanistan zurückkehren, zwar gelegentlich auf, jedoch nicht so oft, wie man vielleicht erwartet hätte. Allerdings kommt Hysterie bei Frauen wesentlich häufiger vor, was ahnen läßt, weshalb sie unter männlichen Soldaten in den letzten Jahren eher selten vorgefunden wurde: Wahrscheinlich erstarren oder dissoziieren Frauen schneller als Männer. Einige Verhaltensforscher nehmen an, daß die Erstarrungsreaktion für Frauen der Jäger-und-Sammler-Gesellschaften und ihre Kinder die Chancen vergrößerte, einen Angriff eines anderen Stammes zu überleben, weil sowohl der Kampf als auch die Flucht für sie fatale Folgen gehabt hätte. Außerdem fehlt Frauen und Kindern das für Gewalttätigkeit zuständige Gen, das bei heranwachsenden männlichen Kindern in der Pubertät »eingeschaltet« wird.

Im Ersten Weltkrieg jedoch grassierte bei männlichen Kriegsteilnehmern ein Syndrom, das damals »Granatschock« genannt wurde. Die Vorgesetzten der betroffenen Soldaten und die Psychiater, die sie untersuchten, glaubten damals, der Granatschock sei eine Art Simulantentum oder Hysterie – die merkwürdigen Symptome des Syndroms waren vorher noch nie dokumentiert worden. Der Schlüssel zum Verständnis dieser aus vorherigen Kriegen nicht bekannten Verhaltensabweichung ist in der langen Phase der Schützengrabenkämpfe im Ersten Weltkrieg zu suchen. Wenn sich die Soldaten während der Artilleriebombardements in die Gräben kauerten, hatten sie keine Möglichkeit, sich vor der unmittelbaren Gefahr zu schützen. Versuchten sie sich dann nach einem Bombardement zu erholen und sich auf den nächsten Kampf vorzubereiten, blieben ziemlich viele von ihnen erstarrt im Schlamm der Schützengräben liegen, in der Selbstverteidigungshaltung verharrend. Viele dieser Soldaten schafften es nie, sich aus dieser Haltung wieder zu lösen. Sie blieben physisch erstarrt, blind, taub, stumm und litten während ihres gesamten weiteren Lebens, das sie größtenteils in Siechenheimen verbrachten, unter zahlreichen Tics. Der Granatschock und die mit ihm verbundenen sensumotorischen Reaktionen spiegeln Erstarrung/Dissoziation angesichts überwältigender Hilflosigkeit.

Wir haben es also mit einem Spektrum von Symptomen, Erlebnissen und Verhaltensweisen zu tun, die alle die für Traumata charakteristischen sensumotorischen Syndrome spiegeln. Die Löschung *(»discharge«)* der Erstarrung ist der Abschluß des Selbstverteidigungsakts und löscht die prozedurale Erinnerung an das erlebte Trauma. Kommt es bei einem Patienten im Verlauf seiner Psychotherapie zu einer solchen Löschung, so wirkt dies nicht nur wie ein Akt der Selbstverteidigung, sondern erinnert auch stark an das für Hysterie charakteristische Bewegungsmuster. Beide Zustände sind auch mit jenen sich wiederholenden Bewegungsmustern verbunden, die wir »Tics« nennen und die ebenfalls unvollständige Reinszenierungen fehlgeschlagener muskulärer Selbstverteidigungsakte repräsentieren. Und schließlich werden die Körperteile, die bei Tics, Granatschocks und Hysterie involviert sind, »dissoziiert« und können bei fortgesetztem Streß das dissoziative autonome Syndrom namens sympathische Reflexdystrophie hervorrufen. Man könnte auch von einem Spektrum sprechen, das von Tics über das somatische Erleben von Entladung/Löschung bis hin zur Konversionshysterie und zur sympathischen Reflexdystrophie reicht.

Zum Abschluß

Das Spektrum dessen, was dem Körper unter Streß und durch Traumata zustoßen kann, ist sehr umfangreich. Wir können diverse Veränderungen in vielen Organen sowie hinsichtlich endokriner Drüsen und der Funktion des Immunsystems beobachten, die alle auf Auswirkungen eines erhöhten Spiegels des Streßhormons Kortisol schließen lassen. Der Prozeß, der dies bewirkt, nimmt in den Arousalsystemen des Gehirns, in der Amygdala und im limbischen System seinen Anfang, erreicht aber in seinen Ausmaßen nicht die Physiologie der Kampf-/Fluchtreaktion. Die Streßreaktion betrifft den

Hypothalamus, die Hypophyse und die Nebennieren. Sie ist eher eine autonome und endokrine Reaktion als eine anhaltende Reaktion des Zentralen Nervensystems. Der Neokortex ist an der Streßreaktion im Grunde nicht beteiligt, obgleich durch den relativ hohen Kortisolspiegel die Neuronen des Hippocampus geschädigt werden können. Die physische Schädigung von Organen und Geweben ist auf den erhöhten Kortisolspiegel zurückzuführen und schließt die Erhöhung des Blutzuckerspiegels (Diabetes), der Produktion von Serumlipiden (Atherosklerose), der Magensäureproduktion (Magengeschwüre), Osteoporose, die Erhöhung des Blutvolumens (Bluthochdruck) und die Schwächung der Immunfunktion (opportunistische Infektionen, Krebs) ein. Diese Krankheiten sind jeweils mit einem bestimmten Hormon verbunden, sie beruhen nicht auf einer unauflösbaren Veränderung im Gehirn, und sie hängen vom unablässigen Input von Streß in das limbische System aufgrund äußerer Einflüsse ab. Sie bleiben so lange bestehen, wie der Streß anhält. Verbindet er sich jedoch mit Gefühlen der Hilflosigkeit, wechselt die Physiologie von einer endokrinen, kortisolbasierten Reaktion zu einem autonomen/erstarrungsbasierten Syndrom.

Die traumabasierten Krankheiten werden durch eine komplexere, unkorrigierbare Veränderung bestimmter Gehirnfunktionen verursacht. Sie können durch Entfernung eines Umgebungsreizes nicht geheilt werden. Sie basieren auf durch Veränderungen im Gehirn gestörten prozeduralen Gedächtnissystemen. Aufgrund des veränderlichen, instabilen Zustandes des Gehirns und des ANS bei Traumata sind die Ursachen unterschiedlicher Art. Sind die Erstarrungsreaktion und Dissoziation besonders markant, kann man häufig zyklische Extreme abnormer Funktion in den Viszera beobachten, Phänomene, die von der allopathischen Medizin oft als psychosomatische Krankheiten bezeichnet werden. Sind die sympathischen Einflüsse besonders stark, treten hauptsächlich Syndrome der Hypersensibilisierung oder des Kindling auf, die eines oder viele sensorische Systeme des Körpers und Ursachen in der Umgebung betreffen, insbesondere den Geruchssinn. Und wenn der somatische Körper Schmerz empfindet, insbesondere im Bereich der Muskulatur, ist die primäre Ursache das Bestehen einer unaufgelösten prozeduralen traumatischen Erinnerung. Bei extremen Traumata mit markanten dissoziativen Zuständen kann man auch eine Kombination von Schmerz, der sich auf prozedurale Erinnerungen bezieht, und einer abnormen Regulation des Blutkreislaufs in der betroffenen Körperregion beobachten.

Wahrscheinlich werden Sie sich fragen, wie wir so breit gefächerte, komplexe und unglaublich vielfältige Krankheiten und Gehirn-/Körperdysfunktionen behandeln und heilen können. Die meisten Leser haben mittlerweile wahrscheinlich einige oder sogar viele der beschriebenen Symptome bei sich selbst entdeckt. Die traumatischen Ursachen für sie sind in unserer komplexen, hierarchischen und sehr anspruchsvollen Kultur allgegenwärtig. Sie werden aus unseren täglichen Interaktionen im familiären und beruflichen Bereich sowie von den Grenzen und Anforderungen einer hierarchisch geprägten urbanen Kultur gespeist, die unablässig »kleine Traumata« verursacht und Annäherungs-Vermeidungs-Konflikte erzeugt. Glücklicherweise sind wir heute in der Lage, diese abnormen Gesundheitszustände und ihre physiologischen Grundlagen zu erkennen. Sollten einige dieser mit Streß zusammenhängenden Krankheiten der autonomen Regulation bei Streß zuzuschreiben sein, müssen wir uns um Möglichkeiten bemühen, autonome Selbstregulationsfähigkeiten zu entwickeln. Und wenn viele dieser Krankheiten etwas mit abnormen, unveränderbaren konditionierten prozeduralen Erinnerungen zu tun haben, müssen wir Möglichkeiten der *Löschung von Furcht/Angst* entwickeln, um diese Körpererinnerungen aus dem gegenwärtigen Augenblick in die Vergangenheit zurückzubefördern, wo sie hingehören. Natürlich ist nichts so leicht, wie es klingt, wenn man es in Worte faßt. Aber die erforderlichen Werkzeuge existieren, und es sind auch die Werkzeuge, die durch Gebrauch wirksamer werden, wenn man in dem Bemühen, ein Trauma zu heilen, die Symptome behandelt. Diese Werkzeuge und die ihnen zugrunde liegenden Prinzipien sind Gegenstand von Schlüssel 8.

TEIL IV

Wie wir unser Gehirn heilen können

SCHLÜSSEL 8

Die Heilung von Verletzungen des Gehirns und des Körpers

Wie sollen wir auch nur damit beginnen, darüber nachzudenken, wie sich dieses relativ undurchschaubare und unendlich komplexe elektrochemische/strukturelle Gehirn-Körper-System, das durch Streß oder Traumata verletzt worden ist, »reparieren« läßt? Wir haben es mit einem instabilen System zu tun, das völlig unberechenbar zwischen sympathischen und parasympathischen Zuständen oszilliert, wie ein Irrwisch tanzend, in Form von Myriaden von Symptomen, Zuständen und Gefühlen zum Ausdruck kommt, ohne jede erkennbare Verbindung zu irgend etwas, das als sinnvoll erscheint. In Anbetracht dessen ist es kein Wunder, daß wir uns »fühlen, als ob wir verrückt wären«, wenn wir uns in diesem Zustand befinden, weshalb unsere Partner und Familienangehörigen sich verzweifelt von uns zurückziehen, weshalb wir vergessen haben, was es bedeutet zu schlafen, weshalb wir es nicht schaffen, in unserem Leben den Überblick zu behalten, weshalb jeder Knochen in unserem Körper entsetzlich schmerzt (wobei obendrein rätselhaft ist, wie wir so starke Schmerzen haben können, obwohl wir uns völlig taub fühlen) und weshalb der Arzt immer die Augen rollt und seinen Kopf abwendet, wenn wir ihm über unsere Symptome berichten. Die Verletzung betrifft nicht nur Körper und Gehirn, sondern auch unser Selbstempfinden, unsere Seele, das Zentrum unseres Seins. Wir haben keine Vorstellung von der Zukunft, können in der Gegenwart keinen Sinn ausmachen und werden entweder von der Vergangenheit angegriffen oder befinden uns an einem merkwürdigen Ort und in einer unfaßbaren Zeit. Wie könnte irgend jemand sonst verstehen, wie es ist, sich in diesem unvergleichbaren Zustand des Elends zu befinden?

Hunderttausende, wenn nicht sogar Millionen von Menschen würden sich in dem, was ich soeben beschrieben habe, wiedererkennen. Und diese Beschreibung kratzt nur leicht an der Oberfläche des Leidens im Gehirn und Körper eines Menschen, der die Auswirkungen eines komplexen Traumas erlebt. Viele Bücher beschäftigen sich damit, wie man Menschen helfen kann, »ihr Trauma zu heilen«. Würden sie alle ihren Zweck erfüllen, wäre weder dieses Kapitel noch dieses ganze Buch von irgendeiner Bedeutung. Körper und Gehirn zu heilen, wenn sie durch ein Trauma verletzt wurden, ist ebenso komplex wie die Verletzung selbst.

Wie schon früher erwähnt, habe ich festgestellt, daß meine Patienten ein gewisses Maß an Macht und Kontrolle über ihr körperliches Erleben gewinnen, wenn ich sie darüber informiere, wie ihr Gehirn und ihr Körper funktionieren – bzw. *nicht* funktionieren. Wenn ihnen klar ist, daß ihr Elend real, erklärbar und verstehbar ist, ist das eine Form von Befähigung und damit das Gegenteil von Hilflosigkeit. Und Befähigung ist ein unverzichtbarer Bestandteil jeder Form von Therapie.

Ich habe mich in diesem Buch bemüht, ein Grundverständnis der Zusammenarbeit von Gehirn und Körper zu vermitteln, wobei ich häufig im wissenschaftlichen Sinne wichtige Einzelheiten ausgespart habe, um die Zusammenhänge möglichst auch für Nichtfachleute verständlich darzustellen. Mit dem gleichen Problem sehe ich mich bei meiner Darstellung der Möglichkeiten, abnorme traumabasierte physiologische Zustände des Gehirns und Körpers zu heilen, zu korrigieren und zu modulieren, konfrontiert. Ich werde aber erklären, weshalb ich fest davon überzeugt bin, daß der Körper unseren Bemühungen, das Gehirn zu verändern oder zu heilen, folgen wird. Der Prozeß beginnt mit den Empfindungen des Körpers und endet bei den Exekutivfunktionen des Gehirns. Sie bilden zwar zusammen ein integriertes Ganzes, aber das Gehirn ist und bleibt das Kontrollzentrum, die Quelle, und ist der Teil dieser Zweckgemeinschaft, der durch Traumata beeinträchtigt wird. Wir müssen die normale integrierte und homöostatische Physiologie wiederherstellen. Dabei gibt es kein Huhn-oder-Ei-Dilemma: Behandelt man das Huhn, verbessert man auch den Zustand des Eis.

Aber das bedeutet nicht, daß der Körper bei diesem Heilungsprozeß nicht *gebraucht* wird. Schließlich stammen die ursprünglichen sensorischen Botschaften, die zur Veränderung des Gehirns führten, von den Sinnesorganen des Körpers, und sie warnten das Gehirn zunächst einmal. Diese Botschaften und die mit ihnen asoziierten prozeduralen Erinnerungen sind die informationelle Basis des Traumas *im Gehirn.* Zwar repräsentiert der Körper diese Erinnerungen in Form von sensorischen Symptomen, abnormen Bewegungsmustern und sogar Beeinträchtigungen von Geweben, doch ruft die Physiologie des Gehirns diese Veränderungen hervor. Umgekehrt können wir die Botschaften des Körpers nutzen, um die Art, wie das Gehirn die Aktivität des Körpers verfolgt und steuert, zu verändern. Beispielsweise können wir einen nervösen Tic löschen und damit »heilen«, indem wir zum »inneren Empfinden« *(felt sense)* des Körpers in Kontakt treten, um die Entladung oder »Vollendung« des Selbstverteidigungsaktes zu bewirken, die anschließend zur Löschung der motorischen prozeduralen Erinnerung an den Tic führt. Natürlich leitet das Gehirn diese »Entladung« ein und initiiert auf diese Weise seine Selbstheilung.

Wo diese posttraumatischen prozeduralen Erinnerungen gespeichert werden und in welcher Form ist ein weiterer wichtiger Aspekt. Grundsätzlich ist jedes traumatische Ereignis mit gespeicherten Erinnerungen verbunden, die vielfältig, einzigartig komplex und nicht Bestandteil einer in sich geschlossenen, zusammenhängenden Geschichte sind. Jeder sensumotorische Körperzustand spiegelt die konkreten sensorischen Elemente des traumatischen Erlebnisses sehr präzise. Jedes traumatische Erlebnis ist seinem Wesen nach einzigartig, wobei es allerdings einige Ausnahmen gibt. Wird eine traumatische Handlung von einem Täter absichtlich wiederholt, wie es beispielsweise bei Inzest der Fall sein kann, sind die Erinnerungen, die ein ähnliches, wiederholtes Ereignis spiegeln, relativ präzise und deshalb sehr stark. Aber was auch immer die Quelle ist, jedes traumatische Erlebnis ist auch mit sehr individuellen Erinnerungen verbunden, die durch spezifische Hinweisreize aktiviert werden. Ich beschreibe hier einen *Zustand,* der aus zuverlässig reproduzierbaren prozeduralen Erinnerungen besteht. Diese Erinnerungen beinhalten Körperempfindungen, viszerale Gefühle, autonome Zustände (die ebenfalls mit bestimmten Gefühlen verbunden sind), Emotionen und Muster unbewußter Muskelkontraktion, die dem Selbstschutz dienen. Weil diese Erinnerungen mit Emotionen verbunden sind, sind traumabezogene Auslösereize auch mit traumabezogenen deklarativen Erinnerungen verbunden. Vielleicht ist Ihnen noch gegenwärtig, daß deklarative Erinnerungen, die mit einem machtvollen emotionalen Ereignis assoziiert sind, die Tendenz haben, implizit oder relativ beständig zu werden. Ich werde diesen Zustand

… prozeduraler Erinnerungen als *Kapsel* bezeichnen, und zwar …lich weil solche prozeduralen und mit Emotionen verbundenen …ven Erinnerungen in genau der Form in einem »Behälter« gespeich… …nd, in der sie im Augenblick des Traumas erlebt wurden. Und jede dieser gespeicherten prozeduralen Erinnerungen ist mit anderen verbunden und kann als Signal fungieren, das letztere aktiviert. Prozedurale Erinnerungen können durch innere oder äußere Hinweisreize, die an das traumatische Ereignis erinnern, zu Bewußtsein gelangen. Und jede wirksame Psychotherapie muß diese Kapsel öffnen und die Erinnerungen darin *an einem sicheren Ort* erschließen, um sie löschen zu können.

Die Dissoziationskapsel: Der Speicher für prozedurale Erinnerungen

Ich habe Dissoziation als eine Art der Wahrnehmung unserer selbst und der Welt im Zustand der Erstarrungsreaktion definiert. Verschiedene veränderte Wahrnehmungszustände spiegeln den Zustand der Dissoziation. Einer davon ist das »Gefühl, den eigenen Körper verlassen zu haben« *(out-of-body experience)* – was bedeutet, daß man während der Erinnerung an ein erlebtes Trauma das Gefühl hat, auf sich selbst herabzuschauen. Einige haben damit die Vorstellung in Verbindung gebracht, die Seele eines Menschen verlasse buchstäblich den sterbenden Körper und trete ihre Reise ins Jenseits an. Aber dieser Wahrnehmungszustand kann auch angesichts eines lebensbedrohlichen Traumas auftreten, das den Zustand der Erstarrung/Dissoziation hervorruft. Der Fachbegriff für dieses Phänomen ist *Depersonalisation*.

Ein weiteres Beispiel ist eine veränderte Zeitwahrnehmung, wobei der zeitliche Ablauf des Geschehens angesichts einer lebensbedrohlichen Notlage gewöhnlich als drastisch verlangsamt erlebt wird. Häufig wird dieser dissoziative Zustand mit Ausdrücken wie »Die Zeit stand still« oder »Mein ganzes Leben zog vor meinem inneren Auge an mir vorüber« beschrieben. Auch *»Déjà vu«* (»schon gesehen« – das eigentlich Fremde wirkt vertraut) und *»Jamais vu«* (»nie gesehen« – das eigentlich Vertraute wirkt fremd) sind Beispiele für die veränderte Wahrnehmung von Vertrautheit in einem dissoziativen Zustand. Dies sind Beispiele für *Derealisation*. Konversionshysterie beinhaltet, wie ich bereits erwähnte, die selektive Dissoziation eines

Körperteils oder einer Körperregion, in der Regel weil er/sie an einem fehlgeschlagenen Selbstverteidigungsversuch beteiligt war. Dabei kommt es vor, daß der Betroffene den dissoziierten Körperteil nicht spürt, dieser kann sich aber auch schmerzhaft oder taub anfühlen, gelähmt sein oder dauerhaft eine bizarre Haltung einnehmen. *Fugue*-Zustände, Phasen der Amnesie, die oft mit verworrenem oder stark emotionalem Verhalten verbunden sind, repräsentieren ebenfalls dissoziative Zustände.

Die *Dissoziative Identitätsstörung* (DIS) ist ein zwar umstrittenes, aber zweifellos sehr plastisches Beispiel für einen Zustand starker Dissoziation. Bei einer DIS erleben Betroffene dissoziative Zustände oder »Alter«-Zustände, die mit einer jeweils deutlich unterschiedlichen Persönlichkeit, mit anderen autonomen Zuständen und sehr verschiedenen Krankheiten verbunden sind – was wahrscheinlich mit der Spezifität der für die betreffende Dissoziationskapsel charakteristischen autonomen Dysfunktion zusammenhängt. DIS ist fast immer eine Folge schwerer und wiederholter körperlicher Mißhandlungen oder sexuellen Mißbrauchs in der frühen Kindheit.

Und schließlich beinhalten intrusive Gedanken wiederholte Intrusionen von Erinnerungen, die mit einem unaufgelösten Konflikt zusammenhängen, auf den wir keinen oder nur geringen Einfluß haben. Einem solchen Konflikt liegt immer eine Annäherungs-/Vermeidungs-Problematik zugrunde, die den Zustand der Hilflosigkeit hervorruft. Deshalb können intrusive Gedanken als naturgemäß dissoziativ gelten und als Spiegelung eines Erstarrungszustandes angesichts einer Bedrohung verstanden werden. Diese obsessiven Gedanken scheinen ein Eigenleben zu führen, sie tauchen in Reaktion auf Hinweisreize auf, und oft treten sie zutage, wenn wir uns zu entspannen versuchen und insbesondere wenn wir uns auf den Schlaf vorbereiten. Ein anderer Ausdruck für sie ist »Wiederkäuen«, so wie eine Kuh ihr Futter unzählige Male kaut.

Dissoziation ist im Grunde ein Zustand, in dem unaufgelöste traumatische prozedurale Erinnerungen auftauchen und »den gegenwärtigen Augenblick« auslöschen oder vernebeln. Endorphine werden aufgrund der mit dem Konflikt zusammenhängenden Gefahr und in Verbindung mit der Erstarrungsreaktion (siehe Schlüssel 3) ausgeschüttet. Die Wahrnehmung im Zustand der Dissoziation geht mit einer fast betäubungsähnlichen Veränderung des Präsenzempfindens einher, das von eben diesen Endorphinen angefacht wird. Liegen diese Zustände/Symptome vor, befinden wir uns tatsächlich in der dissoziativen Kapsel, nicht im gegenwärtigen Augenblick.

Der Inhalt der dissoziativen Kapsel besteht aus: (1) prozeduralen Erinnerungen an die Körperempfindungen, (2) erfolglos benutzten defensiven Bewegungsmustern, (3) dem parasympathischen oder sympathischen autonomen Zustand, (4) den emotionalen »Gefühlen«, die in den Viszera und im Bauchraum erzeugt werden, und (5) sogar den deklarativen Erinnerungen, die mit dem emotionalen Arousal des Traumas verbunden sind, das die Kapsel kreiert hat. Solche Kapseln gelangen durch innere Hinweisreize, die sich auf die Erinnerung beziehen, oder durch das traumatische Ereignis spiegelnde äußere Umgebungsreize zu Bewußtsein. Sie vernebeln unser bewußtes Gewahrsein und damit unser Bewußtsein. Wenn wir uns in der Kapsel befinden, sind wir nicht im gegenwärtigen Augenblick, sondern in die Vergangenheit eingeschlossen. Wir können auf die gegenwärtige Welt nicht effektiv reagieren, weil unser Selbstempfinden erstarrt und unser Leben zeitweilig in Raum und Zeit gefangen ist (siehe Abb. 8.1).

Das Konzept des gegenwärtigen Augenblicks ist für die Auseinandersetzung mit der Dissoziationskapsel wichtig. Wenn wir uns einer Aufgabe widmen, nehmen unsere Bemühungen, zu denken, zu planen und Probleme zu lösen, allen »Lärm« in unserem Gehirn, der aus der Vergangenheit oder aus noch nicht abgeschlossenen Konflikten stammt, die Grundlage. Wir bewegen uns dann in einem Zeitfenster von einer bis zu zehn Sekunden, fokussieren auf die Gegenwart, gelenkt von unseren autobiographischen Erinnerungen, aber der Botschaften unseres Körpers und der »Gefühle«, die mit unserem emotionalen Zustand verbunden sind, gewahr. Wir leben dann im Grunde von der Aktivität des Frontalkortex, des »denkenden« Gehirns, und das limbische System ist relativ still. Dies ist unser kreativer Zustand, der aber auch den Prozeß der Meditation spiegeln kann. Treten in diesem Zustand die Inhalte einer Dissoziationskapsel zutage, verlassen wir sofort den gegenwärtigen Augenblick und begeben uns in die früheren Erlebnisse, die in der Kapsel enthalten sind.

Die Dissoziationskapsel ist natürlich eine Metapher für den Zustand der Dissoziation bei Traumata. Sie ist nicht sichtbar, berührbar oder meßbar. Aber sie hilft uns zu verstehen, was das für Traumata so wichtige Konzept der Dissoziation tatsächlich beinhaltet und was wir tun müssen, um Traumata zu heilen. Der unausweichliche Schluß ist, daß man Erinnerungen nicht allein mit Hilfe von Worten löschen kann, obwohl das Gehirn die treibende Kraft für die Perpetuierung von Traumata im somatischen prozeduralen Ge-

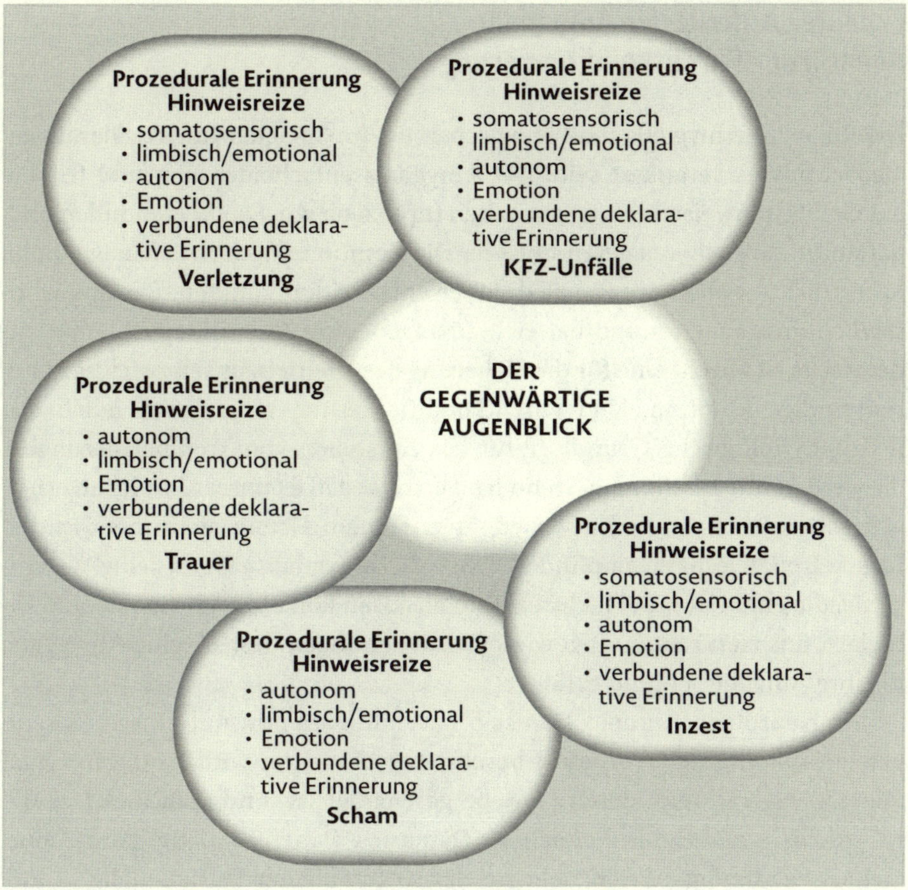

Abbildung 8.1 Die Dissoziationskapsel

dächtnis enthält. Natürlich sind Worte ein wichtiger Bestandteil des Prozesses, und sie verwurzeln diesen am Ende in erworbener Weisheit. Aber man muß die Botschaften aus dem Körper hervorlocken, den elementaren Inhalt der dissoziativen Kapsel, um den Heilungsprozeß zum Abschluß zu bringen. Und dann muß man eine Möglichkeit finden, diese prozeduralen Erinnerungen zu »entgiften«, damit sie den Prozeß der Retraumatisierung nicht fortsetzen. Man könnte dies als »Furchtlöschung« bezeichnen. So wie die Bedeutung der dem Selbstschutz dienenden Rolle des Tics gelöscht werden muß, um den Tic aufzulösen, müssen auch alle somatischen Erinnerungshinweise gelöscht werden. Und wenn wir prozedurale somatische Furchtbotschaften löschen wollen, müssen wir der Amygdala einen weiteren Besuch abstatten.

Erneuter Auftritt der Amygdala: Agentin der Furchtkonditionierung

Die Rolle der Amygdala muß inzwischen tief im Speicher Ihres deklarativen Gedächtnisses verankert sein. Die Amygdala entscheidet aufgrund frühen auf Gefahr hinweisenden sensorischen Inputs, ob wir *Furcht* empfinden und daraufhin defensiv reagieren müssen. Die Emotion Furcht würden wir wohl lieber nicht erleben, wenn wir darüber entscheiden könnten. Sie ist grundsätzlich unangenehm und hat viele unangenehme Auswirkungen. Aber andererseits ist Furcht eine für die Sicherung des Überlebens sehr wichtige und notwendige Emotion. Und Furchtkonditionierung ist wahrscheinlich die neurophysiologische Grundlage für das Entstehen von Traumatisierungen. Sie werden mir zustimmen, wenn ich vertrete, daß es unser Überleben ernstlich gefährden kann, wenn wir aus irgendeinem Grund nicht mehr in der Lage wären, Furcht zu empfinden. Ohne die Amygdala gäbe es keine Warnsignale, die eine Kampf-/Fluchtreaktion auslösen können. Wir sind auf die Fähigkeit, uns zu fürchten, angewiesen, und benötigen deshalb eine Amygdala, die ihre Aufgabe sehr gut erfüllt.

Der Neurologe Antonio Damasio hat eine Patientin mit einer beidseitigen Verkalkung der Amygdala beschrieben. Kalzium wird häufig in Organen abgelagert, wenn deren Gewebe geschädigt ist, und man findet es oft in geschädigten Gehirnbereichen. Damasios Patientin hatte zwar keine Gehirnschädigung erlitten, aber sie war wegen kleiner Partialanfälle an ihn überwiesen worden. Ihm war sofort klar, daß bei ihr irgendeine Verletzung der genannten Gehirnzentren vorliegen mußte – andernfalls wären diese nicht kalzifiziert worden. Da ihm die Rolle der Amygdala bei Erregungs- und Furchtzuständen wohlbekannt war, beschloß er, bei der Patientin mit Hilfe von Tests Gedächtnis, Intellekt und emotionale Stabilität zu untersuchen. Natürlich spielt die Amygdala bei der Konsolidierung von Erinnerungen eine wichtige Rolle. Damasio war sofort aufgefallen, daß seine Patientin extrem liebenswürdig, ruhig und unerschütterlich wirkte.

Er unterzog sie einer Anzahl verbaler und piktorieller Tests, darunter eine Einschätzung von Gesichtsausdrücken auf ihren positiven oder bedrohlichen Charakter. Erstaunlicherweise hatte die Patientin keine Probleme mit dem deklarativen Gedächtnis, wie man aufgrund der Beziehung der Amygdala zum Hippocampus meinen könnte. Ihre kognitive Funktion war völlig intakt.

Die Tests zeigten, daß die Patientin *zu Furcht nicht in der Lage war* und daß sie keine visuellen Hinweisreize nutzen konnte, auch nicht den Gesichtsausdruck anderer Menschen, um daraus das Vorliegen einer Gefahr abzuleiten. Aber genau das, weshalb diese Frau so angenehm und ruhig wirkte, brachte sie auch in Gefahr, sich in einer bedrohlichen Situation nicht verteidigen zu können. In der geschützten Umgebung der Vorstadt, in der sie wohnte, war sie durchaus überlebensfähig, geriet aber in gefährlicheren Umgebungen oder in Situationen, in denen die Einstimmung auf den Gesichtsausdruck anderer für die Einschätzung von Gefahr unverzichtbar ist, in Schwierigkeiten.

Damasios Fall sagt viel über die Rolle der Amygdala bei der Regulierung des Erregungszustandes und ist für das Überleben sehr wichtig. Er eröffnet uns aber auch die Möglichkeit zu beobachten, welche Implikationen ein Ausfall der Funktion der Amygdala für den Umgang mit Bedrohungen und für die Traumaheilung hat. Die erwähnte Patientin konnte eindeutig keine Furcht empfinden und keine Furchtkonditionierung erleben, *und deshalb konnte sie niemals traumatisiert werden*! Welche Bedeutung könnte eine »schweigende Amygdala« für die Entwicklung von Therapiewerkzeugen und Verfahrensweisen für die Traumabehandlung haben? Gelänge es, eine Technik zu entwickeln, welche die Amygdala zeitweilig herunterregulieren, hemmen oder abschalten könnte, könnte man die Patientin in diesem »heiligen Raum« furchtkonditionierenden prozeduralen Erinnerungen und deren Hinweisreizen aussetzen und diese buchstäblich löschen.

Die entscheidende Zutat: Hemmung der Amygdala bei erneuten Auseinandersetzungen mit einem Trauma

Geführte Imagination ist ein wichtiger Bestandteil vieler Formen von Psychotherapie, auch der Traumabehandlung. Man kann mit Hilfe von Imaginationsübungen einen Ort der Gelassenheit und Sicherheit schaffen und betreten – einen Zufluchtsort, an den Patienten sich zurückziehen können, falls Furcht ausbrechen und den Fluß der Therapie stören könnte. Den imaginierten »sicheren Ort« zu finden ist eine Technik, die häufig zu Beginn einer Therapiesitzung genutzt wird. Man kann auch erinnerungsbasierte bildliche Vorstellungen bemühen, wenn man eine Erinnerung mit Hilfe einer mit einem Trauma verbundenen Bildvorstellung finden will, um an der allmählichen Verringerung von deren furchtbasierter Macht zu arbeiten. Eine andere Technik des Arbeitens an traumatischen Gedanken oder traumatischen Erinnerungen ist das *Titrieren* des Zugangs zu der betreffenden Erinnerung oder das bloße Kontaktieren eines jeweils nur kleinen Teils der traumatischen Erinnerung, bevor man sich mit dem gesamten traumatischen Erlebnis befaßt. Das Abwechseln des Zugangs zu einem sicheren Ort und zu einem Teil der traumatischen Erinnerung erfordert *Titration* – Exposition (Konfrontation), Rückzug, Exposition, Rückzug.

Doch alle Bemühungen, sich Erinnerungen mittels Titration zu nähern, sind immer gescheitert, und die Patienten sind stets mitten in die betreffende Erinnerung eingetaucht. Dadurch werden natürlich die Amygdala und das Arousalsystem der Kampf-/Fluchtreaktion aktiviert, was die traumatische Erinnerung konsolidiert. Die nächste Reaktion des Patienten auf diese Erregung im Rahmen einer Therapie wäre, zu erstarren oder zu dissoziieren. Viele Experten äußern sich besorgt über die Möglichkeit, daß eine Dissoziation während einer Therapiesitzung den Geist des Patienten im Griff des Traumas hält und seinen Zustand dadurch im Grunde verschlechtert. Andere hingegen glauben, ein gewisses Maß an Dissoziation sei bei einem Traumaopfer während einer Therapiesitzung unvermeidlich und lasse sich in der Regel unter Kontrolle bringen. Abgesehen davon besteht weitgehend Einigkeit darüber, daß es wünschenswert ist, dissoziative Episoden während einer Therapiesitzung möglichst zu vermeiden, weil sie die Arbeit unterbrechen können.

Die beste Möglichkeit, Dissoziation zu vermeiden, besteht darin, die Amygdala als Teil der Struktur der Therapiesitzung von Anfang an zu hemmen. Im weiteren werde ich ein Modell effektiver Traumatherapie vorstellen, das ich im Rahmen der Untersuchung wichtiger Formen einer von mir so genannten »somatisch basierten Traumatherapie« entwickelt habe. Diese Techniken, die in den letzten 20 Jahren vorgestellt wurden, basieren oft auf glücklichen Zufällen, die der Therapeut, der die Technik »entdeckte«, erlebte. Nach einer solchen Entdeckung wird eine spekulative neurophysiologische Erklärung entwickelt, die erklären soll, warum die Technik Traumata heilen kann. Anschließend wird die Anwendung der Technik genau beschrieben, was die Entwicklung standardisierter Ausbildungsprogramme und entsprechender Zertifizierungsverfahren ermöglicht. Manchmal werden die betreffenden Techniken bestimmten wissenschaftlichen Tests unterworfen, was beweisen soll, daß sie »evidenzbasiert« sind.

Die Entwicklung und Vermehrung dieser »körperbasierten« Therapien ist erstaunlich. Viele von ihnen sind aus bereits existierenden Techniken hervorgegangen und basieren auf Beobachtungen ihrer Benutzer. Viele erstaunliche Erfolge in Form der schnellen Auflösung von traumabasierten Symptomen, Phobien, Panik- und Angststörungen und insbesondere PTBS wurden von diesen Pionieren reklamiert und in anekdotischen Berichten und Studien belegt, an denen bis zu buchstäblich Tausenden von Patienten beteiligt waren. Doch keine dieser Studien, eventuell mit Ausnahme von EMDR (womit ich mich später befasse), erfüllt die Kriterien »kontrollierter«, nach dem »Doppelblind«-Verfahren organisierter, evidenzbasierter Forschung, zumindest nicht im Sinne der Auffassungen der akademischen Verhaltenswissenschaften. Trotzdem hat die unbestreitbare Wirksamkeit dieser Techniken in der klinischen Praxis ihnen auf der ganzen Welt Aufmerksamkeit und Verbreitung gesichert.

Durch detaillierte Untersuchungen des manchmal ritualistischen Aufbaus dieser Therapien habe ich festgestellt, daß sie alle in irgendeiner Form die Amygdala der Patienten im therapeutischen »Behälter«, der Beziehung zwischen dem eingestimmten Therapeuten und dem Patienten, hemmen oder »herunterregulieren«. In dem Bewußtsein, daß diese Sicht bestenfalls kenntnisreiche wissenschaftliche Spekulation ist, werde ich nun die Dynamiken dessen untersuchen, was diese neuen Möglichkeiten für eine wirksame Traumatherapie und die Heilung von Traumata bedeuten könnten.

Bannung der Furcht: Abschalten des Furchtgenerators

Das Problem, mit dem wir konfrontiert sind, besteht grundsätzlich darin, den Status des limbischen Systems von Damasios erstaunlicher Patientin nachzuahmen, die auch ohne ein vor Gefahren warnendes Alarmsystem weiter gut zurechtkam. Natürlich wollen wir die Amygdala nicht zerstören – was mit Hilfe von 3-D-Imaging und ein paar Elektroden sicher möglich wäre. Wir wollen nur eine Umgebung schaffen, in der wir uns mit Erinnerungen an erlebte Traumata auseinandersetzen können, ohne daß sich Furcht, Panik oder Dissoziation störend auswirken. Im Grunde geht es um den Vorgang, bei dem die Glocke ertönte, ohne daß der Hund Futter bekam, wodurch der Hinweisreiz gelöscht wurde. Deshalb müssen wir Bedingungen, Zustände, Umgebungen, Signale oder irgendeine Art von Reiz oder Seinsweise schaffen, von denen wir wissen, daß sie wahrscheinlich die Amygdala hemmen oder herunterregulieren werden. Ein guter Ausgangspunkt dafür ist das allererste Erlebnis des Abschaltens der Amygdala im Kontext der Mutter-Säugling-Bindung; und wir müssen herausfinden, wie wir dieses Erlebnis replizieren können.

Einstimmung

In Schlüssel 4 habe ich mich mit den Konzepten der Affiliation von Mitgliedern eines sozialen Gefüges und der Einstimmung zwischen Mutter und neugeborenem Kind beschäftigt. Dabei habe ich darauf hingewiesen, daß die Bindung zwischen Mutter und Säugling die Entwicklung des Gehirnbereichs fördert, der das ANS und das limbische System steuert. In diesen Prozeß sind der rechte OFK, der anteriore zinguläre Kortex und die Insel involviert. Wahrscheinlich erinnern Sie sich auch daran, daß eine weitere Aufgabe der genannten Gehirnzentren darin besteht, die Amygdala herunterzuregulieren und zu modulieren, wenn eine Gefahr nicht groß genug ist, um eine Kampf-/Fluchtreaktion hervorzurufen. Diese Gehirnzentren modulieren das limbische System, um den so wichtigen Zustand der Homöostase aufrechtzuerhalten. Wenn es uns also irgendwie gelingt, diese limbischen Zentren zu aktivieren, können wir die Amygdala wahrscheinlich zeitweise abschalten und dann mit Aussicht auf Erfolg an der Furchtlöschung arbeiten.

Der Prozeß der Einstimmung oder der Affiliation aktiviert Neuronen zwischen dem anterioren zingulären Kortex und dem OFK, schafft eine empathische Umgebung und hemmt die Amygdala. Diese empathische Einstimmung von Gesicht zu Gesicht ist eine wichtige Voraussetzung sowohl für den Erfolg einer Traumatherapie als auch für die Entwicklung einer Mutter-Kind-Bindung. Tatsächlich ist die Fähigkeit von Psychotherapeuten, diesen Zustand bei ihren Patienten wiederherzustellen, ein direkter Maßstab für ihre Aussichten, bei der Behandlung von Traumata und in ihrer psychotherapeutischen Arbeit ganz generell erfolgreich zu sein. Wird diese Einstimmung in der therapeutischen Situation erreicht, entsteht ein Zustand der *Präsenz*, der für die Heilung unverzichtbar ist, und fungiert als Behälter, in dem die Heilung stattfinden kann.

Der gegenwärtige Augenblick

In der aktuellen psychologischen Fachliteratur befaßt sich eine erstaunliche Zahl von Büchern und Artikeln mit Achtsamkeit in der therapeutischen Situation. Achtsamkeit ist das, was wir durch eine Meditation erreichen können. Wir befinden uns dann in einem Zustand des Gewahrseins der Gegenwart, während wir ungebeten auftauchende Gedanken beobachten, aber nicht verfolgen. Das Gewahrsein ist dabei auf die Atmung gerichtet und beeinflußt sie meist so, daß sie rhythmisch wird, aber auch stetig und kontrolliert. Man kann auch die Methode der Erforschung des *ganzheitlichen inneren Empfindens (felt sense – Focusing)* nutzen, der normalerweise unbewußt im Hintergrund bestehenden somatischen und viszeralen Empfindungen, die uns sagen, wie es uns in einem bestimmten Augenblick geht. (Ich muß zugeben, daß dies eine stark vereinfachte Beschreibung der Achtsamkeitsmeditation ist, aber mir geht es hier nur um die für die psychotherapeutische Arbeit wichtigen Aspekte.) Man kann sagen, daß die Mutter-Säugling-Einstimmung, die Achtsamkeitsmeditation und die Verbindung zwischen Therapeut und Patient einen Zustand der Einstimmung und Präsenz spiegeln, der die Amygdala hemmt und die Homöostase wiederherstellt.

Die Atemarbeit während der Achtsamkeitsmeditation fördert auch die Homöostase und hemmt die Amygdala durch den Einfluß des ventralen Vaguskerns (siehe Schlüssel 3). In diesem Zustand, in dem die Amygdala verstummt, wird der bedrohungsbasierte Anteil jedes intrusiven Gedankens, jeder Traumaerinnerung, jeder somatosensorischen prozeduralen Erinnerung und jedes Schmerzes wirksam gelöscht. Erschließt sich der Patient beispielsweise den Zugang zu einer Körpererinnerung, indem er sich sein eigenes inneres Empfinden zu vergegenwärtigen versucht, während die Amygdala durch den eingestimmten Zustand zwischen Patient und Therapeut gehemmt ist, wird diese prozedurale Erinnerung zumindest teilweise gelöscht. Ohne Erschließung des gegenwärtigen Augenblicks in der Therapie ist es schwierig, ein Trauma zu heilen. Doch um die Amygdala herunterzuregulieren, ist in der Regel mehr Hilfe erforderlich, als Einstimmung allein zu leisten vermag. Der Therapeut muß auch über andere Werkzeuge verfügen, die unmittelbar die Hemmung der Amygdala unterstützen.

Die Macht des Rituals

Für unsere Zwecke möchte ich den Begriff *Ritual* als eine gängige Praxis definieren, die von einer Gruppe, einer Gemeinschaft, einem Stamm, einer Kultur oder Gesellschaft entwickelt und befürwortet wird, der eine bestimmte Bedeutung beigemessen wird, die oft bei Festen zur Feier besonderer Ereignisse und als Übergangsritus genutzt wird oder die eine Heilung tatsächlich positiv beeinflußt. Daß Rituale so verbreitet sind und von einer Gruppe akzeptiert werden, stattet sie mit speziellen neurophysiologischen Merkmalen und Kräften aus, die nach meiner Auffassung der Traumaheilung zugute kommen. In bodenständigeren Kulturen werden Rituale oft von einem Schamanen durchgeführt, der Trancezustände nutzt, die durch den Rhythmus von Trommeln und durch Gesang und Tanz unterstützt werden. Manchmal werden bei solchen Anlässen auch psychoaktive Substanzen konsumiert.

Die natürliche Affiliation innerhalb einer Gruppe wird durch Gruppenrituale deutlich verstärkt. Nach meiner Auffassung fördern solche Rituale die Homöostase und die Heilung physischer und emotionaler Krankheiten oder Verletzungen. Als Bonding-Praxis beanspruchen Rituale die gleichen Zentren des limbischen Systems – den OFK, den anterioren zingulären Kortex und die Insel –, die auch die Amygdala herunterregulieren und hemmen. Der dabei induzierte Trancezustand ähnelt in meinen Augen sehr stark einer hypnotischen Trance in der Praxis eines Psychotherapeuten, einem Zustand, der sich auf die Heilung eines traumatischen Erlebnisses positiv auswirkt. Ist die Amygdala gehemmt, werden intrusive Gedanken verbannt, die Homöostase wird wiederhergestellt und die Heilung gefördert. Deshalb sind Techniken mit den Eigenschaften eines Rituals wie diejenigen, mit denen ich mich im weiteren Verlauf dieses Schlüssels befassen werde, wirksame Mittel zur Bereitstellung des emotionalen und physischen heilenden Raums, den wir im Therapieprozeß zu finden versuchen.

Befähigung

Ein traumatisches Ereignis ist eine Gefahr für Leib und Leben, die mit einem Zustand der Hilflosigkeit verbunden ist. Unter relativ normalen Voraussetzungen wird ein Mensch, der in Gefahr gerät und dem es gelingt, ihr entweder durch Flucht oder durch Selbstverteidigung zu entkommen, nur selten traumatisiert, und er entwickelt auch weder eine PTBS noch ein komplexes Trauma. Posttraumatische prozedurale Erinnerungen werden bei Menschen, die sich im psychischen Zustand der Befähigung befinden, gelöscht. Deshalb eröffnet die Vermittlung dieses Zustandes in einer Therapie die Möglichkeit, ein Gefühl der Kontrolle über die eigene Situation zu entwickeln und die Reaktion der Amygdala zu unterbinden. Dies läßt sich durch eine große Vielfalt von Umgebungen erreichen. Wirksame Imaginationsübungen, verbale Mantras, die von der eigenen Macht handeln, und die tatsächliche physische Wiederholung und Vollendung zuvor fehlgeschlagener Versuche der Selbstverteidigung in der therapeutischen Umgebung vertreiben das Gefühl eigener Hilflosigkeit. Die Arbeit an künstlerischen Darstellungen des traumatischen Ereignisses, welche die Überwindung des Problems veranschaulichen, und Reittherapie (wobei der Patient lernt, die Kontrolle über ein großes Tier zu übernehmen, und er dessen körperliche Botschaften mit normalen Bewegungsmustern des menschlichen Körpers verbindet) sind weitere Beispiele. Es gibt zahlreiche wirksame Möglichkeiten, nach einem Trauma die Kontrolle wiederzuerlangen, so die Amygdala zu hemmen und letztlich die Inhalte der Dissoziationskapsel zu löschen.

Es ist sehr wahrscheinlich, daß die Einstimmung in der Kindheit und das Nichterleben von Traumata in dieser Zeit die autonome und emotionale Stabilität im ganzen Leben sichert und ein grundlegendes Gefühl der Befähigung und des Vermögens, sich selbst zu helfen, im gesamten Erwachsenenleben zur Folge haben. Hingegen prädisponiert das Fehlen dieser Voraussetzungen Erwachsene zu *erlernter Hilflosigkeit*. Da die Anfälligkeit für Traumatisierungen wahrscheinlich auf frühen Kindheitserlebnissen dieser Art basiert, spielt Befähigung für die Aufrechterhaltung eines Zustandes der Resilienz und damit für die Traumaheilung eine wichtige Rolle.

Überqueren der Hemisphären

Mit Hilfe von fMRT-Scans können wir heute sehen, welche Gehirnregionen in jedem beliebigen Augenblick aktiv sind, und wir können herausfinden, wie sie bei einem bestimmten Erlebnis ihre Funktion erfüllen. Aufgrund der Anwendung dieser Technik wissen wir heute, daß bei einem Menschen, der ein

Skript über ein traumatisches Ereignis liest, wahrnimmt und wiedererlebt, das rechtsseitige limbische System einschließlich der Amygdala »aufleuchtet« oder »online geht«. Auch die Durchblutung und die Stoffwechselaktivität nehmen in dieser Situation bei ihm zu. Gleichzeitig werden im Fall der Reaktivierung einer traumatischen Erinnerung der linke Präfrontalkortex (das denkende Gehirn) und das Broca-Areal (das den motorischen Aspekt des sprachlichen Ausdrucks vermittelt) gehemmt oder »abgeschaltet«. Hingegen wird während der Meditation (linker Präfrontalkortex) oder beim verbalen Ausdruck nichttraumatischer Informationen (Broca-Areal, linker Frontallappen) das rechtsseitige limbische System relativ stark deaktiviert. Deshalb können wir die Amygdala hemmen, indem wir Techniken benutzen, die abwechselnd beide Hemisphären stimulieren. Beispielsweise aktiviert das Summen eines Lieds die rechte Gehirnhälfte und Zählen die linke; wechselt man also zwischen Summen und Zählen, erreicht man eine abwechselnde Aktivierung der linken und rechten Hemisphäre. Weitere ähnliche Techniken sind Wechsel zwischen links- und rechtsseitigen visuellen, auditorischen oder taktilen Stimuli. Beispiele hierfür sind das Hin-und-Herbewegen eines Stabs oder Fingers von der linken zur rechten Seite des Blickfeldes oder das Tragen von Kopfhörern, die abwechselnd in beiden Ohren einen Ton oder beruhigende Klänge wiedergeben. Eine weitere Möglichkeit besteht darin, die beiden Hände eines Patienten abwechselnd Berührungen oder Vibrationen auszusetzen. Durch alle diese Möglichkeiten wird die Amygdala gehemmt, und das Zeitfenster für die Löschung des Inhalts der Dissoziationskapsel wird geöffnet.

»Vollenden« der Verteidigung oder Flucht

Vergegenwärtigen Sie sich einen Augenblick lang, daß ein Tic ein zwanghaftes Bewegungsmuster ist, das insbesondere im Bereich des Kopfes oder Halses auftritt und einen fehlgeschlagenen Versuch motorischer Selbstverteidigung oder Flucht darstellt. Und erinnern Sie sich daran, daß die manchmal bizarre Haltung, die ein Mensch mit einer Konversionshysterie einnimmt, ein weiteres Beispiel für einen fehlgeschlagenen Versuch, sich vor einem traumatisierenden Überfall zu schützen, ist, so wie es bei Soldaten, die nach einem Artillerieangriff in den Schützengräben erstarrten, der Fall war. In beiden Fällen setzt die prozedurale Erinnerung an diesen fehlgeschlagenen physischen Versuch, das eigene Überleben zu sichern, erfolglos ihre Bemühungen fort, das nicht abgeschlossene Bewegungsmuster zu wiederholen. In beiden Fällen erstarrt das Opfer angesichts der eigenen Hilflosigkeit und schafft es nie, den fehlgeschlagenen Versuch zu vollenden und dadurch die traumatische Erinnerung zu löschen. Die Folge ist, daß die unbewußte Erinnerung die Bedrohung als ständig präsent erscheinen läßt, jederzeit durch jedes auf das traumatische Ereignis verweisende Signal reaktivierbar. Eine naheliegende Möglichkeit, dieses Dilemma zu lösen, besteht darin, dem unterbrochenen Bewegungsmuster in einem neuen Anlauf zum Ausdruck zu verhelfen, so daß es zur Vollendung gelangen kann.

Diese Vollendung der motorischen Aktivität kann in Verbindung mit jeder Art von Psychotherapie erreicht werden. Am häufigsten gelingt sie, wenn im Therapieprozeß das »ganzheitliche innere Empfinden« *(felt sense)* des Körpers evoziert wird. Dem *felt sense* mit Hilfe von Bildern, Anleitung oder absichtlich herbeigeführten partiellen Bewegungen zu folgen, kann zum »Schütteln« oder zu anderen stereotypen Bewegungsreaktionen führen, die prozedurale Erinnerungen an ein Trauma löschen und durch reale Vollendung des Selbstverteidigungsakts die Heilung fördern.

Ich könnte viele Beispiele für diesen heilenden Prozeß der Auflösung einer Erstarrungsreaktion anführen, aber ich halte ein Erlebnis dieser Art aus meinem eigenen Leben für besonders bezeichnend. Im Alter von vier Jahren erlitt ich eine sehr traumatische Verletzung am linken Auge, als ein anderer Junge einen Gegenstand nach mir warf. Ich wurde mehrmals operiert und erhielt schließlich ein künstliches Auge. Danach litt ich unter einem mir sehr unangenehmen »nervösen Tic«: Unter Streß drückte ich mein linkes Auge zu. Außerdem traten bei mir chronisch Spasmen und Schmerzen in meinem linksseitigen Schulterblattheber-Muskel (auf der linken Seite des Halses) auf. Im Alter von 60 Jahren lernte ich die Arbeit von Peter Levine kennen. Er behandelte einige meiner unter einem Schleudertrauma leidenden Patienten mit Hilfe einer Technik, die er *Somatic Experiencing* genannt hatte. Dabei wird der *felt sense* genutzt, um die Erstarrungsreaktion zu vollenden und so ihre Ladung aufzulösen. Ich bat Peter Levine, mir seine Arbeitsweise zu erklären, weil ihm bei vielen seiner Patienten dramatische Zustandsverbesserungen gelungen waren. Um mich kurz zu fassen: Als ich selbst Kontakt zu meinem *felt sense* aufnahm, führte das zum Ausdruck eines sehr kraftvollen und gänzlich unwillkürlichen Bewegungsmusters in meiner linken Gesichtshälfte sowie im linken Arm und Bein, in dem ich sofort wiedererkannte, was mein Körper vor über fünfzig Jahren anläßlich der Verletzung meines linken Auges getan haben mußte – und was jetzt zur Entladung der Erstarrung wurde. Darauf folgten viele Veränderungen, unter anderem das vollständige Verschwinden meines Tics und meiner chronischen Spasmen und Schmerzen im Halsbereich.

Wiederherstellung verletzter Wahrnehmungsgrenzen

Wenn wir Phänomene wie Aurafelder, Energiefelder und Wahrnehmungsgrenzen thematisieren, die uns alle umgeben, laufen wir Gefahr, Kollegen zu verärgern, die großen Wert auf ein »wissenschaftliches« und »evidenzbasiertes« medizinisches Vorgehen legen. Doch tatsächlich haben viele der somatisch basierten Traumatherapien etwas mit diesen merkwürdigen Phänomenen zu tun. Es möge an dieser Stelle der Hinweis ausreichen, daß viele Psychotherapeuten sich sehr wohl darüber im klaren sind, daß es in dem Raum, der ihre Patienten umgibt, Regionen gibt, in denen jede Form von Reizen – ob visuelle, auditorische oder durch andere Wahrnehmungsorgane verursachte – Angst oder sogar Panik hervorrufen. Bei Kriegsveteranen und Opfern sexueller Gewalt befindet sich der Bereich, in dem sie besonders empfindlich sind, gewöhnlich hinter ihrem Rücken. Deshalb stellen sie sich, wenn sie einen Raum betreten, in dem sich viele Menschen befinden, mit dem Rücken gegen eine Wand. Wenn jemand einen Unfall oder Angriff von der Seite erlebt hat, ist der Betroffene oft besonders sensibel für jeden Reiz, der auf der betreffenden Körperseite auf ihn einstürmt. Und in dem mit dieser veränderten räumlichen Wahrnehmung verbundenen Zustand unterschwelliger Furcht kommt häufig unterschwellige Angst auf, ohne daß sich der Betroffene über die Ursache seines Unbehagens im klaren ist. Diesen oft vernachlässigten Ursprung erregungsfördernder Reize zu thematisieren ist ein wichtiger Bestandteil des Psychotherapieprozesses.

Beispielsweise habe ich viele Patienten mit einem Schleudertrauma auf ihre Sensibilität gegenüber visuellen Reizen getestet, indem ich sie mein Gesicht anschauen ließ, während ich meine Hand von links nach rechts und zurück durch ihr Blickfeld bewegte. Viele zuckten zusammen, wenn meine

Hand ihr Blickfeld rechts oben passierte, was der Position des Rückspiegels entspricht, auf den sie im Moment des Auffahrunfalls automatisch gestarrt haben. Dieser Bereich ihrer »Wahrnehmungsumgebung« enthielt unbewußte prozedurale Erinnerungen an die erlebte bedrohliche Situation. Man könnte dies als »Grenzverletzung« bezeichnen. Therapeuten können helfen, die Verbindung zwischen diesem Aspekt perzeptueller Sensibilität und der Gefährdung durch sanfte sequentielle Stimulation der visuellen Verbindung im Zustand empathischer Einstimmung zu unterbrechen.

Das Spektrum somatischer Psychotherapie

Seit den 1990er Jahren sind zahlreiche therapeutische Techniken für die Behandlung von PTBS entstanden, bei denen es nicht um verbale Beratung oder imaginative Exposition geht, sondern um das Einwirken auf das sensumotorische System. Viele dieser Techniken wurden von Therapeuten fast zufällig entdeckt. Andere sind »Spinoffs« eines älteren Behandlungsansatzes. Bei den meisten neuen Methoden sind etwas geheimnisvolle und ritualistische Aspekte im Spiel, die auf Psychotherapeuten, die traditionelle Methoden bevorzugen, sehr bizarr wirken. Wie kann das Tippen auf bestimmte Punkte auf dem Gesicht oder das Verfolgen eines sich schnell hin und her bewegenden Fingers mit den Augen bei gleichzeitiger Vorstellung einer traumatischen Situation entsetzliches Leiden heilen? Betrachtet man die konkreten Elemente der verschiedenen Techniken jedoch separat, gelangt man zu dem, was in meinen Augen die entscheidenden Voraussetzungen für die Löschung von Furcht und Angst sind: Einstimmung, Ritual, Befähigung, alternierende sensorische Stimulation beider Hemisphären, motorische Handlungen des Abschlusses unvollendet gebliebener Überlebensbemühungen und die Wiederherstellung verletzter Wahrnehmungsgrenzen. Zwar erfordern komplexe Traumata oft eine längere somatische Psychotherapie, aber in vielen Fällen kommt es mit Hilfe dieser neuen Möglichkeiten zu so dramatischen Verbesserungen, daß es den herkömmlichen Anschauungen über die Gesetzmäßigkeiten einer Traumatherapie völlig widerspricht. Doch dies steht im Einklang mit dem Löschungsprozeß der klassischen Konditionierung.

Ich erachte es für der Mühe wert, einige der inzwischen anerkannteren somatischen Techniken hier kurz vorzustellen. Bisher wurde lediglich EMDR

(Eye Movement Desensitization and Reprocessing) – die Technik, bei der alternierend rechts- und linksseitig visuelle, auditorische oder taktile Reize angewandt werden – in ausreichendem Maße wissenschaftlich und unter Verwendung »evidenzbasierter« wissenschaftlicher Protokolle untersucht, um die Wirksamkeit der Methode zu »beweisen«. Leider ist die Einbeziehung des Körpers in eine Psychotherapie heutzutage immer noch keine Selbstverständlichkeit. Schon allein dies erschwert es sehr, für wissenschaftliche Untersuchungen solcher Methoden und Techniken Fördergelder zu erhalten. Doch die Beliebtheit dieser neuen Möglichkeit bei vielen Mitarbeitern des psychosozialen Bereichs macht es unwahrscheinlich, daß ihre Anwendung in absehbarer Zeit »aus der Mode« kommen wird. Es folgen nun kurze Beschreibungen der wichtigsten dieser neuen Ansätze. Natürlich sind diese viel komplexer, als ich es in meinen kurzen Darstellungen veranschaulichen kann. Doch mir geht es nur darum, einen ersten Eindruck von ihrer Wirkkraft zu vermitteln.

EMDR ist der älteste Prototyp somatischer Psychotherapie. Francine Shapiro entwickelte diese Technik in den 1990er Jahren, schrieb mehrere wissenschaftliche Aufsätze und Bücher über sie und baute ein Netzwerk für EMDR-Trainings- und -Zertifizierungsprogramme auf. Inzwischen ist EMDR weltweit anerkannt und wird häufig eingesetzt, es gibt viele Untersuchungen darüber, und ungeachtet einiger Einwände kann die Wirksamkeit von EMDR als erwiesen gelten. Bei der Technik wird eine Hand, ein Lichtstab oder ein Zeigestock vor dem Gesicht eines Patienten hin- und her bewegt, während der Patient diesen Bewegungen mit den Augen folgt. Eine ähnliche Stimulation kann durch bilaterale Anwendung von Klängen oder Vibrationen erfolgen. Auch »selbstbefähigende« Aussagen werden eingesetzt. Diese Technik erfüllt eindeutig das Kriterium, alternierende bilaterale zerebrale Stimulation zur Abschaltung der Amygdala und zur Löschung traumatischer Erinnerungen zu nutzen.

Brainspotting (BSP) wurde von David Grand entwickelt, einem der frühen Studenten von Francine Shapiro. Er entdeckte, daß er durch Verlangsamung der alternierenden visuellen Stimulation subtile reproduzierbare »somatische Reaktionen« hervorrufen konnte – meist ein Blinzeln oder eine Zuckung im Gesicht oder im Oberkörper. Auf der Grundlage der von ihm entwickelten These, daß solche somatischen Reaktionen eine perzeptuelle/sensorische Erinnerung an ein traumatisches Ereignis repräsentierten, machte er sich daran, solche *Brainspots* mittels subtiler sequentieller Exposition zu löschen. Er verfeinerte diese Technik, indem er allmählich subtile Arousalnuancen in horizontale, vertikale und Nah-/Fern-Repräsentationen der Brainspots einbezog. Brainspotting nutzt auch alternierende auditorische Reize, denen die Patienten während des Prozesses über Kopfhörer ausgesetzt werden. Eine intensive Einstimmung des Therapeuten ist erforderlich, damit er den Brainspot erreichen kann, und sehr wichtig für die Wirksamkeit seiner Bemühungen.

Somatic Experiencing (SE) ist eine Technik, die in den 1990er Jahren von Peter Levine entwickelt wurde. Er wandte die aus der Ethologie hervorgegangene Theorie der Auflösung von Erstarrungsreaktionen auf traumatisierte Menschen an. Indem der Patient seinem *felt sense* folgt, kann er zu somatischen Empfindungen in Kontakt treten, die mit einem traumatischen Erlebnis assoziiert sind – ein Prozeß, der zum Wiederauftauchen der auf Selbstverteidigung zielenden motorischen Aktivität führt, die während des traumatischen Erlebnisses abgebrochen wurde. Die dadurch ermöglichte Entladung »entkoppelt« oder löscht die erhalten gebliebenen prozeduralen Erinnerungen an das Trauma und heilt den Klienten. In einem gewissen Sinne nimmt das Gehirn danach wahr, daß die Bedrohung nicht mehr existiert. SE basiert eindeutig auf der Löschung von Furcht. Die Methode wird sehr häufig genutzt, wahrscheinlich nach EMDR am zweithäufigsten.

Emotional Freedom Technique (EFT) wurde von Gary Craig entwickelt und ist ein etwas geheimnisvoller Abkömmling von Roger Callahans *Thought Field Therapy*. EFT ist der Kategorie Energiemedizin zuzurechnen, wird aber hauptsächlich zur Behandlung von Traumata eingesetzt. Der etwas esoterische Charakter dieser Technik hat ihr starke Kritik aus dem akademischen Establishment eingetragen, aber ihre konkrete Vorgehensweise erfüllt viele der Kriterien, die nach meiner Auffassung erfüllt sein müssen, um die Löschung von Furcht und Angst zu ermöglichen. Die EFT erfordert, daß die Patienten mit ihren Zeigefingern und Mittelfingern wiederholt auf Akupunkturpunkte im Gesicht und auf der Brust tippen und gleichzeitig eine an ein Mantra erinnernde Selbstbefähigungsaussage wiederholen. Dabei lassen sie die Augen nach rechts und links rotieren, sie summen Verse eines Lieds, zählen von eins bis fünf und wiederholen dann das Summen. Obgleich diese zugegebenermaßen merkwürdigen Aktivitäten sich jeder logischen Erklärung entziehen, enthalten sie tatsächlich Elemente, welche die Amygdala hemmen könnten – das Wiederholen befähigender Affirmationen, das Überqueren der Hemisphären (alternierende Rotation der Augen; Summen zwecks Aktivierung der rechten Hemisphäre und Zählen zwecks Aktivierung der linken Hemisphäre) und vielleicht sogar eine Art Ritual. EFT ist zu einer beliebten Ergänzung der außerinstitutionellen psychotherapeutischen Arbeit geworden. Trotz recht positiver Ergebnisstudien über ihre Wirksamkeit gilt der Ansatz in akademischen Kreisen immer noch als umstritten.

Neurofeedback wurde in den 1970er und 1980er Jahren zunächst in Form von EEG-Biofeedback entwickelt und hauptsächlich zur Behandlung von Epilepsie eingesetzt. Als man bei klinischen EEGs Computer einzusetzen begann, wurde ein völlig neues Spektrum von Informationen verfügbar, insbesondere in Form der quantitativen Messung spezifischer EEG-Rhythmen. Dadurch wurde es möglich, verschiedene Wellenfrequenzen präzise zu messen und wo im Gehirn sie auftreten. Durch den Einsatz von Klängen und visuellen Reizen könnten Neurofeedback-Therapeuten die Grundfrequenzen der Gehirnwellen und ihre lokale Distribution verändern. Dies eröffnet Therapeuten die Möglichkeit, Störungen wie ADHS (Aufmerksamkeitsdefizit-/Hyperaktivitätsstörung), Depression, Substanzmißbrauch, kleinere Gehirnverletzungen und andere das Gehirn betreffende Beschwerden von klinischer Stärke zu behandeln. Die bisher erzielten Resultate sind vielversprechend, und es liegen schon zahlreiche Studien über den erfolgreichen Einsatz dieser Möglichkeiten vor, allerdings noch keine streng kontrollierten Studien. Neurofeedback scheint eine nützliche Ergänzung zu den vorher beschriebenen Ansätzen zu sein, eignet sich aber auch zur Ergänzung einer kognitiv-behavioralen Therapie oder einer Expositionstherapie – beides seit langem anerkannte Methoden der Traumatherapie, deren Wirksamkeit zahlreiche Studien belegen.

Wie ich schon früher erwähnte, kann keine der hier beschriebenen Techniken, mit Ausnahme von EMDR, zur Zeit als »evidenzbasiert« oder »erwiesenermaßen wirksam« gelten. Doch das weitreichende und stetige Interesse von Klinikern an ihnen allen – und die gute Verfügbarkeit entsprechender

Ausbildungen sowie die Anwendung dieser Verfahren durch immer zahlreicher werdende Fachleute – deutet darauf hin, daß die Bemühungen um die Einbeziehung des Körpers in die psychotherapeutische Arbeit an Traumata gerade erst begonnen hat und daß sie den Charakter dieser Art von Behandlung wahrscheinlich grundlegend verändern wird.

Zum Abschluß

Ein Trauma ist in einem sehr grundsätzlichen Sinne eine Korrumpierung des Gedächtnisses. Prozedurale Erinnerungen, welche die frühere Beteiligung des Körpers an einem traumatischen Ereignis spiegeln, werden durch an das Trauma erinnernde Hinweisreize im Alltagsleben reaktiviert. Das Bewußtsein wird durch das Eindringen von Erinnerungen an früher Erlebtes in die Gegenwart geplagt, die den Eindruck erwecken, es geschähe jetzt. Diese fatale Zweiteilung der Wahrnehmung führt zur wiederholten Öffnung dessen, was ich die »Dissoziationskapsel« genannt habe, wodurch Betroffene in genau das frühere Erlebnis zurückversetzt werden, in dem von der Amygdala verursachtes Entsetzen enthalten ist. »Damals« wird zu »jetzt« – und »jetzt« ist »damals«. Dies ist die Grundsubstanz eines Traumas.

Ein Resultat hiervon ist die unablässige, unvorhersehbare und intensive Aktivierung des Autonomen Nervensystems, verbunden mit der Hervorrufung von übertriebenem autonomem Cycling und dem Verlust der Homöostase. Ein weiteres Resultat ist die Manifestation starker somatischer Symptome – am häufigsten die von Schmerz im Körperinneren und in den Muskeln, die an dem gescheiterten Selbstverteidigungsversuch beteiligt waren. Diese »somatischen Marker« spiegeln die fortgesetzten Bemühungen des Körpers, den Traumatisierten zu schützen. Außerdem erhalten diese somatischen Erinnerungen das Trauma durch wiederholtes Kindling und wiederholte Resensibilisierung aufrecht.

Ich habe in Anbetracht dessen die Auffassung vertreten, daß die Heilung von der Löschung der somatischen prozeduralen Erinnerungen an das erlebte Trauma abhängt. Weil Furchtkonditionierung entscheidend für die Entstehung eines Traumas ist, muß Furchtlöschung für die Heilung entscheidend sein. Und weil Furchtkonditionierung spezifisch von Funktionen der Erregung durch die Amygdala abhängt, kann Furchtlöschung nur durch

Hemmung der Amygdala auf der Grundlage der hier vorgestellten theoretischen Anschauungen erreicht werden. Es ist mehr dazu erforderlich, als Worte zu leisten vermögen. Um den Heilungsprozeß zum Abschluß bringen zu können, müssen wir uns die Botschaften des Körpers erschließen. Und die Weisheit des Körpers wird uns zwangsläufig zu diesem Ziel führen.

Nachwort

Ich bin kein Psychotherapeut. Meine Beziehung zu Traumata ist die eines interessierten Beobachters, eines unersättlichen Studierenden, eines Patienten und eines Interpreten der somatischen Manifestationen von Traumata. Diesen persönlichen Zugängen entsprechend, habe ich die geschilderten Konzepte auf das, was »Traumaheilung« genannt wird, angewendet.

Wir sagen oft, wir hätten Krebs oder eine Lungenentzündung oder eine Halsentzündung »geheilt«. Auch wenn es zutreffen mag, daß wir diese Krankheiten geheilt haben, bleibt die Anfälligkeit für sie weiter im Körper, entweder aufgrund einer bestimmten genetischen Veranlagung oder aufgrund unserer Lebensweise. Ähnlich verhält es sich mit dem Gehirn, das wir niemals vollständig von den Auswirkungen eines Traumas heilen können. Allerdings *können* wir die entscheidenden traumatischen prozeduralen Erinnerungen so weit löschen, daß wir uns dem Zustand der Homöostase sowohl hinsichtlich unseres Autonomen Nervensystems als auch hinsichtlich unseres Gehirns wieder nähern. Vielleicht ist das, was wir Heilung nennen, und worauf wir je nach Verlauf unseres Lebens ein neues Plateau der Gesundheit von Gehirn und Körper aufbauen können.

Natürlich ist das Leben so gut wie nie kohärent oder voraussehbar, und neue unangenehme oder sogar traumatische Ereignisse können schlafende prozedurale Erinnerungen reaktivieren, wodurch unser Zustand der Homöostase unterbrochen wird und wir in die Dysregulation des Traumas zurückgeworfen werden. Aber wenn es uns zuvor gelungen ist, den Zustand autonomer Gesundheit zu erreichen, haben wir eine Art *Reset* unseres Gehirns erreicht, was uns hilft, zur Gesundheit zurückzufinden. Dies bietet uns auch das Geschenk der Einsicht darin, wie es sich »anfühlt«, ganz, präsent und im Zustand der Balance zu sein. Dieses intrinsische Wissen darüber, »was ist« – in Verbindung mit der Fähigkeit, zu deuten, was unserem Bewußtsein vorher nicht zugänglich war –, ist der Anfang der Weisheit. Und Weisheit beinhaltet das Erkennen dessen, daß der angespannte Muskel auf der linken Seite Ihres Halses, so sehr er auch schmerzt, kein Bandscheibenvorfall ist, sondern Ausdruck einer alten prozeduralen Erinnerung an ein Trauma. Diese Weisheit verhindert das Kindling, das die nächste Stufe in der Entwicklung dieses Symptoms hätte sein können. Außerdem verschafft uns dies eine zusätzliche Perspektive, insofern es das Akzeptieren und das Sich-selbst-Verstehen fördert, die zu einem tiefen Gefühl des Friedens und oft des Altruismus führen. Es ist zu hoffen, daß unser umfassenderes Verständnis unseres großartigen Gehirns/Körpers im Zustand der Gesundheit, der Krankheit und des Traumas uns auf diesem Weg der Heilung und der Weisheit befähigen wird.

Literaturempfehlungen

Begley, S. (2007). *Train your mind, change your brain.* New York: Ballentine; dt. (2007). *Neue Gedanken – neues Gehirn: die Wissenschaft der Neuroplastizität beweist, wie unser Bewusstsein das Gehirn verändert.* München: Goldmann.

Damasio, A. (1994). *Descartes' error.* New York: Avon; dt. (2004). *Descartes' Irrtum: Fühlen, Denken und das menschliche Gehirn.* München: List.

Damasio, A. (1999). *The feeling of what happens.* New York: Harcourt, Brace; dt. (2000). *Ich fühle, also bin ich: die Entschlüsselung des Bewußtseins.* München: List.

Doidge, N. (2007). *The brain that changes itself.* New York: Penguin; dt. (2008). *Neustart im Kopf: wie sich unser Gehirn selbst repariert.* Frankf./M.: Campus.

Levine, P. (1997). *Waking the tiger: Healing trauma.* Berkeley: North Atlantic Books; dt. (1998). *Trauma-Heilung: Das Erwachen des Tigers. Unsere Fähigkeit, traumatische Erfahrungen zu transformieren.* Essen: Synthesis.

Pavlov, I. P. (1966). *Essential works of Pavlov.* New York: Bantam; vgl. (1998). *Gesammelte Werke über die Physiologie und Pathologie der höheren Nerventätigkeit.* Würzburg: Ergon-Verlag.

Porges, S. W. (2011). *The polyvagal theory.* New York: Norton; dt. (2010). *Die Polyvagal-Theorie. Neurophysiologische Grundlagen der Therapie – Emotionen, Bindung, Kommunikation & ihre Entstehung.* Paderborn: Junfermann.

Rothschild, B. (2010): *8 keys to safe trauma recovery: Take-charge strategies to empower your healing.* New York: Norton.

Scaer, R. (2005). *The trauma spectrum.* New York: Norton; dt. (2014). *Das Trauma-Spektrum: Verborgene Wunden und die Kraft der Resilienz.* Lichtenau/Westf.: G. P. Probst Verlag.

Scaer, R. (2014). *The body bears the burden: Trauma, dissociation, and disease* (3. Aufl.). New York: Routledge, Taylor & Francis Group.

Schore, A. N. (1994). *Affect regulation and the origin of the self: The neurobiology of emotional development.* Hillsdale: Lawrence Erlbaum.

Selye, H. (1958). *The stress of life.* New York: McGraw-Hill; dt. (1957). *Stress beherrscht unser Leben.* Düsseldorf: Econ.

Siegel, D. J. (2007). *The Mindful Brain.* New York: Norton; dt. (2014). *Das achtsame Gehirn.* Freiburg: Arbor.

Personen- und Stichwortverzeichnis

David J. Wallin

Bindung und Veränderung

in der psychotherapeutischen Beziehung

Grundlagen und Anwendung

Übersetzt von Theo Kierdorf & Hildegard Höhr

444 Seiten, Klappenbroschur, mit Lesezeichen

Dieses geradezu enzyklopädische Buch überträgt Bindungstheorie und Bindungsforschung in einen völlig neuen Rahmen, der psychotherapeutische Arbeit mit Erwachsenen auf der Grundlage ihrer kindlichen Entwicklung ermöglicht. Indem Wallin ein Behandlungsmodell beschreibt, das auf Transformation durch Beziehung basiert, bringt er Bindungstheorie, Neurowissenschaften, Traumaforschung, relationale Psychotherapie und Achtsamkeitspsychologie in einen engen Zusammenhang.

»Eine bessere Einführung in die klinische Umsetzung der Bindungstheorie als diese gibt es zur Zeit nicht.« — LEWIS ARON, *New York University*

»John Bowlby wäre begeistert gewesen. Wallins Buch schlägt eine Brücke von den biologischen Tatsachen der Bindung zu den Dialogen, aus denen das Selbst hervorgeht, und zum Wesen prägender Beziehungen. Es hätte Bowlby sicher auch sehr erfreut zu sehen, daß die Theorie, die er entwickelt hat, als ein Weg psychotherapeutischer Arbeit dargestellt wird und daß dies zudem auf eine so gut lesbare Weise geschehen ist.«

— SUSAN M. JOHNSON, *University of Ottawa*

G. P. PROBST VERLAG
Lichtenau / Westfalen

Bessel van der Kolk

Verkörperter Schrecken

Traumaspuren in Gehirn, Geist und Körper und wie man sie heilen kann

Übersetzt von Theo Kierdorf & Hildegard Höhr

496 Seiten, Klappenbroschur, mit Lesezeichen

Dieses Buch erschließt ein faszinierendes neuartiges Verständnis der Ursachen und Folgen von Traumata und schenkt jedem, der die zerstörerische Wirkung eines solchen Erlebnisses kennengelernt hat, Hoffnung und Klarheit. Bessel van der Kolk, der seit über 30 Jahren in den Bereichen der Forschung und der klinischen Praxis an vorderster Front aktiv ist, beschreibt in seinem Buch, daß das Entsetzen und die Isolation im Zentrum eines jeden Traumas buchstäblich Gehirn und Körper verändern.

»*Das Buch* Verkörperter Schrecken *ist von atemberaubendem, geradezu epischem Ausmaß, ein Grundlagenwerk, geschrieben von einem der wichtigsten Pioniere der Erforschung und Behandlung von Traumata.*«

— Peter A. Levine

»*Dr. van der Kolks Meisterwerk.*« — Judith Herman

»*Das Buch markiert einen Wendepunkt im Traumaverständnis, und es wird in der Psychiatrie und in der gesamten Kultur als der Punkt in Erinnerung bleiben, an dem die Auswirkungen traumatischer Ereignisse und unserer Bemühungen, ihre Wirkung zu leugnen, in ihrem ganzen Ausmaß erkannt wurden.*« — Richard Schwartz

G. P. PROBST VERLAG
Lichtenau/Westfalen